日本の作業療法
発達史

－萌芽期の軌跡を尋ねて－

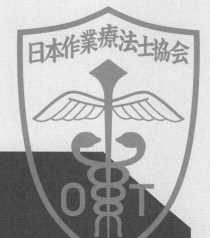

JAPAN
01

編 集

矢谷令子
福田恵美子
藤井浩美

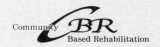

Community
Based Rehabilitation

執筆いただきました．清瀬リハ学と同様に，英語で学んだ時代でした．

　種々検討を重ねて，2年余の期間を費やして発刊に至りました．本書に登場する先達，お一人お一人の体験が，種々の作業療法の現場で活躍している現在の作業療法士に伝えられていくことを心から願っております．

2021年1月　藤井　浩美（弘前大学医療技術短期大学部1期生）

目　次

［第一部］専門職としての軌跡

第Ⅳ章　　日本作業療法士協会〜発足からの四半世紀〜　　111

第Ⅴ章　大空に描く感謝　　179

1　管轄官庁　厚生省の皆様

2　教育分野にご尽力いただきました先生方

［第二部］臨床分野における実績

第Ⅰ章　身体障害　　201

1　草創期

※第一部の記名がない文章は編集の矢谷令子によるものです．
※※本書では国立療養所東京病院附属リハビリテーション学院を清瀬リハ学（院），日本作業療法士協会を
　OT協会と断りなく記載する場合があります．

1 専門職としての軌跡

I　作業療法の起源

　本書の目的は，序文に言及したとおり，日本に「作業療法」という専門職が誕生したことに始まるその歴史を残しましょう，という発想によるものです．作業療法のそもそもの起源を考えれば，日本においてもその類似行為がなかったわけではありません．しかし，医療職として発生した起源と思想は，外来のものですので，現実の事象を頼りにそのルーツから紹介いたします．

　日本人が第二次世界大戦の焼け野原に立ち，それまでの軍国主義から新しい民主主義という風を受けたのは 1945 年です．少しずつ欧米の情報が伝わり，特に医療事情として，医師，看護師以外に数種に及ぶ専門職，セラピストの存在が伝わりました．作業療法は，理学療法とともにいち早く日本に上陸した領域でした．セラピストが実際に働く様子を日本の医師や官僚の方々が見聞して日本に持ち帰り，同時に「リハビリテーション」の考え方が受け入れられて今日に至っております．

　作業療法は米国の範にならうことになりました．そこで本章の冒頭には，米国および日本における作業療法発足時の様子を簡略紹介し，次いで作業療法が医療職であるルーツのリハビリテーション医療関係からごらんいただきます．

1　作業療法の誕生

　作業療法士という立場に立って，最も感謝して止まない一冊をと，問われれば，真先に「新作業療法の源流」をあげます．読むほどにありがたくほとばしる感動を禁じ得ません．

　作業療法の理念，その治癒的効果への確たる信念を明言する先輩諸氏の力説は，一世紀を経る私たちにとっても何と心強い，よって立つ基盤でしょうか．本書の冒頭にあたり，「作業療法の誕生」には「新 作業療法の源流」から要点を引用，要約させてもらい，米国と日本に焦点を置きました．世界的情報は参考著書をご利用くださいますことをおすすめいたします．

1）作業療法の萌芽と協会結成（米国の場合）

矢谷令子

「新 作業療法の源流」第1部によると，作業療法の土壌は人道的処遇の幕開けであると記され8人の貢献者が紹介されております．

登場人物は1834〜1880年代の人々で，彼らがその間に主張し実践した事例が紹介されています．主として精神を病む人々への対応で，その手段はごく自然な生活の中に見る人としての活動，行動，行為，芸能，身体運動などが用いられたようですが，その特徴は，心身の相互作用に最大の注意をはらう点でした．入院中の体の拘縮状態への注意，運動の推奨，加えて，それらに心の規制的活動を並行させるなど，人道療法，隔離反対，作業活用，病み沈む心には屋外での作業，散歩をすすめ，個人の生活復帰，重い心の解放，和らぎを，との真摯な努力は作業療法の土壌，人道的処遇の幕開けとなった由縁といわれています．

フィリップ・ピネルの有名な"鎖の解放"で，ヨーロッパの精神科医療は一段とその人道的対応を広めるのですが，その学びを得た Thomas Eddy は1815年に米国に帰国し，このヨーロッパの動きを伝えるのですが，当時米国の精神科医療はさらなる科学的治療を求めたために約100年が経過した1914〜18年の第一次世界大戦に至るまで，協会組織としての発足はみられませんでした．しかしながら，19世紀の終わり頃から20世紀初頭にかけての萌芽時代と呼ばれる時期には，アドルフ・マイヤーの"作業の有効化"，ヘルマン・ジモンの臥褥療法全廃の上での積極療法などが盛んとなり，E. C. Slagle の「作業療法は，すべての患者の総合的治療であるべき」との主張による実践や，W. R. Dunton Jr. 医師による「作業療法は将来の医学に深い重要性を持つものだ」，また Suzan E. Tracy の「傷病兵病棟における作業療法の実践の効果報告」などを受けて1917年，Barton は同志に呼びかけ，米国における「作業療法推進全国協議会（National Society for the Promotion of Occupational Therapy）」を発足させるに至ります．

「正会員（active member）は23名，準会員（associate member）7名，名誉会員（honorary member）4名，賛助会員（sustaining member）6名が構成メンバーで，次の5名は理事の役割を担っている．

　　William R. Dunton Jr.（医師，会計）

　　Susan C. Johnson（作業療法士，入会，身分委員会長）

　　Elenor Clarke Slagle（経営者，副会長）

　　Susan E. Tracy（看護婦，教授法委員会）

　　George Edward Barton（建築家，会長）

　Tracy の着眼点，Slagle や Dunton の教育体制への働きかけ，Barton の臨床経験に基づく信念，すなわち「物をつくるのではない，人をつくるのだ」という考え方や情熱，などはアメリカ合衆国の作業療法誕生と専門職への地盤づくりとなった．この第1回の協議会総会は Dunton を会長として同年9月，ニューヨークにおいて開かれ，「精神障害者および

身体障害者の再建」と題され，心身の統合を謳う作業療法として発足した.」

【引用文献】日本作業療法士協会監修，矢谷令子編集：作業療法概論. 協同医書出版社，pp81-82，1990

2）作業療法の萌芽時代（日本の場合）

　「新 作業療法の源流」（三輪書店）の2部，3部には日本人として10名の先生方が登場されます．ここではその先生方のご氏名とともにその主たるお働きおよび，秋元先生による「作業療法の理念と課題」を同書より，主として，日本の早期の精神科領域における情報を抜粋します.

　簡単ではございますが，日本の作業療法の発展に多大なる貢献をしていただいた10名の先生方をご紹介いたします.

1	呉　秀三	移動療法（1916）
2	加藤晋佐次郎	精神病者に対する作業療法ならびに開放治療の精神病院におけるこれが実施の意義および方法（1925）
3	新井英夫	肺結核患者の作業療法（1937）
4	岩田太郎	精神分裂病の作業療法（1943）
5	北　練平	作業療法（1947）
6	高木憲次	肢体不自由児の療育のあり方（1953）
7	野村　実	人間性で貫く結核作業療法（1958）
8	田村春雄	肢体不自由者の職能療法（1964）
9	砂原茂一	新しい理学療法と作業療法の世界（1967）
10	菅　修	作業療法の奏功機転（1975）

　ついで，「新 作業療法の源流」より，秋元先生の抜粋文を紹介し，続けて，本著の共同編著として冨岡詔子OTRの寄稿文を掲載いたします.

(1)「新 作業療法の源流」より

秋元波留夫

　錬金術から化学が，呪術や魔法から臨床医学が脱皮成長してきたのと同じように，作業療法も，はじめに理論があって，計画的に人々がそれをおし進めてきたわけではない．それは「狂気の人たち」のみとりての素朴な知恵から自然発生的に作りあげられてきたのである．しかし，作業療法の歴史をふりかえってみると，他の分野には見られない特徴がある.

それは，作業療法が精神障害者に対する差別との闘いのなかで，主張され，実践されてきたということである．身体や精神を積極的に活動させることに狂気からの脱出の原則を見いだしたアスクレピアデスは人間の精神を無視したヒポクラテスの体液医学への批判者であったし，近代精神医学の黎明期といわれる18世紀末から19世紀前半にかけての作業療法の展開は，精神障害者の物理的および精神的桎梏からの解放の具体的実践として登場したのである．シドニー・リヒトが書いているように，「作業療法は，大西洋の両側で，人民が平等と自由のために闘っていた時にはじめて実現したのであった」．

　作業療法のこのような性格は，それが精神障害だけを対象とする時代から，もっと幅広く身体障害および心身障害一般にかかわりをもつリハビリテーション医学の専門分野に発展した現代にあっても変ることはない．作業療法のこの根本理念を忘れる時，作業療法は魂を失い，単なる人間機械の修理技術に堕してしまうだろう．

　作業療法の歴史は欧米先進国に比べるとその序幕が一世紀近く遅れたとはいえ，わが国臨床医学の先覚者は作業療法の治療的意義と必要性を認め，その発展に努めた．精神医学の領域では，わが国精神医学の建設者である呉　秀三が，「作業療法は，グリージンゲル氏が，これを精神病の治療に応用したるを始めとし，1880年の末に至りフォーレル氏およびメービウス氏は，これら病人の精神に影響を及ぼす，最も便利なる処置として，神経病の療法に採用し，現代においては主として機能性神経病に応用せられつつあるも，その適用の範囲は将来なお一層拡張せらるべきなり」（本書呉論文参照）と書いているように，ドイツ語のBeschäftigungstherapieにあたる言葉として作業療法を用い，それが精神病者，神経病者の治療として重要であることを強調している．

　わが国の作業療法が先人の努力にもかかわらず，欧米先進国に比して著しくたち遅れているのはなぜなのか．私の専門である精神医学にかかわる作業療法の現状は作業療法不振の見本みたいなものである．わが国の精神病院では施設基準を満たした作業療法を実施しているところがきわめて少ない．

　そもそもわが国の作業療法がその比較的長い歴史にもかかわらず，専門の体系として成長することができなかったのは，「療法」とは名ばかりで，診察や薬や手術などの医療行為とちがって，報酬をとることが許されなかったからである．「作業療法」という名のもとに，病院経営のための患者の使役がまかり通ってきたのも，作業療法が治療法として公認され，適正な公的基準によって規制されることがなかったためである．

2．人道療法から作業療法へ

　今世紀初頭，欧州，とくにドイツの精神病院で行われていた作業療法が留学した精神科医によってわが国に導入され，また，1930年代にはドイツやスイスの結核サナトリウムで発展した結核作業療法が結核医によってわが国の療養所で行われたというように，わが国の作業療法は外国からの輸入であるのに対して，西欧の作業療法は社会から疎外され，非人間化された精神病者の人間性回復の手段としての人道療法 moral therapy という源流を

もっている.

人間性の尊重，回復という人道療法の理念は時代の変遷ともに盛衰があったが，作業療法の原点としていまでも生き続けている．人道療法の歴史をもたないわが国の作業療法関係者は折にふれて，このことを想起する必要がある．本書「第1部　作業療法の土壌―人道的処遇の幕開け」に載せたパイオニアたちの報告はそのために役だつだろう．およそ200年前，イギリス，フランスをはじめ欧州の各地で開花した人道療法は，19世紀の後半に入ると急速に衰退し始める．皮肉なことに，この衰退は精神医学を専門とする医師の出現とともに始まった．

わが国の作業療法は，さきにも述べたように今世紀初頭の西欧からの移植であったが，その歩んだ道は必ずしも平坦ではなかった．呉は1901年，4カ年にわたる欧州留学を終えて東京府巣鴨病院長に就任すると，監禁，身体的拘束（手かせ，足かせ，縛衣の使用など）のような旧来の悪習を改めるとともに，医師，看護職員を督励して，農耕などの病棟外の患者作業を推進しようとした．「身体作業は精神を強健にするばかりでなく，その休養になる．なるたけ早く作業をはじめさせるがよい」というのが呉の考えであった．しかし，その実行は彼の弟子樫田が「作業治療は従来患者を労役に使駆するは如何との理由のもとに厭われしところなり」と書いているように，行政の理解を得ることが難しく，作業に要する施設，用器具の購入に必要な予算や定員を得ることができなかった．彼が創立した精神病者慈善救治会の目的の一つは患者作業の資金的援助であった．私立精神病院の草わけの一つである東京根岸病院では1905年ごろから患者に製袋作業を行わせていたが，警視庁から患者の使役はまかりならぬと中止を命ぜられたという挿話がある．作業が治療であるなどとんでもないというのが当時の一般の常識だったのだろう．

呉の思想を継承して松沢病院において作業療法を体系化した加藤普佐次郎（本書加藤の論文および解説参照）も看護長前田則三と彼を信頼する看護者の協力がなければ彼の志を遂げることができなかっただろう．彼の同僚の多くは彼をドクトル・モッコとよび，変人扱いをして援助をしなかったからである．彼は「作業療法の治療効果は各患者の有する存余能力（病気により破壊せられざりし能力）の整理および固定にあり」と言い，マイアーやジモンと同じ理念を表明しているだけでなく，「不治癒性精神病に対して吾人は義手，義足に対比すべきものを考案せざるべからず」として，作業療法はひとり治療可能な患者だけではなく，「治癒せざるべき患者に対して有力なる保護的処置たるべき価値および意義を有す」と言い，作業療法がすべての精神病者に適用されるべきであることを強調している．これこそ現代の全人的リハビリテーションの理念そのものである．彼が最も重視したのは作業療法の精神病院開放化において果す役割であり，そのためには，精神病院に独立の作業療法部門を設け「専属の従務員」（彼が今日の「作業療法士」を予想していたかどうかはわからないが）を置かなければならない，と提起している．70年近くたった現在でも彼の悲願は満足にこたえられていない．

3. 作業療法と作業療法士の独立

　わが国の作業療法が精神病院，結核療養所，肢体不自由児療育施設などで医療看護の一部として医師，看護者によって行われていた時代から，医療看護とは別の独立したリハビリテーションの専門領域として分離，発展し，その任務を担当する専門職である作業療法士が育成され，作業療法が新しい時代を迎えたのは戦後 1965 年のことである．

　作業療法はこれまでもっぱら医療施設のなかで行われてきた．わが国の現状は，精神病院の実態が示しているように，施設のなかの作業療法に不備なところが多く，その改革が緊急の課題となっている．しかし，その一方で，地域で生活する障害者——身体障害者，精神薄弱者，精神障害者，高齢障害者，など——のための作業療法と作業療法士の援助が必要である．いま，わが国では身体障害者福祉法，精神薄弱者福祉法に基づく授産施設の他に，民間の創意によって作られた，法律によらない小規模作業所が作られ，その数は数千に及んでいる．これらの施設は作業を手段として障害者の社会的自立をめざしており，その方法，目的において作業療法と共通するところがきわめて大きい．作業療法専門家の参加協力が求められている．作業療法と作業療法士にとって新しい課題を提供していると思う．

　私が最後に強調したいのは，作業療法の学問としての体系化と，作業，すなわち目的をもった活動の技術の習練が大切であることはもちろんであるが，作業療法の源流である人道療法の基本理念，すなわち人間尊重の人道的精神を作業療法を志ざす者は常に心に銘記しなければならないということである．

　作業療法に限界はない．その未来は多望である．

【引用文献】秋元波留夫，冨岡詔子：新　作業療法の源流．三輪書店，pp3-29，1991

(2) 作業療法の起源

冨岡詔子

　本書の目的は，序文に言及したとおり，日本に「作業療法士」という職業名（職種）が誕生したことに始まるその歴史を残しましょう，という発想に依るものです．ある職業が固有の名称をもち，国家の仕組みの中で認知されるという公的な制度（身分法）が成立する以前には，身分法で誕生した"作業療法士"に類似した仕事をしていた一群の人々が必ず存在していたはずです．こうした未分化な職業としての実践歴の総体が作業療法（士）の起源であり，その起源とその後の変化をたどるのは，作業療法（士）の歴史という"出生の秘密"を明らかにすることでもあります．

　しかし，自らが生活の糧とする職業の生い立ちを探究することへの関心や興味は，職業人としてのありようが危機に立たされた時，あるいは自らの職業選択に疑問が生じた時に芽生えることがほとんどです．職業生活が順風満帆の時には現在のことが最重要で，過去や未来のことに思いを馳せる余裕はないのが普通です．令和に改元された現在は，そういう状況に近いかも

しれませんが，逆に作業療法の"現代史"に目を向けるよい機会かと思います．ここでは，戦後の経済復興が顕著となり，"もはや戦後ではない"といわれた頃に作業療法士として働き始めた一個人が，作業療法の歴史に目を向けるようになった出来事を振り返りながら，日本と外国における作業療法（士）の起源と流れの概略を遡及的にたどってみました．

1．作業療法の診療報酬の新設をめぐる作業療法批判と『作業療法源流』や『復刻論文集』との出会い

（1）ショッキングな『今回の決議』

作業療法士になりたての頃（1967年）は，作業療法の歴史には興味も関心もなく，ひたすら"OTとして今は何をするか"に右往左往していました．生活の糧としての自らの職業には"出生の秘密"があるらしいことに気づいたのは，「60年安保」，「70年安保」を時代背景とした，『理学療法士及び作業療法士法』の成立10年後の1975年，『今回の「作業療法点数化」に反対する決議』[1]に直面した時でした．30歳代前半の職業人として，国立療養所東京病院付属リハビリテーション学院を退職し，念願の臨床現場で張り切って働き始めた30歳代前半の作業療法士にとって，天と地がひっくり返るほどのショックを受けた「事件」でした．

上記「決議」が指摘した精神（科）病院の閉鎖性や医療とは思えない処遇のひどさも確かに存在したし，自分の友達や家族・親戚の身内を入院させたくなるような病院とはいえない状況も少なくなかった．それゆえ，精神病院の開放（解放）化をめざす（治療の場にする）という志を一にする医師や同僚たちと現場で汗を流す作業療法の仕事は，それこそ一生をかけても悔いのないやり甲斐のある仕事と思っていました．ですから上記『今回の決議』に至った前後に見聞したさまざまな経過は，いわば職業人としての幼児期トラウマともいうべき出来事であり，作業療法の出生の秘密への関心が芽生えた原点でもあり，その後の私自身の職業人生にプラスマイナス両面の大きな影響を与えた一連の出来事でした．

（2）『作業療法の源流』（金剛出版）との出会い

『今回の決議』の直後に出版された『作業療法の源流』[2]は，米国の医師シドニー・リヒトが編纂した"Occupational Source Book, 1948"を東大教授時代の秋元先生が輪読・翻訳していた原稿をもとに出版されたものでした．嬉しいことに，リヒトの編纂書には含まれていないドイツの精神科医ヘルマン・ジモンの論文[3]や日本の精神医学の父とも称される呉秀三の「移導療法」を体系化した論文[4]，呉博士を師とした加藤普佐次郎による松沢病院での実践を基盤とした（作業治療に関するわが国最初の）学位論文[5]，その加藤のあとを継いで作業療法を推進した菅修による，最初の本格的な臨床研究（厚生省の委託研究）ともいうべき論文[6]なども再掲されていました．論文の内容そのものよりも，抗精神病薬登場以前の精神医学における大いなる夢と希望が託された存在としての移導療法・作業治療に出会ったことは，職業人としてのトラウマに対するある種の"癒し"になりました．

（3）作業治療・生活療法の全盛時代もあった！

また，この頃に入手した『病院精神医学第6集』[7]（副題は「1925年から1961年にいたる間に

片麻痺の場合を見ても戦前の臨床医学は生命の量（quantity of life）の医学であって，生命の質（quality of life）の医学からは遠かったといわなくてはならない．理念としてのRh が臨床医学の中に定着していなかったことはもちろんだが，障害に対する技術レベルでのアプローチに関心をもつ臨床家も少なかったのである．Archives of physical medicine and Rh という雑誌名の移り変りを辿ると，Journal of radiology（1920）→Archives of physical therapy, xray, radium（1926）→Archives of physical therapy（1938）→Archives physical medicine（1945—第 2 次大戦の終った年）→Archives of physical medicine and Rh（1953）というように Rh に到達するまでに 30 年以上もかかっているわけだし，最初の 20 年間に載った論文の表題に Rh という言葉が出現したのは 3 回だけであったといわれる．もちろん医師の中にもすでに職業的 Rh の分野で広く行渡っていた Rh の理念を積極的に受入れていたものがいなかったわけではなく，たとえば Licht の記憶では 1936 年 American congress of physical therapy での 20 分間の報告中に Rh という言葉を 10 回も用いた人（Bilik）もいたという．しかし一般医師は Rh の理念などとは多くの場合無縁であって，障害に対する技術的アプローチにも熱心でなかったといっていいであろう．1950 年代になって Rusk が医師の集りで Rh の必要性を訴えつづけたが，演題に Rh という言葉を入れると，それは睡眠剤として働き，聴衆の医師たちが眠ってしまうので，たとえば "Sick people in a troubled world" といったような何のことだかよく分らないような演題を掲げたといっている．よく知られているように 1951 年 Krusen がアメリカ医師会を動かして，physical medicine という専門科は認めさせたが Rusk はさらに Rh という言葉を加えて physical medicine and rehabilitation としていわば技術と理念をドッキングさせることに成功したのだが，その際 Krusen は医師会の委員達は Rh という言葉をほとんど理解していないのに驚いたといわれる．"リハ医は他の医師たちに世の中には死よりももっと悪いことがあること，生命そのものを救うよりも何年にもにわたる依存生活から救い出すことの方がより人道的であることを教えねばならない"（Krusen）といったがこのような考え方は一般医師にとってなかなかなじみにくいものであったらしい．

　もちろん，たとえば，André（1741）以来整形外科医は曲った若木を真っ直ぐにするための支柱をそのシンボルとして，救命ではなく quality of life 増進のために，つまり Rh のために努力していたのである（Orthopaedics を日本語では整"形"外科というがもともとの意味は正しく育てるという意味であろう）．その他の臨床各科の医師たちも quality of life を問題にしなかったわけではないが一般的にいって，"曲りなりにも命が助かれば文句はなかろう" という姿勢をとりがちであったことは確かであろう．そして "そのあとは医学と無関係な Rh（職業的 Rh）関係者の手でよしなに扱ってくれ" というに近かったのである．明治期の医学者でもっとも早く障害問題に強い関心を示した森鴎外の"隋業の医断"（1889）は，100 年の歴史を終って最近業務を中止した長崎の高島炭鉱の災害に触発されて書かれたものであったが（砂原），障害者に対する医学的 Rh の必要性を説いたのではな

く，医学者鴎外は工人保険（今日の労災保険にあたるだろう）すなわち障害者に対する社会政策の必要を説いているに止まるのである．

それならどうして医学が障害一般に対する技術的取組みの必要性を自覚し，人権の医学としての Rh 医学への歩みをはじめたのであろうか．

基本的人権の理念はイギリスの大憲章（1215），フランス革命の人権宣言（1789）にはじまり，第 2 次大戦後の世界人権宣言（1948）に至るのであるが，とくに障害者の人権問題が大写しになるのは，1970 年代に入ってからで，各種団体の各種の障害者人権宣言をへて，国際連合の精神障害者権利宣言（1971），障害者一般の権利宣言（1975）に至るのである(砂原)．このような障害者人権思想の展開が医師にも無影響であったわけではなく，それが障害者の quality of life のための医学—Rh 医学の成立を促したことは当然であろう．そして医学的 Rh に先立った社会的 Rh，職業的 Rh の，第 1 章に粗描したような，波瀾を含みながらの半世紀にわたる着実な展開も医療専門家に無影響であったはずはなく，第 1 章に述べたような，"around their disability" ではなく，disability そのものに医学的に直接コミットすることによって，Rh の流れをその原流から河口まで連続的に押えることの必要性と義務を医学側に自覚せしめたのであろう．

しかし，このような，いわば医学外的要因に促がされたというだけでなく，医学の進歩そのものがたんなる物理医学でなく，Rh 医学を必然ならしめる要因を育てつつあったことを見逃がすわけにはいかないであろう．

IV．臨床医学の自己発展として

Rh 医学登場を必然ならしめた主な要因としてまず指摘されなくてはならないのは，

1）医学，医療技術の急速な進歩とそのためにかえってあらわとなった限界

2）そのための疾病構造の変化

の 2 つであろう．第 2 次大戦までの臨床医学を支配してきたのは，19 世紀末の Koch の 3 原則の上に立った，感染症をモデルとするパラダイムであった．つまりそれは患者から病気（具体的には起因菌）を抽出し，それに直接攻撃を加える方法の発見に成功すれば病気を治し生命を救うことが出来るわけだし，もし，時としてそれに失敗して死亡すれば運が悪かったとあきらめるしかないといういわば二者択一の世界であった．筆者は病気を**表 1**のように分類するが，要するに近代医学は医学的カテゴリーとしての疾病②に向かってまっしぐらに突進し，これを克服すれば，主観的な悩みとしての病い①も，いわゆる障害③の問題も自動的に解決するはずであるという自信ないし過信の上に立っていた．もしもまれに生命が救われたことの代償として多かれ少なかれの障害を残す場合があってもそれは最善をつくした医学の知ったことではなく，職業的 Rh のような医学外，医療外のシステムが引き受けるべき課題であると考えて，良心の痛みを感じなかったのである．いいかえると，近代医学の対象は病気をもった人間ではなくほとんど医学的概念としての疾病のみであったのだから障害者のための人権の医学としての Rh 医学などが顔を出す余地は

ほとんどなかったのであろう．じっさい，このような疾病をターゲットとした近代医学の
おかげで，幾世紀にもわたり人類社会の最大の脅威であった急性感染症がきわめて能率的
に制圧されたものである．もちろん急性感染症の中にも polio のようにかんたんに生か死
かに振分けられるのではなく，命を長らえても長く障害に苦しまなくてはならない病気も
ないわけではなかったが，予防接種の確立により，病気としての polio そのものの克服に
成功すれば，障害者問題も霧散してしまうのだから，人間中心ではなく病気中心の科学的
医学の自信がゆるぐことがほとんどなかったのも当然であろう．

　要するに感染症を対象とする限り近代医学は能率的に生と死を振り分け，しかも死の幅
をせばめ，生の幅を驚異的にひろげることに成功し，その間に中間層（障害者）が存在し
ないわけではないにしても，きわめて薄い層として無視することが出来たのである．しか
し急性感染病の時代がすぎて慢性病の時代になると，進歩した医学のおかげで命を取止め
るのに成功したとしても，病気そのものが何時終結するかの見通しは容易につかないし，
一応コントロールされたように見えても再悪化をつねにおそれなくてはならず，その意味
で病気と健康の中間層としての障害者の層の厚みが医学の進歩にもかかわらず，あるいは
進歩のおかげで増すばかりだし，一方では脳や心臓や腎臓など重要な臓器へのデリケート
な介入が可能となると，死亡率は減るが同時にいろいろの形での障害者の層がそのために
もふえることも避けえない．このようにして従来の quantity of life の臨床医学から quality
of life の医学としての Rh 医学への移行が重要な課題とならざるをえなくなったのである．

　つまり，近代医学の進歩は目覚しいけれども，死亡を食い止めることに成功したほどに
は quality of life の回復には十分成功せず，結局障害者数を増すことになったから Rh 医学
への要求が高まらざるをえなかったのである

　しかしいうまでもなく Rh 医学の開拓者たちは，決してこのような理屈から出発したわ
けではなく，日常の診療の場でのむしろ素朴な悩みから模索をはじめたのである．Rusk の
場合を例にとると，軍医を志願して St Louis の Jefferson 兵営で働きはじめた時，大変健
康そうに見えるので退院させると，90％は 1 週間で再入院して来るのを見て，病気を治す
ということはたんに疾病を医学的にコントロールすることではなく，その人に期待される
社会的役割を果たすことができるように導くことでなくてはならないという考えをもっ
たのにはじまり，実践としては 2 人の患者（もと教師）を助手にして，病室の天井に綱を
張って敵，味方の飛行機の模型をつるし，患者に入院しながら敵機の見分け方を勉強させ
せ，退院後原職に直ちに復帰できるようにするというところから出発したといわれる
（Yanes-Hoffman）．つまり彼は**表 1** の疾病②だけに着目するのではなく，むしろ医療はハ
ンディキャップ（③のⅢ）をターゲットとし，社会的不利（a）や自ら希望し，周囲から
期待される役割行動の制約（③Ⅲb）を乗りこえることを目指すべきものであると気づい
たのである．そのためには，いうまでもなくⅠ，Ⅱの改善をはかるための技術的努力が必
要であることはいうまでもないが．

それにしても Rh の積極的な体系を構築するためには，伝統的な安静第一主義の医学からの脱出が必要であった．Rusk 自身がいっているように，彼が医者になったころは，どうしていいか分らないときはとにかく患者を安静にしておいた方が安全であると考えていた時代であった．ところが Miami Beach の空軍病院で 250 人の鼠径部ヘルニア患者を 2 分割し，半分は手術当日ベッドを離れさせ，半分は習慣通り 2 週間ベッドにねかせて比較すると，前者の方の経過がはるかにいいことが分った．ところが新しく軍医総監になった Normankire が視察に来て，びっくりし，ヘルニア患者は術後 2 週間ベッドに置き，30 日間入院させ，30 日以上の休暇の後軍隊に復帰させよという命令を出した．しかし Rusk らはもともと志願兵で，軍人である前に医者であった（doctors first, soldiers second）から命令を平気で無視したといっている．

むすび

　表1 に示したように障害にま正面から対応する Rh 医学の展開によって臨床医学は医学的事実だけでなく，人間的価値にも深くコミットすることになったのだが，先にも述べたように具体的な 1 人 1 人の臨床家はこのような確立した理念に導かれて Rh 医学の道に進んだわけではないであろう．日常の診察の場での，自然発生的な，そして多かれ少なかれ試行錯誤的な努力の積み重ねによって次第に明確な理念に到達したということであろう．そういう意味で，Rusk のいわば片言隻語を拾いあつめてむすびとする．

　1）Rh を信じることは humanity を信じることである．

　2）Rh についてわれわれがすでに知っていることはわれわれのまだ知らないことのほんの一部に過ぎない．

　3）Rh というのは，患者の方が医師よりもその限界と可能性を設定する能力の高い医学の分野である．

　4）あなた（障害者）が一生懸命努力すれば，あなたにとってのすばらしい life を手にすることができることは確実である．それはあなたが今まで知っていた，あるいは予期していた life とは違った性質のものであるかも知れないけれど．

　5）life に年月を加えるだけでなく，年月に life を加えること．

　6）Rh はすべての医師の仕事である．

（1987 年 2 月神奈川県立総合リハビリテーションセンター研究会特別講演要旨）．

表1　病気の 3 つのレベル

レベル	説　明	問題点		医療のターゲット
		事実	価値	
①病い	患者の主観的悩み	＋	＋	人間
②疾病	医学的カテゴリーとしての病変	＋	0	病変
③障害	Ⅰ．機能障害	＋	＋	人間
	Ⅱ．能力低下			
	Ⅲ．ハンディキャップ			
	a．社会参加困難			
	b．役割制約			
	c．価値低下			

【引用文献】砂原茂一：リハビリテーション医学理念の成立―歴史的回顧．総合リハ 15（4）：237-242，1987

2）理学療法士・作業療法士の今後の課題

小池文英

（整肢療護園園長）

はじめに

　最近わが国において，リハビリテーション事業に対する関心が急速にたかまり，若干の進歩がなしとげられたといわれている．このことは，確かに事実であって，慶賀すべきことに違いない．

　その好個の実例が理学療法士・作業療法士法の施行（昭和40年）であろう．この法律の制定はわが国のリハビリテーション事業の歴史上画期的な出来事であったことは，疑いのないところである．長年にわたってP. T.・O. T. の教育システムの確立を提唱してきた者の1人として，誠に慶賀にたえないところである．特に，大正の時代から整形外科後療法に携わる術手の職種確立を唱えた恩師，故高木憲次先生は地下において定めし喜んでおられるに違いない．

　しかしながら，わが国のリハビリテーションが上記法律の制定によってすべて順調に軌道に乗ったとは思えない．むしろ，これによって当面若干の混乱を招いた点もみのがせないであろう．

　以下P. T.・O. T. に関する日本の現状と，今後の進むべき方向について考察してみることとする．

　周知のように，わが国においては，P. T.・O. T. の養成制度は，欧米諸国と比べるといちじるしく立ち遅れをとった．これはなぜであろうか．

　一つの解答は，わが国のリハビリテーション医学が諸外国より遅れて発達したということであろう．これは常識的な答えであると同時に，確かにそういう一面もあったことは否定できない．しかしながら，これが全面的な解答とはならないことも明白であって，たとえば，インドやフィリッピンのような医学の後進国においても，わが国よりも養成制度が一足早く発足したという事実は，この常識的解答をもってしては説明ができない．

　余談にわたって恐縮であるが，Nimbkar 夫人（注：もとは米国人であったが，インドに帰化．Miss Willard のもとで学んだOTR）が，かつて（確か昭和32年と記憶する）日本を訪ずれ，われわれのリハビリテーション施設のあれこれを視察に来たときのことを想起する．女史曰く，"日本のリハビリテーション・センターは設備その他はすばらしい．しかし，残念ながらP. T. やO. T. の養成制度ができていない．ぜひ，インドにP. T.・O. T.

の学生を送ってほしい．インドは米国よりも物価が安いし，二年制だからずっと実用的である”．女史はインドにおけるリハビリテーション事業のパイオニアであって，ボンベイをはじめデリー，ナグプールなどに P. T.・O. T. の学校を設置するのに大きな貢献をした人であり，その自負が上記のようなわれわれへの勧誘となったのであろう．

（中略）

しかしながら，当時のわが国の実情はこのような申し入れをされても，“いや，わざわざ貴国まで出向かなくても，自国内で養成ができますからその儀には及びません”といってつっぱねることができない情況にあったので，実に情けない思いをしたものであった．

では，このように東南アジア諸国にすら遅れをとった原因は何であったであろうか．私は，それは日本人のチーム・ワーク精神の欠陥がなせるわざではないかと考えるのであるが，いかがであろうか．すなわち，一つの目的を遂行するために 2 人以上の人が見，お互いに長短相補って助け合うのがチーム・ワーク精神であろうが，日本の過去の医学界にはこのような仕事の流れが稀薄であったのではなかろうか．換言するならば，医療に関しては医師が十分の活動をするかぎり，それで万事足りるといった漠然とした考え方が基盤にあって，これがパラメディカルの職種の育成を妨げる一因となったのではあるまいか．さらに，その背後に，明治以来わが国に入り込んで，日本医学の源流となったドイツ流の行き方が，この点に関しても少なからぬ影響を与えたことは十分に考えられるところである．

こういうといかにも医師のみを誹謗するかのような印象を与えるかもしれないが，私のいいたいのはそういうことではない．医師といわず，そもそもわれわれ日本人のすべてがチーム・ワーク精神に乏しく，そのような行き方に不慣れなのではないか．もしもこれが残念ながら事実であるとするならば，P. T.・O. T. の法律の制定によって問題が終ったのではなく，むしろ，これを契機としてわれわれリハビリテーション関係者のすべてが謙虚に反省し，新たな出発をしなくてはならないと考える．

チーム・ワーク

私が最初に米国を訪ずれたのは，今から 17 年前のこと（昭和 25 年）であった．当時は米国においてもリハビリテーションはまだ新興勢力ともいうべき時代で，各所に若々しい活発な活動が展開されていた．

（中略）

さて，ここで P. T.・O. T. に焦点をあててチーム・ワークの問題を少し考察してみることとする．申すまでもないことであるが，P. T. と O. T. はリハビリテーションにおける医学的部門，すなわち医学的リハビリテーションの専門家である．ところでリハビリテーションは，医学的部門に限られるべきものでないことは申すまでもないところであって，心理的・社会的リハビリテーション，職業的リハビリテーションの分野も，これに劣らず重要であり，かつ，児童の場合にはこれに加うるに教育的リハビリテーションの問題も欠くべからざるものである．そこで，チーム・ワークを論ずる場合に，医学的部門内におけ

るそれと他の諸部門との間のチーム・ワークとに大別して考察することが必要であろう．とりあえずは，まず後者の立場に立って論ずることとする．

　リハビリテーションにおいて，チーム・ワークが大切であるということは，とりもなおさず，対象となる身体（あるいは精神）障害者のニードが多種多様にわたることを反映するものである．すなわち，各障害者は身体的なニード（たとえば，下肢が麻痺して歩けない者は何とかして歩けるようになりたいという願望を抱くのは当然である）のほかに，教育的ニード（障害のために義務教育も満足に受けられないが，この問題を何とか解決したいといったような願望），心理的・社会的ニード（たとえば，身体障害に基づくコンプレックスのために社会的適応がうまくいかないなど），職業的ニード（障害のために職業に就くことができない）など，多種のニードを抱えているのである．これら種々のニードのすべてに万遍なく応えることがリハビリテーションにおいて最も重要な課題となる．このことは，米国リハビリテーション審議会によって編成された有名な定義（1943），すなわち“リハビリテーションは，障害として身体的・精神的・社会的・職業的および経済的に最大限に有用となるように回復させてやることである”に照らしても自ずから了解されるであろう．

　こうしたことは，P. T. や O. T. の人たちにはすでに十分了解ずみのことと思うが，それにしても，たえず思いを新たにしてチーム・ワークを深める努力をすることが大切であると考える．というのは，人間は自分の仕事をまず第一に考えるのが本性であるからである．そして，このことははなはだ大切な点であって，人間が自分の仕事を軽んじるようなことがあっては一大事である．チーム・ワークもメンバーの各自がそれぞれ自分の仕事を大切にすることが基本となるのである．しかしながら，それと同時に，他人の立場をも十分理解しこれと協調しながら自分の仕事を活していくといういき方がきわめて大切である．

　自分独りの手ぎわですべてが解決する仕事ならばとにかくとして，リハビリテーションのように多数の職員によるチーム・ワークを重要な鍵とする分野においては，この点を特に認識することが肝要である．

（中略）

わが国における特殊事情

　現在わが国で P. T.・O. T. の業務に従事している人たちは，経歴からみると一様ではなく，混沌と錯綜していることは周知のとおりである．つまり，1）正規の養成所を卒業した者，2）特例による受験資格で国家試験を受け，資格を取得した者，3）以上のいずれにも該当せず，正式の資格を持たない者，の三様の方々が現在業務に従事している．そして，3）に属する者の数が最も多く，次いで2），最も少ないのが1）という実情である．

（中略）

　さて，こうした過渡期においての主な問題点としては，専門技術者の数の不足に対し

て，どのように対処するか，という問題と，前述のチーム・ワークの問題の二点であろう．前者は政策的な問題に属するので，ここでは立ち入らないこととし，後者の問題だけを取りあげることとする．

　端的にいうならば，前述の1），2），3）にそれぞれ属する人たちの間のチーム・ワークがうまくいくかどうかが，当面死活の重要な課題である．この点に失敗すると，当面の過渡期はもとより，今後長年にわたって悔いを残すことになるであろう．そこで私は老婆心ながら，このさい，チーム・ワークの重要性を再び強調しておきたい．

　前に1），2），3）と三様に分類したが，3）の人たちはやがては2）に移行するであろうと思われるので，1）と2），および3）の二様に分けて話しを進めさせていただく．そこで，私が特に強調したいのは，これまで日本のリハビリテーションをとにもかくにもここまで発展させてきたのは，医師は別として，もっぱら2）と3）の方々の努力に負うのであり，そして，今後も当分の間はこれらの人たちの力にまたなければならないところが少なくないであろうということである．1）に属する人たちは，こうした事実を正視し，いわば先輩に対する敬意を常に胸の中に抱きながら，一緒に仕事をするという態度が望ましいと考える．こういうと，いかにも保守反動的な言辞のごとくとられ，1）に属する若い方々には歓迎されないであろうことは重々承知しているが，しかし私はやはり，心の底からこのことを願わずにはいられない．

　次に，2）と3）に属する方々にお願いしたいのは，1）の人たちの活動を温かいおおらかな眼をもって，見守ってほしい，ということである．その言動は若さにあふれ，進歩的であるとともに，ときには行き過ぎとなることもあるかもしれない．しかし，2）と3）の人たちは先輩として，これらの人たちを快よく受けいれ，その活躍に拍手を送ってやるだけの雅量が望ましいと考える．要するにわれわれリハビリテーション関係者のすべてが"満身これ創痍"なのである．お互いに手をとり，助け合って前進するのみである．

【引用文献】小池文英：理学療法士・作業療法士の今後の課題．理・作・療法 1(3)：3-7, 1967

3）リハビリテーションと私

津山直一

東京整肢療護園の再建

　予防・治療につぐ社会復帰の為の医学としてリハビリテーション医学が体系だった分野として我が国に伝えられたのは第二次世界大戦後の我が国がまだ占領下にあった時代に主として米国から学んだものであることは否めない．昭和二十五，六年頃 WHO のフェローとして欧米に留学された故水野祥太郎先生や故小池文英先生の口からこの言葉が伝

を養成するという決議が行われている.

（中略）

このような背景を経て政府は昭和37年12月，昭和38年度予算の中にリハビリテーション学院設立に対する予算を正式に組み込んだ. そしてそれが国療東京病院に併設されることになった.

1月4日御用始めの日，院内で第1回の打ち合せ会を開いた. 当時私が前記論文を発表した手前もあり，その打ち合せ会の準備その他をとりまとめた. それからは週何回というきわめて頻度の高い会合が砂原学院長の下で続けられた.

（中略）

この中で忘れられないのは当時国立身体障害センターにWHO顧問として来ておられたOTの大森女史（米国2世）で，彼女から当時やや資料不足であったOTカリキュラムその他について助言を受けた. もう1人は後にWHO顧問となったMrs. T. Conineとの出合いである.

（中略）

こうしていよいよ5月1日に開校になるがこの時この学院の方向をどうするか，仏作ったが入れる魂はどうするか，これが問題になった. これは私見であったが次の3つの事を願った. なんとかして学校でありたい，その第1に授業料を取る（もし支払い不能な者には奨学金を考える）第2に只【ただ】飯【めし】は食わせない（日常生活は自己の責任で行う）第3に全寮にしない通学，下宿お望みのまま. 但しどうしても居住問題に困る学生には寮を用意する. このような形が学校であることそのものになるとは思わないが，全部丸がかえである時の心理（学生の）面も考えてこうした. 第1の授業料は，不幸前例のないことで（厚生省関係として）どうしても出来なかった. しかし学生生活については自治会（初期の生徒会）が学生の責任で設立され，私達と共に話し合うときの窓口として有効であって，又寮も自治（法的制限以外）にしその中における学生各自がお互いに成長し合う場となった. この事は今でも私が学生諸君にいう形は各種学校でも内容的学校（大学）でありたいという願いの始まりである.

【引用文献】芳賀敏彦. 草創の頃. 清始. 閉校記念誌「清始」編集委員会，pp3-5，2008

(2) 理学療法士及び作業療法士法の歴史

芳賀敏彦：国立療養所東京病院，医師　HAGA Toshihiko, MD.

Ⅰ．はじめに

一つの法律が出来上るまでの経過をその関連事項まで含めて遡るとかなりの大仕事であるし，法律が出来上るまでには調査研究会の答申，法案の作成，各政党における審議，委員会における質疑，決定，衆参両院本議会における上程決議，公布，施行等数々の公の

手だてをふまねばならず，そのどの部分でどんな事がなされたかも知らねばならない．私自身がリハビリテーション学院に連るとはいえ一臨床医であるので法的手段については専門でもなく，その知識にも乏しいのでどれだけの事が出来るか不安であるが法制定の前より，PT，OT にいくらかのかかわりを持って今日に及んでいるので法律的な面の足りなさをその周辺でとられた行動でおぎないながらこの問題を回想してみよう．

Ⅱ．揺籃期

　一つの専門技術者を法的に認めるにはまずその教育から始まるとすればすでに大正年代東京大医学部高木憲治教授は肢体不自由児の療育にたずさわる専門技術者の養成問題について再三内務省（現厚生省もこの中に含まれる）と折衝したが，その実現が不可能であった事実がある．次に専門技術者の呼称であるが専門教育が不幸うまく行かなかったので，高木教授は時の山川東京帝大総長の同意のもとに整形外科内に“術手”という職階を設け4名のマッサージ師を採用し医師の協力者として整形外科後療法に従事させた．この他精神障害又は肺結核の後療法として作業療法（古典的な意味の）の指導にあたる“作業手”が職種となった．このような職種は法的な身分のないまま終戦に及んだ．

　昭和22年9月法律217号による按摩，マッサージの一本化は病院勤務者に大きな衝撃を与えた．そこで全日本医療マッサージ師会を設立して身分確立に立ち上り，理学治療技師法，療術師法などについて積極的にとりくんだ．

　そうこうしている内に海外との学術交流が始り所謂PT，OT の姿がおぼろげながら浮び上ってきた．この問題に早くから取り組んだ日本整形外科学会は昭和31年度学会長の下，近藤鋭矢教授案に修正を加えた理療師法案を国会に提出すべく準備を進めていたがその内容が強硬であったので日本理療師会は別の法案を国会に提出するよう取り計ったと云われている．

Ⅲ．PT，OT の登場

　多くの整形外科医を中心とする医師の海外留学を契機として海外において業務内容，身分のすでに確立しているPT，OT という職種が表面化しそれと今までのマッサージ師との関連について教育問題が提起された．昭和32年3月の整形外科学会評議員会で，1）PT，OT を養成する，2）現在の理療師は整肢理療師と呼称してその取り扱いは幹事会に一任する．但し整肢理療師は，PT，OT と抵触しないと決議した．これは理療師会の人々には不満で整形外科学会長と懇談をつづけ，1）整肢理療師は明かにPT，OT と抵触する，2）リハビリテーション対策委員会を設立してこの問題を処理する，3）PT，OT の急速な法律化を行うなどの回答を得ている．昭和35年3月整形外科学会内にリハビリテーション対策委員会が出来た．この委員会の考え方として世界PT協会（WCPT）に参加可能なPTの養成と一方で既成理療師について準PT の考え方があった．

　昭和36年寿命学会の招聘でニューヨーク大学の Dacso 博士が来日し，片麻痺，対麻痺のリハビリテーションに火が点ぜられた．この時かかる問題に何が一番急であったかの質

間に対し，PT・OT の養成であると言われた．この事は当時「医学的リハビリテーション
に関する現状と対策」について調査していた厚生省官房企画室参事官であった大村潤四郎
氏をして感ぜしめ厚生省内リハビリテーション研究会が生れた．

初めに学校ありき

　先ず学校が出来てその卒業生の身分確立のため法律が出来たといってよい．だからここ
で少し学校設立に関する問題について述べてみる．先に述べたリハビリテーション省内研
究会は昭和 37 年 6 月その中間報告を行い，「養成機関の設置は目下急務である」と結論し
ている．これに基いて「リハビリテーション事業拡大 5 カ年計画」に次のような事項をの
せている．「機能療法士（著書注：この言葉は後に理学療法士になった），作業療法士等の
養成，(1) 5 カ年間に機能療法士，作業療法士養成所をそれぞれ 20 カ所，言語療法士養成
施設 2 カ所を新設する．昭和 42 年の新卒見込 120 名，(2) 短期養成計画 38 年より毎年 2
カ所（1 カ所 30 名），(3) 昭和 42 年末の養成者総数 540 人，(4) 昭和 40 年末までに身分
法制化．そして各局の 38 年度予算として（療養所課）PT，東京病院，村山療養所各 20
名，（社会局）OT 実務研究会をつづける．PT，国立身障センター附属養成所 50 名内外を
考える．言語療法士，ろうあ者厚生指導所附属，（児童局）整肢療護園附属訓練所 20 名，
2 カ月，年 4 回を継続」．このような具体的な方針もあったが，国立身障センターで行われ
ていた理学療法，作業療法を行っていた人々に対する短期講習会に WHO より派遣されて
いた専門家の報告，意見書には次の如く書かれている．「日本の治療医学，予防医学は非
常に進歩しているけれども，リハビリテーション医学はそれに比較して非常に立ち遅れて
いる．これには 2 つの問題が指摘さる．一つは施設は幾つもあるけれども，それに適当な
患者が入っていない，また適当な療法が行われていない．もう一つはリハビリテーション
治療を直接行う PT，OT の正規の教育機関がない」．このように昭和 36〜37 年には内外か
ら PT，OT の学校設立ののろしが上ったといってよい．昭和 37 年 7 月それまでこれ等の
事項を配慮して国立療養所課で 38 年度の事業計画，予算計画，予算編成の作業をしてお
られた橋本寿三男課長（現病院管理研修所長）の後を受けて大村潤四郎氏が新しく療養所
課長になられた．こうして新課長の下に PT・OT 養成の計画が具体的に進められた．先に
述べた計画にも一部うかがわれる通り，PT に関しては主として胸部を取り扱うものとし
て（現在の Lung Physiotherapy を中心に）東京病院に，整形外科的理学療法を取り扱う
ものとして村山療養所に，精神科作業療法を取り扱うものとして武蔵療養所にそれぞれ設
立の予定であったが，理学療法にしろ，作業療法にしろ特別な疾患のみを取り扱う療法士
養成は世界にも類がなく将来の為には幅広い PT，OT が必要なのでその方針は中止され，
世界連盟（WCPT，WFOT）にもとづくもの 1 本にしぼられた．そして先の同時に何カ所
かで開設するのを東京病院 1 本にしぼったこととが予算等とどうからみ合ったかはつまび
らかでないがともかく学院設立に対する予算折衝に入り昭和 37 年 12 月大蔵省の第 2 次復

活予算の中に組み入れることができた．学院設立に必要なもう一つの法案は厚生省設置法の改正である．予算も国会通過せねばならない．幸いこの予算案も又設置法も昭和38年3月通常国会成立し開学についての法的な基礎事項は出来上った．

　学院側としてはここに至るまで学院設立準備の院内会合を度重ねた．その中には療養所課，地方局との三者会合も含まれる．又厚生省医務局としても我が国初めての事業であるので昭和38年2月4日，当時の尾崎医務局長は我国の関係者を招いて本学院開設に至る経過及び方針の説明をおこなった．又昭和38年4月大阪で行われた日本医学会総会の時に内科系リハビリテーション懇談会が開かれ（これが整形外科リハビリテーション研究会と話し合って合同で作られたのがリハビリテーション医学会である．）小生がリハビリテーション学院開設に伴う諸問題，特にカリキュラム内容について説明した．こうして昭和38年5月1日我国で初めての理学療法士，作業療法士の養成学校が設立されたのである．しかし法的に学校は出来てもその行きつくところの法的な根拠（業務内容，免許，試験等）については何もきまっていなかった．学校が出来て初めて理学療法士及び作業療法士法への道がしかれたことになる．

原案作成までの経過

　昭和38年3月，医療制度調査会は「医療制度全般について改善の基本方策に関する答申」を厚生大臣あてに提出したがその中でリハビリテーションの重要性を強調した後で「リハビリテーションに従事する専門職種として，機能療法士，物理療法士，または理学療法士（Physical therapist），職能訓練士または職能療法士（Occupational therapist），言語療法士（Speech therapist），難聴訓練士（Audiologist），弱視訓練士（Orthoptist）等があるが，これ等の者については教育，教務内容の確立等その制度化を早急にはかる必要がある」と述べている．厚生省はこの答申に答え又現実に進んでいるリハビリテーション学院の問題と併せて昭和38年6月PT，OT（この頃までこの2つの職種の法的日本名はない）身分制度調査打合会を設置した．この打合せ会の主な業務は1）PT，OTの日本語の名称，2）業務内容の範囲，3）資格要件（教育課程，試験及び免許，欠格条項），4）養成所開設の基準等であった．本打合会の委員は次の16氏であった．（関係省庁以外アイウエオ順）

　相沢　豊三（慶大教授）
　岩原　寅猪（慶大教授）
　伊藤　久次（国立伊東温泉病院長）
　大島　良雄（東大教授）
　勝沼　晴雄（東大教授）
　小池　文英（整肢療護園副園長）
　砂原　茂一（国立療養所東京病院長）

唄　　孝一（都立大教授）

服部　一郎（九州労災病院理学診療部長）

稗田　正虎（国立身体障害者更生指導所長）

三木威勇治（東大教授）

福田　　繁（文部省中等教育局長）

大山　　正（厚生省社会局長）

黒木　利克（厚生省児童局長）

尾崎　嘉篤（厚生省医務局長）

空　席　　（労働省労働基準局長）

　さてこの打合せ会は昭和 38 年 12 月迄に意見書提出のためかなり頻回に開かれた．この中で名称の問題について砂原の文章から引用すると「まず言葉の問題が出てきたわけです．なにしろ日本の法律や行政の中に片カナが入っては困るみたいな話でしたが，しかし更生といってみたり，社会復帰といってもピッタリしないし，リハビリテーションという英語そのままより仕方がないということになったわけです．困ったのは PT，OT です．これはもうすでに整形外科学会として PT は機能療法，OT は職能療法という決定的な訳語があったわけです．ところが，物療内科の系統にはちゃんと物理療法なんという言葉があるので physical therapy を機能療法と訳されたのでは困る．電気治療をどうしてくれるのだという．精神科のほうでは OT のことを昔から，結核もそうですが作業療法といっていた．それを今更職能療法なんていわれては困るということで結局投票してもらったのです．そうしたら PT が理学療法になり，OT が作業療法になってしまったのです．言葉というのは決まってしまうと皆当たり前みたいな気がするもので，今日では理学療法，作業療法で誰も文句いわないわ」（「道標」座談会より）．

　さてこの打合会は PT，OT につき先進諸国の制度，わが国の現状について比較検討し更に WHO の勧告（WHO より派遣の専門家の報告書）WCPT（世界理学療法連盟）よりの意見（これは WCPT 事務局長ミス　ニールソンが来日し 11 月 1 日の OT，PT 身分打合会にオブザーバーとして出席し，更に砂原と芳賀が箱根の山にこもって，夜遅くまでニールソンがタイプを叩いて厚生省に出す意見書をまとめた．日本の PT や OT の身分教育なんかの大筋はこの箱根会談できまった）をも聴取して慎重に審議を重ねて詳細な意見書を 38 年 12 月厚生大臣に提出した．この途中 10 月 23 日に盲学校 PT 養成協義会（文部省）が開かれている．そしてその案は文部省を通して合会に持ち込まれている．このほか按，柔師中央審議会も度重ねてこの問題を審議している．

原案作成から法の成立まで

　こうして身分制度打合会及び按，柔師中央審議会の結論にもとづき厚生省における原案作成及び自民党政調会における検討がなされ，最終的に政府提案として昭和 39 年の第 46

回通常国会に法律を提案すべく 39 年度予算にすでに理学療法および作業療法士会の制定についての経費が計上されていたが次に述べる理由で見送られた.

　政府は昭和 39 年 2 月理学療法士及び作業療法士の原案を発表した. この中における学卒以外の受験資格の中で 5 カ年以上の経験について, 病院, 施設に対する厚生大臣の指定, 及び本則本文中の視力障害に対する絶対的欠格事由が規制されていたことが問題となった. 例えば文部省の行う PT 養成と厚生省原案における PT 欠格事由の矛盾についての質疑などがあった. 又日本理療師会は厚生省, PT, OT 身分打合会等に折衝し医務局長, 打合会会長, リハビリテーション医学会長に対し公式な陳情をなした. この中で①学歴は高校卒とし, 免許所有者の学歴は問わない, ②身障者を制限しない, ③経験年数は 5 年とする, ④試験はリハ学院卒業者と同一レベルで行う, の結論を出した. このように原案に対する強硬なる反対があったので第 46 回国会には理学療法士及び作業療法士法の提案を見送らざるを得ない状態になった.

　このようなことから約 1 年厚生省はこれ等の各団体と調整を進めていた.

　その中で直接法案と関係ないが文部省が盲高等学校専攻科において広く理学療法士の養成の計画を打ち出していた. 英国等の事実から限られた範囲で又は特殊な盲専用の器具を用いての理学療法の可能性は認めていたが, あまり多数の盲の理学療法士養成は盲の方が人数的に多くなると対外的にも又日本の医学的リハビリテーションの発展にも問題を残すので第 1 回リハビリテーション医学会が昭和 39 年 7 月 12 日大阪で行われたのを機会に文部省の特殊教育課長をお招きしてリハビリテーション医学会会員とお逢いし, 多数校開設（当初全国で 8〜10 校開設予定）を設備, スタッフのそろっている数校にしぼる事をお願いした. これが現在ある盲高等学校の理学療法士科である.

　さてこのように 1 年間の調整の後厚生省は「理学療法士および作業療法士法案」をまとめて昭和 40 年第 48 回通常国会に提案した. この国会は農地報償法や医療保険問題で大荒れに荒れた. この法案も結局は参議院先議となった. 参議員の社会労働委員会の審議も難航に難航を重ねていたが 4 月 13 日本法案が出された. しかし議員と政府委員会の間の質問, 答弁がいささか紛糾したので委員長は閉会にしてしまった. 週 1 回開かれる社労委も国会荒れで開かれず次は 4 月 27 日となり, かなりの時間をかけて質問があったが附帯決議案が上提され全員一致で決定し委員会が終り, 翌 4 月 28 日参議院本会議を通過し衆議院に送付された. 衆議院の社会労働委員会も厚生省関係が週 2 日開かれる予定が国会会期延長等の問題で流会となりやっと 5 月 18 日開催され本法案が提出されたが審議は次日 19 日に持ち越された. いくらかの質問後 19 日全員一致で決定し, 衆議院本会議を延長国会幕切れの 1 日前即ち 5 月 31 日に通過成立した. 両議院の委員会における質問は, PT, OT を必要とする患者数, PT, OT の必要数, 現に理学療法, 作業療法に従事している者の受験資格の問題, 特に講習会, 盲に対する配慮, 療法士の給与, 審議会等についてであった.

　この法の成立にともなって政令, 省令でこまごまとした規則が生まれた. 法制定まで多

くの業績を残したPT, OT身分調査打合会は解散し, 法にもとづく審議会が40年8月に出来た. これは審議部会と試験部会から成り立っていたが後に厚生省の機構改革で医療関係者審議会, 理学療法士, 作業療法士部会となり, 制度, 教育, 国家試験に関する問題を審議している. 特に試験委員会は当初医師のみで発足したが次第に理学療法士, 作業療法士の人員の割合を増加し, 特に口答, 実技試験においては主役を演ずるようになって来ている. また昭和45年7月には「PT, OTの教育は大学教育 (4年) によることが望ましい」旨の要望意見書を出しているし, 需給問題と新設校の指導者養成等の目的で所謂免許コース (大学2年終了以上の者に2カ年間課程) 設立の意見書も出しているが, この何れも未だ公に取り上げられていない.

法の内容については厚生省医務局医事課編の「理学療法士法及び作業療法士法の解説」を参照されたい. こうして本法案は5月31日に通過成立し, 同年6月29日に公布され, 60日を経過した8月28日に施行された.

ただこの中で附則4の「法律施行の際に病院, 診療所その他省令で定める施設において, 医師の指示の下に理学療法又は作業療法を業として行っている者であって次の各号に該当するに至ったものは昭和46年3月31日までは, 第11条又は第12条の規定にかかわらず, それぞれ理学療法士国家試験又は作業療法士国家試験を受けることができる」は後で問題になる.

経過措置の取り扱いについて

昭和45年頃よりこの経過措置期間の延長にともなう諸問題が該当する人々の団体で討議され対策が立てられた. そして更にこの期間を5年間延長する(51年3月31日まで)陳情がつづいた. 昭和46年1月自民党社会部会において, 議員立法による経過措置延長が決議され, 同29日, 党総務会において承認された. この頃この延長問題に対し水野祥太郎元大阪大教授の反対意見の発表 (朝日新聞「声」), 五島医師の同様な意見 (読売新聞「気流」) が出たが更にこの延長が国会上程されようとしているとして日本リハビリテーション医学会長, 日本整形外科学会長, 日本リウマチ学会長, 日本パラプレジア医学会長, 日本理学療法士協会長, 日本作業療法士協会長の名で「理学療法士, 作業療法士国家試験の特例措置の延長反対に関する要望書」が出された. これ等に対する反対声明も発表され, 更に両側の代表の陳情がくり返され, 5年が3年に又再延長は決して行わないなどの附帯事項がつくなどの案をもり込んだものが考えられ, 昭和46年3月18日衆院社労委員会に動議提出された. こうして自民, 社会, 公明, 民社, 四党共同提案になる経過措置3年延長が決議され3月19日衆議員本会議上程決議, 3月23日参議院社労委提出決議, 3月24日参議院本会議上程決議, 昭和46年4月1日理学療法士及び作業療法士法の一部を改正する法律が公布され, 附則第4項中「昭和46年3月31日」を「昭和49年3月31日」に改められた. そして昭和49年3月1日をもって再延長は行われず, 附則第4項に関する

ものは一応消滅した．但し沖縄の本土復帰にともなう免許資格の特例に関する暫定措置法が昭和44年6月21日公布されているのでこの項に該当する者は今しばらくの期間は上記項がつづく．

　このような法の段階でなく制令，省令等の改革はいくらかなされた．その一つが指定規則の改正で昭和41年3月のPT，OT共授業時間3,000時間から昭和47年2月にはPT-2,700，OT-2,730時間に大幅減少を行い又教養課目の充実，時間増加，病院実習における専門指導者（何時までも医師にたよらない）の専任等かなり教育的配慮の上からの改正であり，又これが時間的に大学制度（短大を含む）の中でも可能なようにされた．

おわりに

　PT，OT法は現行のままで終るものではないだろう．初めに学校があってから13年，法施行から11年経過した．この問題もこの間高校進学，大学進学率の大幅上昇（各95％，30％），又医学界におけるリハビリテーションの発展，医療の方向と施設の充実，と大きく変わっている．この点で法も又これらの現実に照らして変えられて行くだろう．

　さて書き終っていくつかの大きな穴のあることが分った．それは初めからいくらか意識していたことであるが私の情報ソースが薄かったことに起因する．一つは盲学校関係の法的な問題，もう一つは大学（短大を含む）設立に関する問題である．後者は近く色々な形で現実化するであろう．もう一つ大切な面が作業療法，特に結核，精神における現実に働いている人々の問題である．前者は作業療法をささえた人々であり現在多くの功績を残して退職されようとしているが，精神関係の人々の法制定に至るまでの働き，又制定後の働きがうまく把握出来ずいささか心苦しいがこの点お許し願いたい．

参考文献

1）リハビリテーション特集Ⅰ：厚生の指標12（16），1965
2）全国病院理学療法士協会：全国病院理学療法士協会沿革史―創立20周年記念―．1972
3）国療東京病院リハビリテーション学院：道標―リハビリテーション学院10年の歩み―．1973

【引用文献】芳賀敏彦．理学療法士及び作業療法士法の歴史．理・作・療法10（11）：843-847，1976

（3）創設の思い出

　　　　　　　　　　　　　　　　　　　　　　　　元厚生省国立療養所課長　　大村潤四郎
（中略）
　設立のきっかけは，官房企画室参事官のときに命ぜられた課題「医学的リハビリテー

ションに関する現状と対策」にあったと思う．これはリハビリテーションに関する省内研究会が昭和37年6月に中間報告として取りまとめたもので，これに基づく，「リハビリテーション事業拡大5カ年計画」には，次のような事項があった．

「機能療法士，作業療法士等の養成，（1）5カ年間に機能療法士，作業療法士養成施設をそれぞれ10ケ所，言語療法士養成施設2ケ所を新設する．昭和42年の新卒見込み120名，（2）短期養成計画38年より毎年2ケ所（1ケ所30名），（3）昭和42年末の養成者総数540人，（4）昭和40年末までに身分法制化．そして，各局の38年度予算案として（療養所課）PT，東京病院，村山療養所附設各20名，授業料なし運営費900万円．OT，武蔵療養所20名，（社会局）OT実務研究会をつづける．PT，国立身体障害者センター附属養成所50名内外を考える．言語療法士，ろうあ者厚生指導所附属，（児童局）整肢療護園附属訓練所20名，2ケ月，年4回を継続．」

37年7月には厚生省に機構改革があり，それに伴って療養所課長に配置換えになった．そこで，前期の5カ年計画に従って早速38年度予算に学院の新設を要求する役目となった．当時新規要求は凡そ初回で認められることは珍しく，大概は調査費程度で見送られることが普通であったが，学院の予算は第一回目の内示で認められたのは大きな成功であった．当時主計局の主査であった金子氏の尽力のたまものと今でも感謝している．

（中略）

昭和40年になると1回生は3年に進学し実習がはじまった．この頃のスタッフは常勤の主任指導者PT・OT各1名，補助指導者として常勤のPT・OT各1名の外に，立川，座間の米軍病院，東大病院，整肢療護園，身障センター，鶴風会肢体不自由児施設，武蔵療養所の7ケ所を実習病院に指定して，これ等の施設に計4名の外人講師を非常勤で雇傭して実技の教育に当たったのだが，コニーネ先生の意見ではこれでも教師の数が不足であるというのである．実習は1人の指導者に3名乃至5名の指導しか出来ないから，どうしてももう1人常勤のPTが必要であるという．当時1人外人講師を雇うのには年250万円は必要であり，しかも年度途中の要求であったから到底要求に応じるわけにはゆかない．その時私は良い教育には人手とお金がかかるということをしみじみ感じた．日本は医学教育においてもマスプロの教育に馴らされている．教える者と教えられる者との人間的接触があってはじめて役に立つ人間が育つのだが，それには多数のよき指導者が必要である．

私はこの学院が創設当時の使命を忘れず，PT，OTのよき指導者を養成するため充実した教育を続けてもらいたいと思う．そのために当局も設備，スタッフ，運営費の面で思いきった投資―リハビリテーション技術向上のための投資―をしてもらいたいと願う．

【引用文献】大村潤四郎．創設の思い出．清始．閉校記念誌「清始」編集委員会，pp20-21，2008

（4）理学療法士・作業療法士法成立のころ

砂原茂一

（中略）

　わが国の肢体不自由児問題の先達，高木憲次先生は，すでに大正7年"術手"という専門職の確立の必要を論じ，昭和29年には日本理学治療技師会の名誉会長を引受け，31年にはこれらの人達の身分法を制定する必要を説いている．

　イギリスの Chartered Society of Physiotherapy の設立は，明治27年にさかのぼるし，アメリカの作業療法の協会は，大正6年にはじまるのだから，これらの国際的気運が直接，間接にわが国に影響しないわけはない．わけても，第二次大戦は欧米におけるリハビリテーション研究・運動を促進する大きな動機となった．ことに，アメリカの Buruch 委員会（昭和18年）が果した役割は，高く評価されなくてはならない．

（中略）

　来日した専門家の中には PT や OT もいた．当時の医学的リハビリテーションの代表的施設は国立身体障害者更生指導所であったから，これらの外人 PT や OT がこの施設で講習や指導を行った．当時の人々で私の記憶に強く残っているのは，黒人の Mays という PT と日本人二世の Omori という OT であった．その後，私はアメリカで彼らと再会していろいろ厄介になった．Omori はその時職をはなれていたが，Mays は Goldwater Memorial Hospital で Dacso の下にいた．一方では進駐軍病院の PT や OT，あるいはアメリカ軍人の妻である PT・OT の地域的活動も行われた．私達の病院でいえば，相模原の軍病院から PT を呼んで呼吸訓練の指導などを何回か受けたことがある．

　このようにして，PT・OT としての人間像，職務像がわが国の医療人の間に結像しはじめたが，同時に海外への視察，留学が再開されるようになり，小池，土屋，水野，内藤，服部など，先進国の医学的リハビリテーションの中で働く PT や OT の状況に，深い印象を抱いて帰国する人も増えて来た．

　このようにして PT・OT という専門職を確立する必要性が，徐々に認識されるようになって来たと考えられる．

新しい制度の胎動

　法律が出来るためには，行政当局が動き出さなくてはならない．厚生省の若手官僚の中にも自ら勉強し，また，専門家に刺激されて，リハビリテーションを政策的に志向するグループが形成された．この省内の研究会が原動力となったのであろう，昭和36年の厚生白書は，リハビリテーション技術者の養成の必要性にはじめてふれ，37年の白書では"リハビリテーション対策を整備するにあたって，最も基本的なものは，専門技術者の確保である."

（中略）

昭和 38 年 3 月には，医療制度調査会が医学的リハビリテーションの専門技術者の資格制度をすみやかに創設すべきであると政府に答申して，法的整備の前提が成熟したわけだが，実は，法律の準備が整わないうちに学校の計画が成熟した．

（中略）

　東京病院のリハビリテーション学院は，38 年 5 月 1 日に小屋掛けで，店をとにもかくにもあけてしまったのだから，3 年たてば卒業生が出ることが避けがたい．それまでに，身分法を間にあわせなくてはならないので，急いで法制定の準備がはじめられることになった．

（中略）

　医学界では，土屋や芳賀らのアメリカやヨーロッパの PT の活動状況の報告があったが，何といっても情報不足からまぬがれなかったし，従来からマッサージ師とか理療師とかの名称の下で実際的な仕事をしていた人達の処遇の問題もあり，新しい教育を背景とした新しい職種を，法律的に日本の医療社会に定着させる道程は，決してたやすいものではなかった．

　私自身についていえば，昭和 38 年 9〜10 月にわたって，アメリカ，カナダ，イギリス，デンマークなどの国々の PT・OT の教育を視察するとともに，トロントに世界作業療法士連盟の本部を訪ね，また，アメリカの PT，OT 協会，イギリスの PT，OT 協会，PT の世界連盟などを訪ねて，出来るだけ PT・OT の法的身分を理解しようとつとめた．私がこの視察旅行のためのアポイントメントをとっているとき，世界理学療法士連盟の事務局長 Nielson が東南アジア歴訪の計画を立てていて，丁度私が東京を留守にしている間に，日本を訪れる予定になっていたのを急いで変更してもらい，私が東京に帰りついた時点で，落合う手はずをきめた．そして，私と芳賀が彼女をつれて箱根の富士屋ホテルに行き，泊りこんで討論した．彼女は夜おそくまで日本政府に対する勧告をタイプしていたのを思い出す．

（中略）

　このような情勢の中で，昭和 38 年 6 月 PT・OT 身分制度打合せ会が厚生大臣の諮問機関として設けられた．

（中略）

　学校がようやく一つ出来ただけの段階であるから，これからますます高まるであろう需要を充すためにも，又今まで鋭意にこの分野の医療を支えて来た人々にむくいるためにも，一定期限をかぎって国家試験受験の特例措置を講じることの必要性については異論があまりなかった．厚生大臣が指定する病院，診療所において，5 年以上業務に従事したものが一定の講習会を受けることによって国家試験の受験資格をうることにした．試験そのものは学校卒業者と同じだから特例試験と呼ぶのは正しくない．受験資格を特例的に認めたにすぎない．もっともアンマ・マッサージなどの資格を既に持っている人は解剖，生理

などの基礎科目の国家試験をすでに受けているので，国が再び試験をすることが出来ないという理由（これは変な理由であって同じ科目でも程度が違うことを考慮に入れていないのはおかしい話だが）で受験科目が免除されることになった．特例を認める期間は法律施行後5年とした．

　なお，国家試験そのものを免除するという特典を与えられたものがいる．それは外国の学校を出て外国の理学療法士・作業療法士の資格をもつものである．この法律が出来た段階では日本に理学療法士・作業療法士の国家試験を通った人がいないはずであって，学校の教育そのものが外人のPT・OT，又は，外国で資格を取得した日本人のPT・OTによって行われざるを得ない状況であったから，日本で理学療法士・作業療法士を養成するために，まず出来上がっている理学療法士・作業療法士を床の間に据えなくてはならない理屈である．そこでこの条文が出来たのである．しかしそれからすでに十数年たった今日，このような治外法権的条文はすみやかに廃止しなくてはならないだろう．医師や看護婦の場合は，外国で資格をとっている人でも，もう一度日本の国家試験を受け直さねばならないことになっているのだから，理学療法士，作業療法士だけが差別されていいわけはない．

　学校の年限については3年以上となっている．東京病院附属リハビリテーション学院が，わが国はじめての学校として開設された前後の時期は，ほとんどもっぱらアメリカ人の理学療法士・作業療法士の示唆，援助に依存していたものだからアメリカの学位制度の教育について無知であったわけではない．しかし，文部省でなく厚生省が手がけたことにより，いわば自動的に3年制の各種学校が浮び上がったことと，Nielsonの影響が途中で強く入りこんだために大筋は3年制に落ちついた．しかし，4年制大学の余地を残して3年以上と定められた．のちに，東京病院附属リハビリテーション学院では4年制問題を巡って学校騒動が起こったし，高知リハビリテーション学院は各種学校のまま4年制に移行した．理学療法士・作業療法士とかぎらず，いろいろな医療関係職種について各種学校から学校教育法による大学へ，2，3年制から4年制へ移行が，今後避けることの出来ない課題となるであろう．

【引用文献】砂原茂一．理学療法士・作業療法士法成立のころ．理・作・療法11（8）：591-597，1977

2）草創期2―臨床の立場から―

　ここでは作業療法が法制度化される以前にこの道に就き，実践されてこられた先輩方に，精神，身障，小児の分野でのご活躍をご紹介いただきます．

（1）生活療法の時代にあって

浅海捷司

　今日，精神医療の世界では「生活療法」は批判の対象として語られることがあっても死語に近いものになっており，その中にあった療養者の姿と担い手たちの実践の跡は見事に消え去っている．

　日本作業療法士協会の定義（平成30.5.29改訂）は対象や領域に関して包括的であり，手段についてもさまざまな選択がありうることを示唆している．「生活療法」はある時代背景の中での「作業療法」の一つのあり方であり，目をそらすことなくその実践と療養者の姿に思いを馳せてほしいと思う．

　編者より「身分法」施行以前より精神科作業療法に携わっていた者として，この50年を振り返ってほしいとのご依頼があった．「私のたどった細道」として「臨床作業療法」誌（Vol.16，No.2-6，青海社，2019-2020）に寄稿しているので，あわせて参照いただきたい．

①松沢病院での医療改革の中で始まった作業療法

　わが国の精神病院での作業療法は，明治時代中期，呉秀三[1]による東京府巣鴨病院（今日の都立松沢病院）での病者処遇と医療の改革に始まっている．改革の大前提は病者を身体的にも精神的にも社会的にも隔離拘束していたものからの「解放」であり人間としての営みの「再建」であった．そのように病者と向き合うことは精神転導による治療効果をもたらすとして，「移動療法」あるいは「作業治療」と呼んだのである．

　従って，この国の精神病院での作業療法を語る際に欠かせないのは，松沢病院での導入とその後の推移である．加藤普佐次郎[2]はじめ歴代作業療法担当医による節々での改革と論考，最初の作業療法家とされる前田則三看護長，1947年から45年間作業療法に携わった堀切重明（1931-2015）による実践の紹介がある．

　堀切は医師でも看護師でもなかったが，「作業」や自らの仕事の持つ意味を先人の経験や論考と照らし合わせ深めようと努めた人である．

　……午前8時30分から午後3時30分まで昼食を挟み7時間，昼食を班の詰所で食べた．職員も弁当を一緒にひろげる．お互いがお互いを "見る，見られる" 状況があって，その中で信頼関係をどこまで築けるか，どこまで信じあえるかが問われるのであった．……[3]

　堀切が心がけたことは，その人を「どう理解するか」「どうつき合ってゆくか」の2点にある．人間の尊厳を大事にすることが仕事の基本として大事な事であった．「いろいろ配慮しつつ体を張って患者と一緒になって人間らしい生活を目指し，ひたむきに生きてきた45年であった」と回想している．

　第二次世界大戦の頃は精神医療の場も当時の世相や世情の波に巻き込まれる．戦後世情の安定とともに作業療法の再建がなされるようになってくる．

②武蔵療養所の成り立ちと生活療法

ⓘ 1940 年，傷痍軍人療養所として開設

武蔵療養所は傷痍軍人療養所として開設された．軍の規律や軍隊生活の慣習が持ち込まれ，松沢病院とは異なる独特の雰囲気の中にあったようである．

ⓘⓘ 1945 年，終戦とともに国立武蔵療養所として再出発

戦時中より 40 年余，農耕や畜産作業の場で療養者とともにあった小山留吉指導員によれば，軍隊の規律が作業の場にも持ち込まれていたこと，空襲に備え防空壕掘りを療養者とともに行うなど戦時下の特異な世情の中にあった様子や，堀切も語っている向精神薬の登場（1955 年頃）以前と以後の療養者の活動能力や作業に取り組む姿勢の違いにも触れている．身分は庶務課の現業職員で，医療職への配置換えがなされたのは 1960 年代半ばのことである．筆者が就職した 1960 年頃でも傷痍軍人療養所時代から在院する療養者が 100 名を超えていた．

療養者の思いから生まれた活動があった．「武蔵文芸」という療養誌作りや俳句会である．発端は戦時中から引き続いて入所し，農作業に携わっていた療養者 T 氏が作業をしながら思いついたことにあった．"作業療法には精神的な知的な作業もあっていい．患者と職員が執筆することで感情や意思の疎通に役立つ" というものであった．T 氏の一文がある[4]．

T 氏は療養誌の件で相談するため医務課長を官舎に訪ねている．また庶務課に出向いてわけを話すと裏面が白紙の反故紙を持ち出してくれるなど，療養者と職員は言葉を交わし助け合う関係があった．療養者には "戦友" ならぬ "療友" 意識があった．入所者も少なく職員も入所者もお互いに顔見知りで，空襲や食糧難の時代をともに生き抜いてきた連帯感のようなものがあった頃のことである．

この頃には職員も一緒に参加する運動会，演劇祭，農場除草作業などがあった．行事は医療職以外の職員にとっては療養者と接し必要な支援を体験する機会でもあった．豚舎脇には畜産作業指導員一家の住居があり学童の姿があった．職員の宿舎地帯があり筆者もそこに居住した．駅の向こうが町民の生活区域，こちら側は広大な樹林帯や竹藪が目立つ療養所で，ゲールとはまた異なる意味での生活共同体的な色合いがあって，それなりの文化があるコロニーであったとも言えようか．

病棟には卓球台の周りを同じようなペースで歩き回ったり，隅でうずくまっている療養者の姿があった．看護者は袋貼りなど簡易作業や体操，散歩，卓球などに誘った．日中は病室から出て過ごすこと，暮らしに必要なことをする気持ちを失わないようにと，洗濯，繕い物などにも療養者が関わるようにし，そのような関りを "生活指導" と呼び，"はたらきかけ" の言葉が盛んに用いられた．

ⓘⓘⓘ 1952 年頃から，生活療法として療養者へのかかわりの再編へ

1952 年頃，働くことを軸にする "作業病棟" が開設され，働きづめになりがちな患者の暮らし方への問いかけから "レク学校" が，また 1955 年にはレクリエーション病棟も生まれた．この頃は作業＝仕事との理解であった．1956 年，一人のワーカーが "社会復帰学校" を始める．一年間，講義，社会見学，座談などの方法で行われた．プログラムには "退所準備に協力して

くれる家人の人物像を書き出してみる"とか，社会復帰者が悩む"しもやけ，ひび，あかぎれの予防法"などもあった．2年ほどで終わったが退院促進プログラムのさきがけの一つといえようか．

1957年，「生活療法委員会」発足．"はたらき療法（作業療法）""あそび療法（レクリエーション療法）""しつけ療法（生活指導）"の柱で説明される生活療法自体は"くらし療法"とも語られた[5]．

生活療法は「治療社会」の理念をベースにしており，医療従事者のみならず事務や現業部門の職員も，療養者を受け入れ必要な支援を行うことが大切であるとされた．作業活動やレクリエーションの企画と実施も看護業務の中に据えられ，その評価やあり方の検討は作業担当医と看護部門に託されていた．

療養者の私物の内容もこの頃から増えていき売店で買い物ができる仕組みも生まれ理髪所や図書室も出来た．前述の療養者の中から生まれた活動もあってさまざまなクラブ活動が生まれるようになり，1965年前後には20あまりのクラブ活動が立ち上がっている．生活療法の中では"治療的患者クラブ"と呼ばれた．

③生活療法との出会い―私の職業的遍歴の中で

筆者は1960年に武蔵療養所に就職した．戦後の疲弊と混乱を脱し，精神衛生法が制定されて精神医療が薬物療法へ大きく舵をきり，武蔵療養所では「生活療法」をベースに療養生活を構築する取り組みが行われ始めた頃である．精神病院は私にとっては未知の世界であった．障害児教育の基礎を学んではいたが，医療従事者としての教育はうけてはいなかったし，精神医療と病者処遇史，作業療法の歴史や実践の様子，地域社会の状況などを知らぬままの出発であった．職名は"テラピスト"で医局配属とされた．自分は一体何者なのか，何をする人間なのか，療養者や職員に具体的に語ることができないもどかしさがあった．

上司の小林清男作業医長は白衣を着ない気さくな方で療養誌の編集や俳句会，読書会などにもその姿があった．心理員がアコーディオンを胸に病棟を巡回し歌の時間を持っていたので同行させてもらった．「麦と兵隊」など初めて耳にする戦時中の歌もあった．松沢病院と同じく農場や作業場で療養者と朝から夕方まで一緒に働く作業指導員が8名ほどおり，その人たちのもとで作業療法の実習をした．

①生活療法の中で感じたこと

筆者は作業場の隅に埃を被っていた活版印刷機があったので，活版印刷技術を下総療養所に学び印刷作業班を立上げ，作業指導員と同じ様に朝から夕方まで療養者とともに過ごすようになった．同時に生活療法の中にあったさまざまな場面から学ぶことが多かった．

作曲法を学んでいた外部講師が，一人一人に即して編曲した楽譜で器楽合奏の時間を持っていて，豊かな音楽が響きあう瞬間があった．深く豊かなそういう場に身をおいた療養者はそこから生きるバネや明日への希望を形成していったのではないか．「これが音楽療法なのか」と，筆者もメンバーの一人となって体験させていただいた．短歌会や書道クラブは市井の歌人や書

家が講師であった．学校の授業のような雰囲気で，先生と生徒といった関係が感じられ，感謝の気持ちの表出や帰りに交わす挨拶がとても自然であった．

一人の作業療法士の関りから一貫した態度をもって接する意味を知った．情動不安定，自分勝手でトラブルの絶えない人へ，畑の除草作業一本にしぼりそのことに専ら気持ちを向かわせるように関わっていた．作業中も周りの影響を受けやすく情動の揺れるなか今なすべきことは何かを根気よく伝え導いていった．1年ほどすぎ自宅から農場に通うようになった．作業療法の一つのあり方を見た思いであった．陶芸や絵画を手掛かりに療養者との時間を持っていたセラピストの一人[6]は，何も描かれていない画用紙を提示するより，ちょっとした色や線が描かれていると，感情や言葉の表出を導きやすいなど，柔軟で細かな注意をもってアプローチをしていた．作業との関りの中だけでなく集団の中での一人一人をとらえ返し，思考や言動の気づきを待つゆったりした関りが印象的で，その場にいる安心感をもたらしていた．

ⅱ井の中から跳び出して

1962年暮，所内の掲示板に「新しい医療のパイオニアの養成」との清瀬リハビリテーション学院開校のポスターをみた．関連業務に従事している者の受け入れの枠があるか学院に問合せたがそれはないということで，身分法もこれまでの担い手に関する経過規定がないことを知り愕然とした．担い手の教育や身分法制定の流れから精神医療の場での担い手たちは無視され置き去りにされていたのである[7]．ほかの病院の仲間と仕事の様子も知らない自分があった．

「生活療法専任者の集い」は就職して4年ほどした頃，病院精神医学懇話会[8]会場で参加者に呼びかけた集まりである．その場に集まった人たちが発起人になり，1965年1月，ピネルの精神病者解放図が掲げられた松沢病院の会議室で「精神科オキュペイショナルセラピー協会」発会式を行った．この会は後に「精神科作業療法協会（POTA）」と改称した．同じころ，日本作業療法士協会が設立された．

ⅲ作業療法士資格取得への道で

1966年2月，第1回国家試験が開催された．受験資格にこれまでの担い手たちのための特例措置がやっと入ったが，今度は，受験資格取得講習が精神領域にあった者へは開かれておらず，現任者たちは受験の機会を失った．

日本精神衛生会（秋元波留夫理事長[10]）が私達の立場を理解され，受験資格取得講習会開催の運びとなった．さっそく仲間たちに知らせ，東京大学で開かれた夜間の講習会に通った．堀切も受験資格認定要件の制約から受験できないのだが，学びたいと参加した．上田敏先生をはじめ，その道の専門の医師による講習会は，精神領域の中にだけいた者は解剖学や運動学に苦労したが，未知の領域に触れる感動があった．廃用性萎縮，ADL，代償，良肢位，第3の医療リハビリテーションなどの語は耳新しかったが，その意味を日頃の仕事と結びつけて理解するのは容易だった．第2回国家試験になんとか間に合ったが結果は大変厳しく，希望が叶えられない仲間たちが多数生じた．それぞれの病院に実践の積み上げがあり，作業療法に携わる人たちへの教育も院内教育レベルではあったが，取り組まれつつあった頃である．

"担い手の養成はこれまでの実践の延長線上に発展的に捉えられるべきではないのか"，"こ

つのデンマークの首府であったこともあるでしょうが，どんな種類の病院へ行っても，PT・OT の働く姿，しかもいろんな方面で——整形外科は云う及ばず，Polio center から老人病院，脳神経外科，小児病院にいたるまで——見ることが出来ました．PT に関するそれまでの私の知識は薄く，わずかに十五年前インターンの頃よく整形外科手術後にマッサージをしていたことと，私の病院で，長沢先生が欧州留学後，古賀先生，千葉先生と始められた PT の中の，Lung physical therapy をまさに横から眺めていただけにすぎません．OT に関しても，慢性病でもある結核の作業療法——主として体力回復，前職業訓練として当院で，古くから植村先生等がおやりになっていたのを見ていたことと，最近転換療法の名の下に，村山白十字病院で，ベッドに寝ている患者にもその場で出来る作業をさせながら，社会との連係を保つ療法が始められたことを知っていた程度でした．然し，PT・OT の働きの広いこと，又有益なことを，まのあたりに見た私は，まだ日本にはこの様なはっきりした職種が確立されておらない事は知っていたので，当然その教育に興味を持ちました．幸いそこには国際学生クラブというのがあって，世界各国から留学している学生の親睦のために，二ケ月に一度づつ会を持っていました．そのクラブの世話役に名をつらねている人の中に何人かの PT がいましたので，その中の Miss Gille に手紙を出し，先ず彼女の勤めている軍病院——彼女は軍人ではありません——に行き，つぶさに見学をし，次いで，教育の問題について語り合った所，彼女の出身の Teilman PT School を紹介されました．と同時に，デンマーク PT 協会の会長，Miss AGERNAP を紹介されました．彼女こそ世界 PT 連盟の会長であったのです．開学式のメッセージを私がお願いした時，心よく引受けて下さいました．彼女の特別のはからいで，多くの資料が，London にある世界 PT 連盟の Miss NEILSON——彼女が昨年暮に来日，本学で皆さんにメッセージを送られ，又本学のために WHO に対し，多くの助言をして下さいました．——を通じ，私の所に届けられました．帰国途路 London に立寄りましたがクリスマス休暇中で彼女には逢えませんでした．OT の教育問題に関しては，当時私自身に余り身近に感じなかったので，唯彼女達の働きに目を見張っただけでした．当時コペンハーゲンの OT 学校でも訪ねていたら，昨年末に本学を訪ねられたそこの元校長 Mrs. STÜPE を親しく，もっと案内してあげられたと残念に思います．然し，三年前欧州で知った人々と，こう早く日本で逢えるとは思いませんでした．これも本学設立のおかげだと思います．

　こうして私は，昭和三十七年一月帰国しました．帰国後は，又々日本の医者に立ち帰り自分の専門分野での仕事に追われていました．然し，せっかく持参した PT 教育の資料をそのままにすることは無駄だと思い，その年の夏休みに整理し，又日本の PT の姿も見なくては，と一日整肢療護園の小池先生を訪ねてゆっくり内をみせていただきました．そして，日本医事新報の二〇〇三号（昭和三十七年九月十五日号）に，"Physiotherapist 養成のすすめ"——外国の PT 教育体系について——と題した一文を出しました．この文の終りに，「いづれ近い将来には我国においても PT 養成の学校が設立されると思いますが，こ

の小論がいささかでもお役に立てば幸である」と結んであるように，当時私は，本学の設立に関してはうすうす厚生省で，その様な考えのある事は知っていても，ここに出来るとは夢にも思いませんでした．さて，この小論が幸いあちこちで目にとまりました．その内の一群の人達は，現在各病院でマッサージ師として働いておられる人達で，彼等は今のマッサージ師に満足せず，更に自ら勉学しPTの様な高度の技術と知識を身に付けようとしている方々でした．ある日，彼等が米国のPTを招いて話し合いを持つから来て欲しいといわれ，某病院へ出かけました．ここで米国の数人のPTに逢いましたが，その中の一人が，後日本学で教えられたMrs. DABILLでした．この少し前厚生省においては，PT・OT教育に対し，昭和三十八年度の予算を立てていました．これは後で聞いた話で，正確さを欠きますが，初めは精神病院で主として，精神病患者の作業療法の指導者としてのOT，整形外科病院で，主として身体不自由者の治療のためのPT，胸部病院でのLung physical therapyのためのPTの養成，と可成り細分されていたようですが，これが最終的に一本化され，総ての疾患に対し，応用出来るPT・OTの養成ということになり，その場所を当院に決めて最終予算を立て，これが昭和三十七年十二月に，三十八年度予算に組み込まれ，三十八年初頭の国会提出に決まりました．

さてそれからが大変でした．国家予算案は大体三月迄には国会を通過する事は間違いなく，そうすれば，四月には開校せねばなりません．学校が本院に決まったことと，私が小論を出したことは何の因果関係もありませんが，ひょうたんから出た駒で，本病院長，及び幹部の方々，及び厚生省の担当技官の方々との会合には常に引っ張り出されました．カリキュラムの決定，校舎の問題，講師の問題，入学試験の問題，寄宿舎の問題，静かな清瀬の病院も，会議会議で日が暮れました．この間，公けには，厚生省として，日本のこの道の大家を招待しての御意見を聞く会があり，私自身としては，この問題を先ず，世界PT連盟の事務局長Miss NEILSENに手紙の往復で話し合いました．何通の手紙のやり取りがあったかつまびらかでありませんが，彼女の実に細かい，adviceは大いに参考になりました．勿論院長は，海外との連絡，及びその広い顔を使って東大と講師についての連絡と，大変な努力をされました．一寸今はっきり期日を思い出せませんが，この頃かと思いますが，全国のマッサージ師の研修会で，Lung physical therapyを取り上げることになり，私も肺の解剖，生理，肺疾患へのPTの応用につき講師として出席しましたが，はからずもその時又Mrs. DABILLにも逢い，又初めてMrs. CONINEを紹介されました．これが私とMrs. CONINEとの出会いです．一月に入って，本院で一日（当時WHOから派遣されていたOTのMrs. OHARI，立川米軍病院のLt. WEDBEE，座間のMaj. PAWELの米国PT・OTを含めた）カリキュラムに関する会議を持ちました．日本の物療内科，整形外科の先生方をも加えて長時間にわたり話し合いました．この時Mrs. CONINEも来院される筈でしたが，病気で欠席されました．一週に二〜三回もの頻度での会議の結果，どうやら学院の基礎は出来上り，講師陣も各々その道の中堅処を集め，後は現実的な校舎，寄宿舎

の問題だけとなり三月に入って，最終的な打合わせ会を厚生省，本学及び関係方面と Mrs. DABILL，Mrs. CONINE を招いて行いこれが開学に関する結局，最終的な打合わせ会となりました．この間に皆様の入学に関する試験その他が行われたのはよく御存知の通りです．ある会合で，PT・OT の学校を四月から開くと云った時に，米国の PT は，一体一九六〇何年の四月から開くのか，何年先からなのか，と聞かれ全く日本の電撃開校に向うも驚いた様です．院長が，開院式で述べた様に，将に，日本にとっては蘭学事始であることには違いありません．今迄の，一部で PT・OT の様な事を教えている養成所と同じであれば何もこんな努力を学院側も，又学生諸君もする必要はないでしょう．然し，「新しい皮袋には，新しい赤酒」の言葉通り，新しい医学的職種には，新しい諸兄姉を必要とする訳です．まだまだ開学当初で，種々な問題が重なっていますが，学院側も，学生諸兄と共に，新しいものを創り上げることに努力する事は，人間の生きる道としても，有意義なことではないでしょうか．最後に学院に関しては，OT・PT 共に講師陣を充実し，又建物としては，本年秋までには鉄筋コンクリートの学校を清瀬病棟の方に建て，それでも足りない部分は更にそれに続く病室を改造して，充分なスペースで学んで行かれる様にしたいと思っています．

【引用文献】芳賀敏彦．学校設立について．清瀬の足跡．あおき印刷，pp46-54，1990

②教職員の声1

四十五年の歴史をふりかえって

元東京大学リハビリテーション部教授　元臨床神経学担当講師　上田　敏

2008年3月に東京病院附属リハビリテーション学院が閉校するとのことを聞き，発足の時から関係していた者の一人として今昔の感に堪えない．学院をめぐる思い出をつづり，一つの時代が終わったことの記念としたい．

学院が創立された1963年（昭和38年）は，日本のリハビリテーション医学にとって大きな意義をもつ，記念すべき年であった．日本全体としても，東京オリンピックを次の年に控え，競技場や新幹線や首都高速道路などの建設が急ピッチで進み，活気のある，高度成長が始まったばかりの時代であった．

記念すべきことの第1は，いうまでもなく日本最初の理学療法士・作業療法士養成学校である清瀬のリハビリテーション学院の開校（5月）である．第2は，日本リハビリテーション医学会の創立（9月）である．第3は，やや私事にわたるが，日本最初の大学病院のリハビリテーション診療部門である東大病院リハビリテーション部（の前身である理学療法室）が発足した（7月）ことである．これはまだ当時，リハビリテーションというものが（小児を除き）温泉地の病院で行われるのが普通であった時代に，小規模ではあるが「都市型リハビリテーション」の一つのモデルを示したものでもあった．私はこの3つの

すべてに関係していた．当時私は，東大沖中内科で内科・神経内科を研修後，リハビリテーションというものに止みがたい興味をいだき，浴風会病院で手探り・手作りの高齢者のリハビリテーションを始めて3年が経っており，次の年にはニューヨーク大学への留学が決まってもいた．学院との縁ができたのも学会設立準備との関係であった．砂原先生に学会準備委員をお願いするためにご自宅をお訪ねして，引き受けてくださったのはいいが，逆に学院への協力を約束させられてしまったのである．

（中略）

　コニーネ先生をはじめ多数の外人教師ともよく議論をし，東大リハビリテーション部には長年にわたり学生実習を受け入れるなど，学院との縁は長く続き，思い出も多い．

　思えば学院は多くの優れた人材を送り出し，パイオニアとしての役割を十分に果たしたと言ってよい．理学療法士・作業療法士教育の多くが民間，それも大学・大学院レベルで行われる時代となって，45年間の歴史を閉じざるをえなくなったのは残念だが，今のような盛況の基盤を作った歴史的功績は長く記憶されてもよいものである．

【引用文献】上田　敏．四十五年の歴史をふりかえって．清始．閉校記念誌「清始」編集委員会，p11，2008

③教職員の声2

清瀬リハビリテーション学院の思いで

元整形外科学担当講師　石田　肇

　ニューヨーク大学のラスク教授のところから帰国して間もなく，砂原院長先生のお招きで，日本で初めての理学療法士・作業療法士の学校を清瀬につくるのでとのことで，私は清瀬の学院とご縁ができたわけですが，開校直後の当時からしますと今日の皆さんのご活躍やご発展は想像もできません．

　この度，平成20年3月をもってその役割を果たし，学院が発展的解消を迎えるにあたって感慨一入のものがあります．当時は丁度，幕末の松下村塾のような感じで，全国からのそれぞれの希望を持ったつわものが集まって切磋琢磨しあっていたと思います．教える側の教師も何を教えてよいかの確信もなく，手探りでそれぞれの分野での高度の医学水準の講義をされていたと思います．私は整形外科に関連したことをお話しましたが，コニーネ先生から「ドクター石田は私の知らないことを教えている」と言われたことがあります．

　私が学院にお邪魔した頃は，塾のような雰囲気で事務の叔母さんが必ず美味しいお茶と和菓子を出してくださったことや，寝床から今駆けつけたばかりのような学生がいたことを思い出します．また，私が免許とりたての車で通勤途中，自衛隊の偉い先生に追突されて鞭打ちになって，日本医大付属病院に入院して皆さんに大変にご迷惑をかけたことも遠い昔のことのように思い出されます．また，学生さんに慢性化膿性骨髄炎の人がいてコ

ニーネ先生からの相談で進学を諦めてもらったことがあり，気の毒なことをしたと思っています．

　色々なことがありましたが皆さんが予期した通りに日本のリハビリテーションの中心になって，その礎として今日をもたらしたことは疑う余地もありません．学会その他で立派になられた皆さんにお目にかかれることは教師冥利につきます．また偶然ニューヨークに同じ頃に留学して，向こうで作業療法士の資格をとられ，またわが国の作業療法士の第一号と成られた鈴木明子先生とは今でもお手紙やファックスを戴いたり，お会いすることがありますが，そのご活躍ぶりと先生の師弟関係の麗しさとに今でも尊敬の念を抱きます．先生のご足跡は日本のリハビリテーションの足跡とも言えましょう．今後も諸先生方のご活躍を祈念いたします．

【引用文献】石田　肇．清瀬リハビリテーション学院の思いで．清始．閉校記念誌「清始」編集委員会，p13，2008

（2）労働福祉事業団九州リハビリテーション大学校創設の場合
①思い出

初代学校長　安藤正孝

　恩師天児民和教授の周到なご計画で，各方面からのご援助を得て開校した労働福祉事業団九州リハビリテーション大学校の初代学校長を拝命した小生にとって，満91歳を迎えた今日まで歩いて来た間の数々の思い出を振り返ることは，私事ながら無意味ではないと思い記録に残すことをお許し願いたい．

　既に今までの記念誌指月（しづき）に述べたことは重複を避けるつもりであるが，教官の先生方の教育に対する熱意，厳しい態度には頭の下がる思いであった．おかげで卒業後の国家試験には極めて優秀な成績でPT，OTの資格を取得させることができた．特に第1期生は教育のためのプリント（英文）と英語の辞書との首っ引きの努力は忘れることができない．教官と学生達が一体となり頑張ってきた．こうした結果が国家試験の合格率も毎年100％という状態を保てたのである．

　こうした環境の中で昭和62年4月，春の叙勲で勲三等瑞宝章をいただいたことは私にとって極めて有難いことであった．5月には家内と共に宮中に参内し，天皇陛下（昭和）にお言葉を賜る光栄に浴したのである．これは私個人がいただいたものではなく，お世話になった皆さまと共に拝受したものと思っている．

　天皇陛下が御崩御遊ばれるという悲しいことが起こり，二重橋前の広場で悲しみに暮れる国民の姿がいち早く報じられたが，陛下のご病気については予てから伝えられていたものの，なすべきことを知らず謹んで御哀悼の意を表し奉ったのである．

　昭和41年4月に開校した本校が平成16年3月末をもって労働福祉事業団の手から離れ

ることが決ったことは諸般の事情があったのだろうが，やり切れない気持を捨てることは
できない．しかしながら皆さまのお働きで，概ね現状のまま北九州の名門学校法人東筑紫
学園が経営を引き継いで下さることになったことはせめてもの喜びである．これ以上述べ
る言葉もない．何卒皆さんよろしくお願いします．

　　　最後に唯一つ，声を大にして叫びたい．
　　　「九州リハビリテーション大学校は永久に不滅である」と．

【引用文献】安藤正孝. 思い出. 指月　九州リハビリテーション大学校 10 年の歩み. pp1-2,
1976

②私と OT

　　　　　　　　　　　　　　　　　　　　　北九州市立総合療育センター　医師　高松鶴吉
　（略）
　　今なぜ OT が「OT とは何か」を考えようとしているのか，おそらく自己喪失の不安も
その一因であろう．
　（中略）
　　私たちは専門家である前に治療者なのである．まず患者がいてニードが存在するのであ
る．今の私がいかに現代整形外科から離れた仕事をしていようとも私のバックボーンは整
形外科である．また現代整形外科学がいかにクラシック整形外科から離れて存在していよ
うとも，彼らが整形外科のバックボーンを失ってよかろう筈がない．要するに今，どのよ
うな仕事をしていようとも私たちは整形外科医という根元的なところでの共通点をもっ
ているのである．
　　個々の OT 諸君が，それぞれの職場においてニードに従い，自らの仕事がいかに変容拡
大していこうとも，諸君らのバックボーンに OT であるとの存在感があればそれでいいの
ではないか，OT のために患者が存在するのではないのだから，その方が自然である．専
門性のもつバックボーン，それは結局のところ，その専門性がもつ哲学と方法論，それを
支える知識と技術，そして患者に対する職業的パーソナリティでしかない．
　　今，あらためて OT とは何かを問うのであれば，諸君らはまずその本質的なところを自
らに問うべきである．PT の代りをさせられているとかそんなことをしている人は OT と
はいえないなどと，患者から求められる今日的ニードのあれこれを，OT 専門性という皮
相な物指しで，取捨選択するようなことはなすべきでない．実際のところいかなる専門職
種であっても時代と共にその役割は変る．上述したように整形外科は四肢外傷の治療の面
で一般外科の優位に立ち，その分野をわがものとした．それは整形外科の方法論が，この
分野の治療についてよりフィットしたためである．

役割は時代と共に変る．OT の充実発展のためには，目の前のニードに対しては受容的に，しかも果敢に挑戦し，OT の学問的領域も，社会的役割も更に発展させていくべきであろう．どうか OT とは何かの問いかけは，もっと体質論的な問いかけであって欲しい．そのためには先ず歴史を調べ，自らのルーツを探り，ご先祖様の時代から今日にいたるまで流れつづけている OT の本質，OT の哲学，方法論，それに OT を育ててきた人々の専門的パーソナリティ，患者に対するアティチュードというようなものを改めて見出して欲しいものだと思う．

わが国の OT を最初に育てた，私と同世代の OT たちは素晴らしかった．何よりも優しく，かつ勇敢であった．進取の精神にとみ，サラリーマン的プロフェッショナルではなく，知識欲に燃えていた．リハビリテーション医療がやっと根づきかけた今，すでにして進取の精神を失うのであれば，もはや日本の OT には明日はない．若い（暦年齢の意味）OT 諸君は，あの黎明期の OT の精神を今一度味わいなおすべきである．

【引用文献】高松鶴吉：私と OT．作業療法 3（1）：3-6，1984

③北九州市でリハビリテーション教育が始まった背景

九州栄養福祉大学教学部長　作業療法学科　教授　大丸　幸

1965 年当時，医学の進歩と相まって労働災害，交通災害などによる身体障害者，精神障害者が急増し，また，生活習慣病患者の増加や高齢化社会の到来に伴い，障害者の社会復帰を目的としたリハビリテーションの重要性が高まっていました．この重要な医学的リハビリテーションの実際上の施療担当者である専門家を養成する目的で「理学療法士及び作業療法士法（昭和 40 年法律第 137 号）に基づき 1966 年 3 月，「理学療法士及び作業療法士学校養成施設指定規則（厚生省令第 3 号）が施行されました．九州リハビリテーション大学校は，当規則に基づき，労働福祉事業団が全国の労災病院のリハ部門に従事する療法士を養成するために国から委託され，日本で 2 番目の併科の養成校として，国際水準に即した高い教育内容をもって 1966 年 4 月に開校しました[1]．

同一敷地内にある西日本一の広大な規模といわれた九州労災病院リハビリテーションセンターには，理学療法士と作業療法士のダブルライセンスを取得された和才嘉昭先生（後に理学療法学科長），作業療法士として米倉豊子先生（リハビリセンター　元技師長），山口鞆音先生（後に作業療法学科教授）など，多くの先人たちが先駆的なリハビリテーション実践に既に取り組まれており，身体障害分野の臨床実習指導者としての体制も万全でした．

第一期生として入学した作業療法学科 13 名と理学療法学科 21 名は，60 年安保闘争の時代の波を受けた学生が全国から集まり，学生の多くが「リハビリテーション」という未知の世界への好奇心と国費教育だから進学できた貧乏学生でした．

第一期生として入学した筆者らが出会った九州リハビリテーション大学校（以下リハ大）は，1949 年に全国初の労災病院として開設した九州労災病院の敷地に開校し，北九州市の足立山麓

に位置する雄大な自然が未知なる学生たちを暖かく迎えてくれました．当時の北九州は産業発展に伴う労働災害（切断や脊髄損傷など）が多発しており，国は労働災害に対する治療施設が必要となりました．単に疾病や外傷を治すだけでなく，可能な限りもとの生活・職場に戻す医療を実施する施設として，九州労災病院が目指したリハビリテーションの基本は，治療的リハから職業的リハを含めた総合的・施設完結型リハ，それを実践すべき施設の整備，理学療法士，作業療法士のほか，医師，看護師などを含めたリハ専門職の人材教育を理念としていました[1]．

　「九州リハ大」が開学する5年前（1961年）には，作業療法教育の基準となる教科書（1947年刊行）の著者であるWillard女史（OTR），Spackman女史（OTR）のお二人を九州労災病院リハセンターに招いた時の写真が残されています．また，「九州リハ大」が開学する1年前（1965年）には，神経生理学的アプローチ（PNF）を伝授するキングススレエイロ（RPT）先生による九州労災病院リハビリテーションカンフアレンス室での実技講義風景の写真も残されており，すでに「九州リハ大」開学準備が進められていたことが窺えます．

④北九州は近代リハビリテーションの発祥地

九州栄養福祉大学　リハビリテーション学部　教授　橋元　隆

　1945年8月8日（水）に北九州の八幡を襲った大空襲（八幡大空襲）で，現在の八幡東区中央町から大蔵あたりの被災は激しく，一面焼け野原になったそうです．この地域には八幡製鉄病院もあり大きな被害を受けました．入院患者さんにも影響を生じ避難を余儀なくされました．これを受け八幡製鉄病院は同年11月に折尾診療所と曽根診療所を新設，実はこの曽根診療所がのちにわが国のリハビリテーション医療の礎を築いた九州労災病院に引き継がれていくことになります．

　戦後，北九州は洞海湾を中心とした四大工業地帯の一つ（北九州工業地帯）として，わが国の復興を支えていました．その一方，産業の発展に伴った炭鉱事故や港湾事故などによる重度の労働災害が多発，国はこれに対応する治療・社会復帰にあたる専門病院の設置が急務となり，白羽の矢が当たったのが八幡製鉄病院曽根診療所です．九州労災病院は1949年4月に，東京労災病院とともに日本最初の労災病院として開設されました．当時，九州労災病院には小倉傷痍者訓練所が併設され，乳牛・養鶏などの酪農（この場所はもともと個人が所有していた牧場であった）や農業，ラジオ組立，洋服洋裁，木工，編み物などの教室のほか，義手・義足製作，今でいう就労支援的な指導も行われていました．

　初代院長に就かれたのが八幡製鉄病院院長であった内藤三郎先生です．1960年にカナダのトロントにあった労災病院に学び，急性期治療から回復訓練，職業更生指導，義肢支給訓練と総合的更生的医療施設の設置，治療的リハから職業的リハを含めた総合的，施設完結型リハビリテーション施設の整備，専門職の人材教育の必要性を訴えられました．それを実践されたのが服部一郎先生（全労災病院で第1号の辞令が発令された神経内科医で，のちに福岡市に長尾病院を開業，上田敏先生をして日本のラスクといわしめました），そして国への働きかけ，学問的な大きな柱となったのが当時九州大学整形外科教授の天児民和先生（第2代九州労災病院院長）

です.

　1966 年，九州労災病院の敷地内に理学療法士・作業療法士養成施設の九州リハビリテーション大学校が開校し，現在では九州栄養福祉大学リハビリテーション学部として引き継がれています.

　九州労災病院は 2011 年小倉南区曽根北町（3 km 程離れた旧北九州空港跡地）に新築移転しましたが，葛原の跡地は学校法人東筑紫学園がすべて購入し，リハビリテーション学部キャンパス（小倉南区キャンパス約 106,000 m^2：約 32,000 坪）として使用，またリハビリテーションセンター棟などをそのまま活用し，日本リハビリテーション発祥地記念館，九州リハビリテーション記念館が「歴史を肌で感じながら学べる場」として設けられています.

　また，福岡県内には，産業災害に対する医学教育（整形外科・神経内科）が古くから九州大学，久留米大学，福岡大学，さらに産業医科大学（1978 年開学）などにおいて実践されたことを見逃せません.

　さらに遡ると，実はこの地は，奈良時代の和気清麻呂にゆかりがあり，文献や言い伝えによりますと，清麻呂公は 769 年，勢力を誇っていた僧の道鏡の皇位継承を阻止したことから足の筋を切られ，大隅国（鹿児島県）に流されてしまいます．途中，宇佐八幡宮で「企救（小倉）の山（霧が岳）の麓にある霊泉（冷泉）に浸かれば，必ず癒える」と神託が．それが安部山温泉（現小倉南区）で，その通り霊泉に浸かると傷が治り，数日で足が立ち，その山の昇り降りができるようになった，それからこの山を「足立山」と呼ぶようになったとか…….

　翌 770 年に清麻呂公は元の官位に戻り，平安京遷都に貢献しています．清麻呂公にとっては復活，まさにリハビリテーションしたのです.

　中世（15 世紀前半）の欧州でもリハビリテーションという言葉は宗教上の破門取り消し（ジャンヌ・ダルク），名誉回復という意味で用いられていました．こうした由緒ある地に，全国初の労災病院が 1949 年に開設され，わが国のリハビリテーション医療の先駆的働きをし，昭和 30 年代には「リハビリテーションの太陽は西から昇る（原　武郎先生　リハ専門医師　言）」といわれました．さらにはこの時代に肺機能障害を呈した労災患者さんに対して，津田　稔先生（内科部長）による呼吸リハビリテーションが実践されていたことが映像として残されています.

　1965 年には足立学園（現北九州市総合療育センター　高松鶴吉先生　初代園長・元所長）が，1982 年には日本最初の老人保健施設伸寿苑（矢内伸夫先生　初代施設長，浜村明徳　現施設長）が開設されました．こうした子どもから高齢者に至る総合的なリハビリテーションへの取り組みが北九州では古くから行われていたのです.

作業療法教育の開始〜卒業生の声々〜

　3は，前述の東と西の創設時代2校の当時の教育を受けた卒業生諸氏の声を掲載いたしました．日本語の教科書のない時代でした．

1）清瀬リハ学院

（1）第一期生の学生生活

アロマコーディネーター／アロマ・アドバイザー　佐藤　馨

①屑籠に捨てられた願書

　今から55年前，朝日新聞の広告欄で，日本で最初に開設された「理学療法士・作業療法士」の養成施設の学校案内が掲載されました．当時の日本では，結核が蔓延していて，友人の婚約者が療養中でした．彼女は，婚約者が療養中に資格を取得できればと思い，案内書を取り寄せたのです．しかし，3年の歳月が必要とのことであきらめて，「屑籠」に捨てたのです．

　その「捨てられた願書」と私が出会い，1966年に一人の作業療法士が誕生しました．その後，2018年の3月まで，沢山の方々から深い「愛」をもらい，「心の痛み」「肉体の痛み」を克服しつつ，臨床の場で楽しく携わることができました．

②「染五郎」との出会い

　学院が開校して間もなく，現在の「松本白鸚」が早稲田大学の学生のときに「社会探訪」としてわが校を訪れた．当時の私は，大の「染五郎」フアンであり，「隣席」にて終始行動をともにした．早速「婦人公論5月号」にツーショットの写真が掲載された．

　校舎は「バラック建て」「図書室」も不充分と，日本で初めてのリハビリテーションの学校に，政府はもっと予算を投じるべきだと献身的な意見をいただいた．

　「染五郎」が「松本幸四郎」になり，「白鸚」になった．私は運よく「襲名披露」の日に歌舞伎座へ足を運ぶことができた．私は，相変わらず「染五郎」が大好きで，歌舞伎座へは数回足を運んでいた．今後の「白鸚」の活躍を常に応援している大フアンの一人です．

③卒業式に「卒業証書に印がない」

　カリキュラムの中で「職業前学科」がまだ未修学とのことで，何故か卒業証書に「印」がないことが式当日にわかりました．卒業式の翌日から授業開始．私に与えられた課題は「寿司屋」の業務分析でした．清瀬駅前にあった「寿司屋」に行き，仕事中大変だったと思いますが，店長に理由を伝えて「寿司屋」の仕事内容について説明を求めました．

（3）清瀬の学生寮での勉学生活

福田恵美子

①期待に胸膨らませ入学

　東京病院付属清瀬病院の奥まった松林の中に，使われなくなっていた病棟をリフォームした学生寮がありました．大変古い2階建ての木造の建物で，1階は男子寮で一部分は女子寮になっていて，2階は女子寮になっていました．部屋は3畳の個室もありましたが，殆どは6畳に2人で生活していました．4月に入寮した松林の中にある建物は，小春日和の陽の光を受け，乙女心にも小説に出てくる書生のような気分を感じさせてくれました．

　授業や実習を行う教室までは，古くてきしむ音のする長い廊下を歩いて行くことができ，風雨の時には，傘をささずに通学ができ助かっていました．しかし古く長い廊下は部分的に朽ちていて，怪我をする事がありました．実習で遅くなったときなど，真っ暗な廊下なので，寮まで一目散に走るため，"ズブッ"と音がして廊下の板が抜け，足が抜けなくなるようなこともありました．

　学生数は理学療法士と作業療法士，3学年合わせて100名弱位で，こぢんまりとしていました．先生方は外国人ばかりで背が高く，凛とした姿勢で歩き，英語が飛び交っていました．思い出すと，砂原茂一学院長や芳賀俊彦学院長補佐から，「授業はWHOから派遣された外国人の先生方が行います．わが国においては，新たな領域の学問を学び専門職を輩出する学院となる．あなた方は日本のパイオニアとなっていきますので，先生方から沢山吸収して学びを深めてください」と伝えられていました．

②英語漬けの毎日

　授業が始まってみると，外国人が講義をすることは間違いなく，配布されるプリントは英語で枚数も多くありました．現在のような教科書はなく，小さな図書室の蔵書はわずかで，しかも背表紙を見ると英語の本が多い．日本語の本は難しそうな医学書がほとんどで，冊数は限られていました．特に英語の本は，同じ本が2冊となかったように思います．高校の図書室よりも蔵書が少なく，ジャンルの限られた書籍ばかりで，専門をしっかりと学ぶ遊びのない学院であると感じました．

　親元を離れて都会で学生生活を送りたいと夢膨らませていた高校時代でしたが，これからの夢は，今まで抱いていた「夢のまた夢」とは違った方向にあるのかもしれないと認識を新たにしたのですが，夢の方向がわかりませんでした．教科書のない勉学生活は不安でしたが，授業の始めに必ず英語のプリントを渡され，これが教科書でした．プリントを渡されて先生が英語で講義をしてくださるのですが，通訳はなくちんぷんかんぷんでした．必死で外国人の先生の口元や表情，ジェスチャーを見て理解しようとしました．「これが本場の英語なのか！ 綺麗な発音！ "v"は下唇を噛んで，"th"は歯で舌を挟んでいる．やたらと手を動かして話し，表情を変える」などと観察し，肝心な講義の内容はどこへやら，講義以外の世界で感心したり興味を持ったりしていました．となると，次回の講義がまたちんぷんかんぷん．違う世界に浸っていては授業についていけないことに気が付きました．気分を一新して，講義を理解しなければ

ならない，そのためには，辞書を引いて復習していかなければならないと肝に銘じました．授業料は国で負担し，寮費もほとんどなく，生活費のみ親からの仕送りで東京での生活．いつの間にか，パイオニアとして日本のリハビリテーションに貢献していかなければならない気持ちが湧き，3年間の学びの根底を流れていました．

　中学時代から大切に使っていた英和辞書，和英辞書，国語辞書，漢字辞書に加えて，医学事典，医学英和辞典を購入しました．医学書がこんなにも高価なのかと驚きました．授業が詰まっていてアルバイトをする時間はなく，自分で働いて辞典代を工面することはままなりませんでした．絶対に必要な辞典であったので，寮で仲間と割引で購入できないかと検討しました．「購入冊数が多ければ割引になるかもしれない」という情報を得て，仲間と一緒に購入しました．必死になって購入した辞典であったので，現在では内容が古くなっていたにもかかわらず，つい最近まで机上に置いて大切にしていました．青色と赤色の革表紙であったため，背表紙は変色しボロボロになってしまっていました．

　配布されるプリントは半端な枚数でなく，一人で辞書を引いて次回の授業に臨むには時間を要し至難の業でしたので，同級生たちで分担して辞書を引き，教え合い学び合いました．先輩たちが寮生活をともにしていたため，内容が理解できない時には助けてもらえていました．何度も何度も辞書引きをしていたため，辞書の紙がすり減り，手垢で色がついていました．

③作業療法士の根幹，創意工夫する心を育む

　松林の中の寮にエアコンなどはなく，窓を開けて団扇を使って暑さをしのいでいました．ある時，窓を開けて必死になって復習をしていたところ，辞書の上に小さな動くものがいた．松毛虫でした．松毛虫が飛んでくるということは聞いていたが，机上にも，布団を干していたシーツの上にも，畳の上にも松毛虫が何匹も散歩していたのには驚きました．虫嫌いの私は鳥肌が立ち悲鳴をあげたくなりましたが，そこは落ち着いて，団扇で一匹ずつすくって，2階から松林の中に帰しました．松毛虫は，お天気のよい時に腹端の糸いぼから粘液を出して糸をつくり，それを垂らして風に揺られ白い所に飛んでくるということを高校時代に教えてくれた人がいましたが，実際に体験したのはこの時が初めてでした．芥川龍之介の蜘蛛の糸を思い出し，「松毛虫を松林に帰してあげたのだから，私も成績が振るわない時には，お釈迦様が手を差し伸べてくれるのではないか」と神頼みの気持ちにもなっていました．

　図書室も狭く蔵書も少なかったため，使いたい本は順番待ちで，使用日や時間も限定されていました．先輩優先な感じで，必要に迫られている人から借りられているような感じであったので，予約していても先輩に譲ることもありました．コピーはブルーコピーでお金もかかるため，ノートに手書きで写し取っていました．写したおかげで単なるノートが1冊の本となり，追加を書き込み，自分で書いた教科書のようになりました．そのノートは色あせていますが，何とか単位が取れて卒業できた証であったため，神頼みでなく努力もした分身のように感じ，今でも大切にしています．

　清瀬の時代は，物質的な学習環境に恵まれていなかったような気もしていましたが，創意工夫する知恵が養われ，素晴らしい人的環境に恵まれて教育を受けられていたように感じています．

はるばると海を渡って来日し，貢献して下さった WHO 派遣の先生方に感謝しています．

（4）清瀬で育って

OT 6 回生　生田宗博

　二浪の夏に本気で螢雪時代を見た．全く分からない 3 行の作業療法の説明に残心，興味を覚え，受験し，何故か，ここと決めた．

　合格，入学し，芝生に寝て見た青空と白い雲，今も脳内で鮮明に見える．美しい文芸部の女性部長，それまで作文で 3 行以上書けなかったのに，3 部作で短編を投稿，親しくなれて喜んだ．英語で運動学，質問したら「お前の英語が下手で内容が分からん」と，それから勉強，生まれて初めて真剣に．そんな中にデモ，厚生省の回りを，熱くも，空しくも．街頭でリハビリテーションを知っていますか，と調査し，結果は zero.

　2 年の進級時，先輩の奨めに反し OT に確定，「俺がやる」と，以来変わらず．がまの穂祭はデュエットしたり，デートしたりで，人生の前半は確定．2 年，また，デモ実施と言うことで，3 年生のインターン後に全学集会では結局否決．「3 年の先輩には落ち着いて国試の勉学に励んで下さい」と挨拶．暫く後に清瀬は火事となり，消火活動と後片付け．

　3 年，いよいよインターン，実習を受け入れられない同級生一人が清瀬に戻り，緊急クラス会．クラス委員として平尾さんと，翌早朝，小林副学院長をお待ちし会談，当日の実習中止を決めて頂いた．時は大学紛争．清瀬では学生が 4 年制実現を目的に，だが教員は待遇改善で紛争突入．3 学年のクラス委員を代表し，4 年制実現集会で砂原先生と質疑応答，自治会でスト決定後は，何度も何度も，夏休みで皆が学院から帰った後も，小林先生とどうすれば閉校せず授業再開ができるか話し合った．中秋に再開の全学話し合い集会，そして新科目を含めて補講し，インターン実習を翌 4 月に改めて実施，そして，10 月卒業．小林先生始め先生方と卒業旅行．卒業後，紛争の人，と影で言われ，7 年後，4 年制実現に短大教員から始め，医学部保健学科，大学院医学系研究科保健学専攻と進め，学部生，修士，博士を育てています．

　心の芯は青年の，母校は永に友との中に生きる．

【引用文献】生田宗博．清瀬で育って．清始．閉校記念誌「清始」編集委員会，p72，2008

（5）目に見えないもののリレー

OT 14 回生　酒井ひとみ

　先日も，作業療法士（以下 OT）として就職したばかりの教え子から，近況報告のメールを受け取った．その一文に，仕事を辞めようと何度も思ったとあった．私は，OT という仕事を一度も辞めようと思ったことがない．かれこれ 30 年が経とうとしているというのに……．

感受性の違いといわれてしまえば，それまでだが，振り返れば，何か暖かな力に護られて，今まで導かれてきたような気がする．学生の頃は，たった1，2学年しか違わない先輩が放つ「清瀬のリハ学（母校である国立療養所東京病院附属リハビリテーション学院の通称）独特の熱さ」が息苦しくて，競争馬にリハビリテーションを掲げたマスクを着けて走らされているような環境が嫌で，暇さえあれば（あまり，暇は無かったけど），寮から脱走していた．清瀬の関東ローム層の黒い土が，湿った空気の中のえごの木の花の香りと共に蘇ってくる．いつの間に，熱い息苦しさが，暖かい力に換わったのか不思議である．

　私の芯には，3年間で学校の教員や臨床指導者（ほとんどが清瀬のリハ学の先輩）から，リハビリテーション・マインドやOT魂を刻み込まれたようだ．人生の岐路に立ち選択していくときに，事ある毎に取り出す目に見えない羅針盤が存在していることに驚く．不思議である．

　OTの養成校で教員になって今年で15年，私のOT暦のほぼ半分になってしまった．臨床でも，実践の中でいつも自分の非力さを目の当たりにしていたが，教職に就いてからは，さらに伝えていくことの難しさを痛感している．清瀬のリハ学で受け取ったこの目に見えない不思議を次の世代へ繋いでいければと想う今日この頃である．

【引用文献】酒井ひとみ．目に見えないもののリレー．清始．閉校記念誌「清始」編集委員会，p88，2008

２）労働福祉事業団九州リハビリテーション大学校

（1）一期入学学生からみた当時の教育環境

　初代校長　安藤正孝先生（第三代九州労災病院院長）のご尽力もあって，基礎医学・専門医学科目は，九州大学医学部からの全面支援により九州大学医学部教授や九州労災病院院長，部長クラス，精神科病院院長，足立学園（現　総合療育センター）所長などの医師たちの臨床最前線の教育と，解剖実習は「九州リハ大」近場の九州歯科大学において医学生と同様の実習指導がなされました．

　1966年4月に入学式を終えた翌日から始まった初回授業は「解剖学」（九州大学医学部名誉教授　森優先生）でした．教室に入られると即座に骨学図に日本語，英語，学名をラテン語で先生が板書されるのを，学生の私たちは必死でノートに書き写し，その日のうちに復習する日々が始まりました．森教授は福岡市にある九州大学から公共交通機関で小倉駅に到着し，国道バス停からは徒歩15分程度登った足立山麓にある「九州リハ大」までの坂道をストップウォッチで計測されながら毎週，通われました．リハビリを求めた人たちが一心に再起を期して，この足立山に続く道を登った坂は，「一心真澄坂（九州栄養福祉大学学長　室井廣一）」[2]と名付

けられています.

　教養・専門基礎科目は，九州工業大学，西南女学院などの教授陣に加えて，作業療法学科の作業活動種目は博多織・絵画・陶芸・木工等の一流のアーティストが講師として招かれ，芸術と医学の統合論として実技指導を受けました.

　また，米国でリハ専門医を取得して帰国された原武郎先生と松本義康先生は，日本の北九州市で始まったリハビリテーション専門職育成の授業では，米国の先進教育を果敢に伝授される傍ら，学生への慈しみも存分に気配りされたことが学生一人一人の心の糧にもなりました. 残念ながら若くして故人となられた日本のリハビリテーション医学の草分けの両先生が，筆者ら一期生全員が国家試験に合格した時の歓喜のお姿はいまだに忘れられません. 今日一期生全員が全国で活躍しているのも先生方のおかげです. 心より，ありがとうございました. 開学当初1年間は，理学療法学科と作業療法学科は共通科目で授業を受け，2年目に専攻科を選択する教育体系を始められたのも両先生だとお聞きしています.

　さて，その開学当初のリハビリテーション専門共通科目講師は，東京在住のマニエル先生（OTR）と米国で作業療法士免許取得と作業療法経験者の矢谷令子先生，ローソン先生（RPT），ナッシュ先生（RPT）らが毎週，東京から北九州曽根空港まで飛行機で講義に来られ，学生は前日に配布される英語資料の辞書引きとミニテストに追われました. その後，原武郎先生，松本義康先生らによって内部専任講師陣の充実が始められ，リリアン吉本先生が作業療法学科長として米国から赴任された後，矢谷令子先生も専任講師として赴任されました. この先，国際水準に即した高い専門教育に携わる外国招聘専門講師は，作業療法学科14人（1967〜1988年までの21年間），理学療法学科5人（1967〜1971年までの5年間）が，滞在期間1〜3年程度で交替していきましたが，全員が英語での講義であったため，一期卒業の筆者はそのほとんどの先生方の授業通訳をするなどして，後輩学生とともに学んだ記録[3)4)]を残すことができました.

　また，一部の通学生を除いたほとんどの学生が1966年当時としてはハイカラな冷暖房・ベッド・机などが設置された2人部屋個室に入寮して，渡り廊下続きの校舎を往復したり，外国人公舎を訪ねては夜食をごちそうになったり，寮の屋上に出て月見をしたりしながら日本のリハビリテーションの将来を語り合いました. そうした中で，安藤正孝先生のご夫人が行事のたびに見事な生け花や日々の礼儀作法の所作に触れることができた当時の私たちは，凛とした気持ちを引き立てて下さったことも「リハ大」での文化香る想い出となっています. 通学生と寮生とは授業だけでなく，リハ大際の行事やボランティア活動，講師も一緒に日帰りミニ旅行に出たりすることがあって実に仲が良く，教職員と学生とが一体的となる大家族の雰囲気がありました. そのおかげで，開学から50年経過した今も卒業期別の交流会は続いています.

(2) 作業療法教育事始め

大丸　幸

　初代「九州リハ大」作業療法学科講師（1966年は非常勤講師）となられた矢谷令子先生の作

業療法教育は，AOTA（米国作業療法協会）出版の実務的でわかりやすいテキストが多く，手術前後の作業療法や，内科やリウマチ疾患などの作業療法が含まれており，今でも新鮮な講義資料となります．また，精神疾患は Fider & Fidler の訳本も紹介されましたが，力動精神医学の基礎がない学生には難解でしたが，今日の力動精神医学的作業療法構築の礎となりました．

　3年生になると，2人1組の学生で2カ月間の精神科実習（国立肥前療養所）が始まりましたが，古豪の精神科医療の伝統と所長以下医師と総看護婦長を中軸とする大組織からなる国立療養所において初回の2人の実習生は，その実習姿勢に大いなる叱責と指導を受けて，オズボーン先生と矢谷先生とが緊急訪問をされたことを後にお聞きました．次期の実習生として当地に赴いた筆者ら2人の実習生は，第一印象からあまりの自然の雄大さと牧歌的な作業療法スケールの大きさに圧倒されるばかりであったことのほうが鮮明に記憶されています．実習中の筆者らを心配して訪問してくれた矢谷先生は，画一的な作業療法になりがちとなっていた当時の日本の精神科作業療法の現状について，活動分析の基本と Fidler & Fidler の教科書を再度，紐解き，学生たちが実践する力動精神医学的作業療法を指導関係者に見てもらえるように後押ししてくれました．早速，画一的な作業療法の活動分析を実施するとともに，昼間は大規模作業療法の実習に従事し，1日の実習を終えた夕方から力動精神医学的作業療法を個別に行う許可を指導者にいただき，レントゲン室から間に挟む用紙の残りを貰ってきて個別に「作業療法経過報告書」を作成してカルテに貼付することで指導医師にも見ていただくことができるようになりました．その結果，所長先生や指導医師たちからは，仕事をこなすだけでない作業療法の姿に触れたこと，学生の私たちの努力を認めたことから，作業療法を見直すきっかけとなったことを矢谷先生に伝えられたそうです．学生の私たちには，「君たちの行う作業療法をやるには，精神療法を勉強することから始めるといいね」，「一人の患者さんを10年間くらい追っていくと，精神障害者をもっと理解できるようになるよ」，「ファミリーダイナッミクスがわかるようになるともっといい作業療法ができるよ」などの積極的な助言をもらえるようになりました．

　その後，21年間に7人もの精神障害専門講師が米国から招聘講師となって「九州リハ大」に来日してくれたおかげで，九州では力動精神医学的作業療法が，九州の医師たち（福間病院初代院長　佐々木勇之進先生，松尾病院初代院長　松尾　典臣先生，精神分析医　西園昌久福岡大学名誉教授，北九州市デイケアセンター初代所長　坂口　信貴　元北九州市医務監，他）の協力もあって医療現場に力強く根づくことができました[5]．当時の労働福祉事業団が，「九州リハ大」関係者の提言により作業療法教育の一翼を担う精神科作業療法教育を身体医学リハビリテーションと同様にその重要性を認識し，7人の精神障害専門講師を含む14人の作業療法専門招聘講師を21年間にわたって米国から「九州リハ大」に招いて下さったおかげだと，その見識の高さと許容力に感謝しています．

　14人のうち，米国文化の作業療法を伝授して下さったダーリン・オズボーン先生（1968～1969年）が病気により当地にて殉職されたことを明記し，ご冥福をお祈りします．また，サダコ・バルガス先生（昭和43年～46年）は，WFOT（世界作業療法士連盟）加盟申請に尽力され，1970年に「九州リハ大」が日本で第1号の認可校となりました．米国で作業療法士の免許

を取得されて作業療法学科講師をされていた佐藤　剛先生（1970〜1976）も WFOT の役員として貢献されただけでなく，日本の作業療法士が特別支援教育に携わる草分け的な教育功労者でもありました．ここでは割愛しましたが，来日された 21 人の招聘講師の足跡や功績の紹介は，文献[3)4)]をご参照ください．

（3）理学療法学科学生からみた作業療法学科教育

橋元　隆

　1966 年，国立療養所東京病院付属リハビリテーション学院（通称清瀬リハ学院）の開校（1963年）から遅れること 4 年，労働省の外郭団体であった労働福祉事業団（現独立行政法人労働者健康安全機構）九州リハビリテーション大学校が開校しました．労働福祉事業団は全国の労災病院を運営する労働省の外郭団体であり，その労災病院のリハビリテーション部門に従事する理学療法士・作業療法士を養成する目的で国から委託され，わが国 2 番目の理学療法学科・作業療法学科併科の養成校として，国際水準に則した教育カリキュラムをもとに開校しました．以下の内容は，その（旧）労働福祉事業団　九州リハビリテーション大学校の開校時代を回顧しながら，理学療法学 38（2）：154-160 に掲載された『「理学療法草創期の足跡」　理学療法教育—外国人教員から日本人教員の手へ』[6)]を加筆編纂したものです．

①開校時代

　1966 年 1 月，偶然九州リハビリテーション大学校の開校を知り，応募締め切りぎりぎりに願書を提出，リハビリテーションのはっきりした意味もわからないまま理学療法学科を受験しました．今にして思えば運よく合格．入学式には新聞社やテレビ局など多数のマスコミが取材に来るは，美しい外国人女性（東京病院附属リハビリテーション学院：通称清瀬リハ学院，初代理学療法部長のコニーネ先生）が祝辞を述べるなど，とんでもない世界に足を踏み入れたものだと思いました．入学後も連日「君たちはリハビリテーションのパイオニアだ」，「金の卵だ」とこそばゆいばかりの言葉の連続．そして開校して 1 カ月もしないうちに理学療法士のジャネット・ローソン先生，作業療法士のベティ・マニエル先生が来校，いわゆる外国人講師による集中講義（医学概論やリハビリテーション概論）が始まりました．彼女らは月 1 回のペースで（1 度来校すると 2 日間連続の集中講義で，多くは金・土に行われ，時には日曜日もありました）東京から来校していました．講義の前日に英文の資料がドサッと配られ，徹夜で辞書をめくっても 1 ページも終わらないまま途中で諦めることも多くありました．講義が終わるごとに試験が行われ，その中には「蚊が媒介する病気は何か」（当然，問いは英語）．答え「Nihon-nouen」，辞書の持ち込みが許されていましたが，こんなやりとりがしょっちゅうでした．その後 WHO 日本政府顧問で国立療養所東京病院付属リハビリテーション学院理学療法学科部長であったバーバラ・ナッシュ先生が顧問に就任．ナッシュ先生は非常に威厳があり厳しく，医療職としての心構え，理学療法士，作業療法士としての社会性など強調されました．翌 1967 年 1月には作業療法学科リリアン・吉本先生（日系 2 世米国籍），4 月にはイアン・アーカート先生

（米国籍で，奥様が日本人）が学科長として赴任された．リリアン・吉本先生は理想型で，ベストの状態を保つことを常としていた．公私いずれも約束は絶対に励行する方で，ルールを守らない私たちに対して「貴方たちは子どもっぽい過ぎる，何故なの」と，理由をハッキリさせるよういつも迫ってきました．今，学生に同じことを問っている自分が滑稽でもあります．アーカート先生はスコットランド出身であり，非常にプライドが高く，厳格でした．授業中の態度や勉強をしないで試験結果が悪いと「shame on you！」とよく跳ね返ってきました．日本語で「恥を知れ！」なんていわれれば心穏やかではありません．ただ，日本で従来から行われてきた理学療法，特にマッサージを中心とした理学療法と，自らが教える理学療法の大きな違いにジレンマを感じながら説明する姿勢は，私たちに期待するところの大きさは理解できました．いずれにしろ専門科目のすべてが英語，ちなみに当時在籍していた日本人講師の作業療法学科の矢谷令子先生，理学療法学科の和才嘉昭先生の授業も半ば英語で行われました．教科書はない，英語で書かれたプリントだけです．そのためには，英語を理解しなければなりませんでした．英語の授業を理解するために，カリキュラムには英語という教科が3科目ありました．英話Ⅰ：テープレーコーダを聴きながら，その内容を理解するもの（毎回ヒアリングテストが行われました）．英語Ⅱ：テキストを用いての英会話授業．英語Ⅲ：医学英語，これらは日本人講師でしたが，授業はほとんど英語で進められました．このほかに寮生活している学生（私も寮生活をしていましたが）は週2回夜9時から1時間，教務秘書による英会話教室が開かれ，さらに2年目からは毎日朝8時半から30分間，外国人講師による英字新聞の抄読会が開催されました．当初はいずれも強制参加ではありませんでしたが，参加しなければ，「何故出ないんだ」と叱責されました．

　英語で行われる授業は，その講義内容を理解することよりも，英語そのものを理解するのに精一杯でした．そのため同級生はもとより下級生たちとリハビリテーションとは何か，理学療法とは，などを語り合い，議論する機会も多くありました．これが先輩・後輩の太い絆を築き上げていくことになりました．そして数少ない専門書（ほとんどが翻訳物であった）を調べ，暇さえあれば九州労災病院の現場を覗いていました．

　基礎医学や臨床医学は近隣の医系大学や九州労災病院の各診療科の先生が担当，整形外科学・神経内科学・内科学・精神医学，小児学など臨床科目も分担講義ではなく，各診療科部長が1人で担当し，講義していただきました．これによりそれぞれの科目（診療科）がもつ一貫した理念，そして先生方の患者に対する熱い思い，医療人としてのマインドを学ぶことができました．

　試験前，解剖学の先生に骨学から筋学，神経学，内臓学にいたる膨大な試験範囲に対して「私たちは医師ではないのにどこまで覚えればいいのですか」と質問しました．すると「私にもわかりません，それは将来あなたたちが決めることになるでしょう．その時私に教えてください．それまでは医師と同じ程度の内容を講義したいと思います」というお答えをいただいた．今考えると実に的を射た回答で身震いします．この先生は授業のはじめに出席をとり終わると，講義ノートを左手にしっかり握りしめ，あとは黒板の方をむいて授業の終わりまで，一度も振り

1952 年　WAOT

　　　・世界各国からの教育などを指導

　　　・教材，資料などを提供

　　　・四年に一回

　　　・印刷物の発行，様々な意見の交換，教育資材の提供，
　　　　未開発地への指導

第 2 次世界大戦後　職業的レベルアップの必要性

1963 年　清瀬にはじめて学校ができる

1966 年　PT．OT 第 1 回国家試験

　　　　九州リハビリテーション大学校設立

　　　　日本作業療法協会 JOTA 発足

作業療法概論で何を学ぶのか

　歴史，発展，組織，印刷物などを含む，OT 一般概論が教えられ（時々英語を直訳したような変な日本語がつかわれていた），特に障害者の基本的必要をリハビリテーションの観点から把握することを学びます．

　また，理論においては，病院における作法，療法士と患者との人間関係等について学ぶ

応用美術デザイン

　治療法として用いられる作業の実技手順と作業分析ができるようその基礎づけと技術の原則を学ぶ．

陶芸

　モザイク，ガラス，石を使用して，の作業を一つの治療法として各障害者の適応することを学ぶ

木工

　木工手順，組立て構成，および道具・機械品の使用を学ぶ，また患者に適応できるよう臨床実習をして学ぶ

手工芸・織機

１．作業の応用

２．応用分析

３．技術指導

　手工芸，革細工，手芸，または紙細工，ラフィアなどの基本技術を作業応用，問題直面の時に分析できるよう患者に技術手順の指導できるように指導法を学ぶ

　単純なものから複雑化した織物の方法を学ぶ

　患者の障害に合わせた織機の合理化，使用法を学ぶ

精神障害 OT

　グループ治療法，療法士のあり方，精神・情緒のメカニズム

　精神障害者に対する作業分析にもとづく基本的原理と作業技術を学ぶ

身体障害 OT

　身体障害における作業療法の基礎的原理の使用について学ぶ

　筋力，耐久力，可動域，協調，または損失部分が障害者の臨床的見地からあたえる影響を学び，リハビリテーション応用を学ぶ

一般内科・外科（結核 Tbe　＋　老人科）

　一般内科・外科を医学的に学ぶとともに作業療法の応用を学ぶ

小児科

　小児の心身の発達を正常児の必要，および成人期・青年期の発達について学ぶ

　異常児，または知能障害児の成長と発達について学ぶ，それに対する作業療法の応用

臨床実習

　理論と実施

　組織と運営の実際

　職業的作法

　自身の職業的成長　　自己の能力評価

　本を読んで研究することと実施して学ぶ

インターン・シップ

　分類

　　一般内科・外科，小児科，Tbe/老人科，身体障碍，精神障害の専門に行き，OTR のもとに学校で学んだことを基本とし，職業的資質，技術の成長を養い職業上の責任を受け入れることを学ぶ

作業療法と他の部門の協力について

　役割

　　急性期，慢性期に問わず，普通作業を特殊の目的のある作業，若しくは職業の前段階として使用．

　　Pt の心理的適応性を高める

作業療法とは

　資格のある療法士によって行われるリハビリテーションの一過程で医師の指示の下に

　　①自立に必要な作業

　　②手芸および創造的な作業

　　③レクリエーション

　　④社会的

　　⑤教育的

　　⑥前職業的

　　などを取り入れ利用して，望ましい身体的・精神的結果を得るよう

作業療法の処方目的

　　①精神病患者のための特殊治療

　　②身体機能の回復

③ADL 自立に必要な作業　　　　　　　　　働く場所
④家事作業　　　　　　　　　　　　　　　　精神病院，一般病院，結核病院，整形外科病院，小児病院，
⑤特殊作業（技術）の維持　　　　　　　　リハビリテーションセンター，養護学校，老人施設
⑥職能検査として　　　　　　　　　　　　チームメンバー
⑦支持療法　　　　　　　　　　　　　　　　Dr, nurse, PT, OT, ST, SW, 心理学者，装具士，V.C　教
⑧レクリエーション　　　　　　　　　　師，牧師

　以上が入学して半年に満たない理学療法・作業療法両学科学生に行われていた矢谷令子先生の授業内容一部です．さらには，作業療法士とは，精神科作業療法の歴史から WFOT について，木工，金工，織り機，陶芸から組みひもの方法など授業を受けました．

　実習では銅板クラフト，ナイロンストッキングを利用した手工芸など，さらには精神科病院，病棟見学，保護室にも入り，作業療法学科の学生と同様の経験をしました．

　「作業療法士になろうかなあ……」．一時そんなことを考えた時期がありました．事実，理学療法学科に入学し，途中で作業療法学科に転科，のちに日本作業療法協会の理事をお務めになった御仁もいます．もちろん作業療法学科に入学し，理学療法学科転科組もいました．

　現在，日常生活活動関係の科目を教授し，ADL に関する教科書を執筆させていただいている原点がここにあります．

　昭和 40 年代，「九州リハ大」の草創期といわれる時代，北九州市はもとより，福岡・佐賀県内には九州大学，福岡大学や国立療養所をはじめ，公私にわたる精神科病院（病棟）が多くあり，教授や院長が率先し，さらには作業療法学科に赴任した外国人講師の多くが精神科領域の先生方であったこと，そして，作業療法学科の卒業生たちの強いリーダーシップのもとで九州の精神科作業療法を築いてきたといって過言ではありません．

■文献

1）許斐康熙．記念館開設にあたって．日本リハビリテーション発祥地記念館，九州リハビリテーション大学校記念館　開設記念誌，九州栄養福祉大学，pp8-9，2017
2）室井廣一．日本リハビリテーション発祥地記念館　設置趣旨．日本リハビリテーション発祥地記念館，九州リハビリテーション大学校記念館　開設記念誌，九州栄養福祉大学，pp2-7，2017
3）大丸幸他．北九州市における地域リハビリテーションの歩み〜九州リハビリテーション大学校が果たした歴史的役割〜．九州栄養福祉大学研究紀要，pp235-246，2011
4）Calorin Owen，大丸　幸．精神科作業療法マニュアル1．九州リハビリテーション大学校，1975；Elizabeth Boles，大丸　幸．精神科作業療法マニュアル2．九州リハビリテーション大学校，1978
5）大丸　幸．リハビリテーション教育事始め：開学当時からの外国招聘講師を語る．日本リハビリテーション発祥地記念館，九州リハビリテーション大学校記念館開館記念シンポジウムシンポジスト，講演録は記念館展示2017，平成29年度「作業活動支援学講義1：九州リハ大の実践教育，精神科作業療法を考える」（杉原素子講座），PP講義記録国際医療福祉大学大学院，講演はPP記録，2017
6）橋元　隆．「理学療法草創期の足跡」　理学療法教育―外国人教員から日本人教員の手へ―．理学療法学．38（2）：154-160，2011

III 作業療法士養成に関わる教育関連事項

作業療法士の教育体制について問われると，日本では，何年制度か，カリキュラム構成はどのようなものか，などが想起されます．ここではカリキュラム構成を軸に早期の約25年前後の変遷を見てみます．少しばかり授業要綱などものぞき，要約として，文献引用しました．今ではおよそ誰も問いかけることのない，初の理学療法士・作業療法士の養成校である清瀬リハ学院の「4年制紛争」もあえて紹介いたします．その意義は内容に目を通せば，納得していただけると思います．また，後半には日本作業療法士協会が関与いたしました教育活動について紹介いたしました．

1 作業療法教育体制とその変遷 —カリキュラム構成を中心に—

世界作業療法士連盟（World Federation of Occupational Therapist：WFOT）の規定によると，その国に「作業療法士協会」が発足するには，まず，養成校がさきがけて設立されていることが謳われております．日本はまず，養成校が設立され，その卒業生および国家試験合格者，外国免許取得者などによってその条件を満たし「作業療法士協会」の創設にあたることができました．このできごとをひも解くことで日本のリハビリテーション，理学療法，作業療法の草創期を辿ることと同時に，日本における作業療法士養成の歴史を辿ることが可能になります（本書の第I章参照）．

タイトルに示されているように作業療法教育体制となると，「カリキュラム」の変遷が最もよい情報源になろうかと思いますが，30年を振りかえる文献抜粋を通し，ご理解の一助になればと思いました．

1）ある文献に見る教育歴の要点

（1）作業療法教育の30年と今後

矢谷令子

（中略）

2．教育課程の変遷

　1966年に制定された教育課程のその後の変遷は**表1**にみる通りで，1972年の改定理由は，「技術詰め込みから一般教育科目を含めたゆとりある教育課程へ」との，学生のストライキにまで発展した要望にこたえたものであるといってよいであろう．1989年の改定は，膨大化した医療情報や教育内容の整理に加え，養成制度から学校教育法による大学教育への移行準備をふまえてのものであった．改定に伴う諸情報は参考文献⑨〜⑫を参照されたい．

　現在，作業療法の卒前養成施設は専修学校，短期大学，大学とあるが，1987年次および1996年次の各教科目名の傾向を**表2**に示した．教科目は豊かなものになり，時代のニーズや変化に対する追従あるいは先取りが確認できる．

3．教育校の設立と教員の育成

　1996年4月現在の作業療法士養成施設の概況を**表3**にみると，厚生省認定校51，文部省認定校21となっている．作業療法士の養成増の理由として，国際障害者年を契機に障害者の人権に対する社会の認識が高まり，リハビリテーション，理学療法士，作業療法士の必要性も認識されるようになったほかに，高齢人口の増加による政策上，社会層上からの要望があったからと考えられる．学校数が急増する中で，中間チェック，将来に向けての検討は今後の課題である．

　作業療法の有史以来最も困難を極めた課題は，何といっても教員の確保・育成といえる．世界作業療法士連盟や国の管轄省の認可校を卒業した有資格者がいない状況での教員は，当初，外国からの有資格者の協力，指導を仰ぐことで，急場をしのいだ．教員も学生もことばや文化，習慣の違いで大変な思いをしたが，こうした状況はほぼ最初の10年間といえ，次第に日本人教員のみの教員体制に移行していった．

　その後，文部省認可による短大が1979年に発足し，待望の4年制大学の発足は1993年であった．この実現のために関係省庁に出された要望書は，日本作業療法士協会をはじめ日本リハビリテーション医学会，全国PT・OT学校養成施設連絡協議会他，多種にわたる（『作業療法・25周年白書』pp173-199を参照）．こうして発足した大学の教員の資格については，大学設置基準委員会に定められた第4章第14〜17条による．1979年以降に発足した短大および大学（21校にのぼる）の教員については，学士号から博士号までを必要と

表1　カリキュラム改定内容の推移

1966 年		1972 年		1989 年	
物理学	45	人文科学	90	人文科学	90
化学	45	社会科学	90	社会学科	60
医学的心理学	45	教育学	(45)		
医学用語	30	人間発達学	(45)		
公衆衛生	30	自然科学	90	自然科学	90
		保健体育	75	保健体育	60
				外国語	60
小計	195	小計	345	小計	360
解剖学	255	解剖学	195	解剖学	165
生理学	150	生理学	120	生理学	120
運動学	45	運動学	90	運動学	90
病理学	60	病理学	45	病理学概論	30
		臨床心理学	45	臨床心理学	30
				リハビリテーション概論	30
				リハビリテーション医学	30
医学一般	60	一般臨床医学	90	一般臨床医学	30
				内科学	60
整形外科概論及び一般外科概論	60	整形外科学	60	整形外科学	60
神経・筋系障害	120	臨床神経学	60	神経内科学	60
精神障害	90	精神医学	90	精神医学	90
救急・消毒法	45				
				小児科学	30
				人間発達学	30
小計	1,080	小計	795	小計	855
作業療法	540	作業療法原理	45	作業療法概論	90
		作業療法技法	105	基礎作業学	165
				作業療法評価法	75
		身体障害にたいする作業療法	120	作業治療学	285
		精神障害にたいする作業療法	120		
		日常生活動作	60	作業療法技術論	180
		職業前評価と訓練	60		
臨床実習	1,680	臨床実習	1,080	臨床実習	810
小計	2,220	小計	1,590	小計	1,605
				専門科目を中心に	200
総計	3,495	総計	2,730	総計	3,020

単位：時間数　　　　　　　　　　　　　　　　（作業療法　10：115,1991 より引用）

するもので，それまでの専修学校卒業者には制度上資格がないため，日本列島縦横の教員探しが続いた．

　1974 年より開始された，厚生省の国立養成施設教員を対象とする 2 年間留学の制度は，修士号取得者を育成し，文部省管轄校も同種の制度の必要に備える結果につながった．時

表2 1987年および1996年にみる作業療法教科目名（一部）

	1987年		1996年		
基礎教養科目	心理学 社会福祉学 生物学 統計学 人間工学 哲学 物理学 文学 美術 生化学 英語 ドイツ語 医学用語 障害施設設備概論	英文学 教育心理学 数学 法学 医学倫理 薬理学 薬学概論 臨床薬理学 比較文化論 人間科学 音楽 政治学 環境化学	医用電子工学 環境化学 管理学 健康科学 現代国語表現 時間数計 情報処理 心作業概論 コンピュータ情報処理学 フランス語 ロシア語 医療と社会 医療電子とその応用 経済学 憲法 自然と環境 情報工学 心理学演習 人間と経済 人間と言語	人間と住居 人間と性 人間と哲学 人間と文化 人間と法 コミュニケーション概論 ヒューマンエコロジー論 コリア語 コンピュータ入門 芸術学 スペイン語 スポーツ概論 スポーツ 生命倫理学 演劇論 科学技術と人間 学問基礎論 教養演習 法と人権	健康科学応用論 健康科学基礎論 国際医療福祉論 国際福祉学概論 バイオエシックス 東南アジアの経済・社会・文化 現代社会と人間 現代文章論 国際関係史 国際関係論 国際経済論 国際社会と日本 社会病理学 人間の生と死 人権と政治 生命科学 地球環境論 中国語 日本の社会事情と医療
基礎・臨床医学科目	公衆衛生学 リハビリテーション概論 精神障害総論 臨床精神医学 医学概論 精神衛生学 ソーシャル・ワーカー論 ゼミナール 社会精神医学特論 医用電子工学概論 微生物学 臨床検査概論	救急法（および消毒） 小児障害学 地域医療 医事法規 放射線医学概論 看護学概論 言語治療学概論 理学療法学概論 社会福祉衛生法規 聴能言語病理学 管理概論 臨床生理学	臨床脳波学 隣接領域概論 ストレス論 リハビリテーション工学 医療福祉法制／行政論 生物行動学 保健医学とリハビリテーション医学		
作業療法専門科目	作業療法原理 身体障害治療技術学 精神障害治療技術学 機能診断技術学 生活分析学 職能適性管理 作業療法治療技術論 作業療法技術各論 身体障害作業療法学 精神障害作業療法学 日常生活動作分析学 作業技術学 発達障害作業療法学 職能適正管理学	義肢装具学 日常生活動作障害学 作業療法方法論 補装具学 義肢学 装具学 臨床電気生理学 活動分析学 検査測定 リハビリテーション工学 救急看護学 職業管理倫理 認知障害	加齢障害の治療学 職業前援助法 外書購読 作業治療学 作業療法学概論 作業療法管理学 職業適応論 職業適性管理学 身体機能評価学 代償機能指導法	老年期障害作業治療学 ケースマネージメント論 ハンドセラピー技術学 ホスピス特論 家屋改造技術学特論 感覚統合治療学 行動能力評価学 施設／学校生活作業療法論 自助具／福祉機器論 住宅／環境整備論	環境／呼吸器疾患作業療法学 女性学 小児期行動能力発達論 情報管理学 診療録管理学 地域リハビリテーション学 地域作業療法学 中枢神経疾患作業療法学 副子論 補装具治療学

注）調査にご協力いただいた養成校の便覧より，その時点で新しいと思われた科目名を選出した．

の国立療養所課長大谷藤郎氏をはじめ関係諸氏のご尽力によるこの制度化は，わが国の理学療法士，作業療法士教員養成の生命線になったものである．その他海外留学による教員育成は，労働福祉事業団，東京都，北海道，一部の私立校などで行われた．また，1975年

からは「理学療法士・作業療法士養成施設等教員長期講習会」が，関係諸氏および国立療養所附属リハビリテーション学院教員らの要望により，当時の厚生省国立療養所課，病院課，管理課を通し，医事課の管轄のもと，日本リハビリテーション医学会に委任され，日本理学療法士協会，日本作業療法士協会の実施責任という協力形態をとって施行されるに至った．作業療法士の受講者数は800名にのぼり，教員や臨床実習指導者の養成に貢献している．これらの制度が整備されなければ，臨床の場で働く作業療法士は育っても，それが直接教員へつながることは少なく，清瀬の紛争の教示からも，教員養成の過程の整備が必要であるといえる．

　筆者は，1975年に北欧5カ国の教育状況調査を報告したが，教員確保の困難な状況は各国同様であり，わが国はむしろ周囲の支援に恵まれていたといえる．この北欧研修の際に筆者が学んだスウェーデンの3段階にわたる卒後研修は，教員養成につながるものであることを知り，わが国の卒後研修導入におおいに参考になった．また，英国のチューター制の教員養成はたいへん魅力的で，日本人の受け入れについて交渉したが，ことばの問題で実現に至らなかった．

4．教科内容と臨床教育

　学生が卒業時点，あるいは国家試験合格時点において，何を習得し，どれほどの実践力を身につけているべきかについては一概にはいえないが，**表2**に示した養成校の教科内容を参考にしつつ，卒前・卒後の教育内容を含めおおいに検討されるべきである．

　臨床教育に関していえば，初めの10年間は社会層においてはもちろん，医療の現場においても作業療法の臨床教育はもの珍しく，関係者の苦労話は絶えなかった．臨床教育のより円滑な協力態勢や有益性を図るために，1973年に「全国理学療法士・作業療法士学校養成施設連絡協議会」を，故小林治人元国立療養所附属リハビリテーション学院副学院長，安藤正孝九州リハビリテーション大学校長，五味重春都立府中リハビリテーション専門学校校長およびその教員らによって発足させた．やがてPT，OT部会，および各ブロックを設け，学生の臨床実習について教育施設間と臨床施設間の調整を進めてきた．教員確保とならんで臨床実習施設の確保は，現在でも作業療法教育の泣き所となって続いている．
（中略）

作業療法教育の今後

1．日本の教育の動向と作業療法教育

　教育は，家庭教育，学校教育，社会教育と大別されるが，どの分野にも課題が山積しており改革が叫ばれている．作業療法の教育体制をみると，ちょうど30年を迎えた1996年度になって「各種学校→専修学校＋短期大学＋4年制大学＋大学院」という体制が整った．大学，大学院の開設は有史来の念願であり，30年目にしてようやく実現した．これまで国

の医療・福祉のニーズにこたえるため，増校増員がなされてきたが，今後は人口構成の変化に備えて，定員の調整や質の充実を図ることが必須の課題となる．

（中略）

3．教育機関と教員

　日本の大学教育の歴史を学ぶとさまざまな流れのあることを知るが，最近の大学教育改革の具体的な動きとして 1947 年に設置された（財）大学基準協会関連の「大学の自己点検・評価」がある．同じように，医療機関においても「病院機能評価」がある．両者ともに米国に始まるものであるが，1970 年代に表面化した「quality assuarance―質的保証」の流れに属するものと考えられる．近年の医療現場における自己決定権やインフォームド・コンセントなども，「受ける側」と「与える側」の両者が対等な立場であるという点で上記の流れに属するものであるということができる．

　こうした流れの中で，作業療法士の養成施設 72 校も，教育機関としての評価を行っていくことが必要である．教職員は教育校全体の運営に関心を持ち，発展のために協力することが求められる．さらに統括者のリーダーシップの発揮も必要である．教員組織のあり方についても常に十分に検討し，評価，改善していくことが不可欠になる．また，教員も同じく謙虚で勇気ある自己点検・評価のもと，改善へ向けて「変わる」ことが当然のように要求される．これは臨床実習指導者を含めて，七転八起で自分の指導者としての資質の開発や，人格の陶冶に励むことにほかならない．一般企業社会であれば周囲の厳しい批判や指導があるが，医療界にはそれが少ない．自らを律していくことは，より厳しいものであることを自覚することが必要である．

4．作業療法教育の推進因子

　これからの教育界は，その教育内容の実質で勝負する時代を迎える．増加を続ける作業療法の教育校はやがて一応の充足を迎えるであろう．需給の関係が安定する時点からは真に質の時代に入る．さらに少数学生による売り手市場においては，養成施設，教員が厳しく選ばれることになるであろうし，志望校は国外を含めて検討されていくことだろう．

（略）

【引用文献】矢谷令子．作業療法教育の 30 年と今後．OT ジャーナル 30（7）：585-596，1996

（2）先輩の役割―新カリキュラムの施行にあたって―

矢谷令子

（略）

　今回のカリキュラム改定※は全面的に行なわれるもので その実施を来春の四月に控えて

いる．昭和59年7月11日付で本協会は日本理学療法士協会と共に厚生省医療関係者審議会理学療法士作業療法士部会に，教育内容の見直しに関する要望書を提出している．と同時に協会の教育部は見直しの作業を開始し昭和61年11月16日付で「作業療法教育課程改訂最終試案」を作成した．その後の経過は，教育部長により本機関誌8巻1号に報告されているが，この間，本協会活動，日本理学療法士協会，作業療法士校関連機関，厚生省，文部省等との公式，非公式に亘る打ち合せ，折衝交渉は80数回を超えた．

　多くの人材と時間，討議と接渉，情熱と努力の積み重なりで，収まる処に収まって出来上った新カリキュラムである．協会員を含め関係者各位にこの紙上をおかりして心からお礼を申し上げたい．最後の最後迄，忍耐強く接渉をお続け下さった厚生省健康政策局医事課には衷心より感謝を申し上げたい．

　さてこの様にして誕生した新カリキュラムは，私達の手中に，収められた．全会員諸氏，ご意見もご不満も様々おありであろうが，総体評価はいかがなものであろうか．総時間数は旧カリキュラムの2,730時間から2,820時間への増となり加えて200時間の自由裁量時間数がついた．更にこの時間数はご承知の通り下限である．また最も懸念されている臨床実習時間数の810時間は，各校の熟慮によって各臨床実習教育施設，またその指導者諸氏のご理解，ご協力によって決定，実施されて行くことになる．全科目を各学期に配分すれば，履習順位が，すべて希望どおりに収まり切れぬ悩みも大きい．常に理想は先を歩き現実のおくれ焦りが気になるが，これを不満とするエネルギーは，このギャップを埋める機動力として，更なる進歩を目指していただきたい．

　「変化」は往々にして受け入れ難いものである．而しその変化することが自分達自身のかかわりごとであれば，抵抗は少ない筈である．増してこのカリキュラムの見直しは，外部から強要されたものではなく，私達，協会自身の要望したところであった．この改定は難所もあろうが総体的に改善であり現代社会の必要を組みとり将来をも見据えて，つくられた．私達は私達が望んでつくった，新カリキュラムを誠意をもって受け入れ試みたい．いざ実施となれば多少の混乱も当惑もあるが，私達がプロなら，私達はこのカリキュラムに挑戦し，この財産を育てるであろう．そしてこのカリキュラムによって育てられる学生諸氏，後輩の成長に，努力を惜しまぬのではないだろうか．教育は，努力であり忍耐であり，歓びである．新カリキュラムに込められた，現時代を行くアイディアも，願望されたこれからの作業療法士像の発揮も，このことにかかわる一人一人の作業療法士の手にかかっている．教育機関の諸氏，重要な役割をになう臨床機関の諸氏，現状への配慮の必要性は周知の上であるが，後輩を育てることは，職場の異を問わず，私達の共有する役割と思っていただきたい．教壇と臨床の現場は学生にとって両親であり先輩である．先輩は後輩を育てるという．そのなつかしい過ぎた良き日々に私達が育てられたように．この新カリキュラム実施に当り，全会員，更に心を一致して先輩の役をになおう．

（日本作業療法士協会会長）

※編者注：1989 年に行われた 3 回目の改定のこと

【引用文献】矢谷令子．先輩の役割．作業療法 8（5）：680-681，1989

２）作業療法士養成の教育

　やはり作業療法の軌跡をたどるには，作業療法士養成の教育について語らざるをえません．草創期からの教育の経過が詳しく述べられている，芳賀敏彦先生の丁寧な記述内容をたどり，わが国における作業療法教育の始まりを知ってほしいと思います．

　また，その教育草創期に教鞭をおとり下さった先生方，職員の方々，学生時代を過ごされた卒業生の皆さんの思い出の声をお届けいたします．

（1）理学療法士，作業療法士の教育

芳賀敏彦

（略）

　生きている人間，然も心か身に障害を持つ人々に相対する職業である以上技術と共に人間的な教養が必要なことは当然である．

　何が教養であるか，これもむずかしい問題であるが一般的に次のような能力を持つこととされている．一般教養とは 1 有効に考え，2 明晰に思想を交流する，3 適切な判断を下す，4 価値の選択を行う力を持つ（General Education in Free Society 1945）．この項目の一つ一つは理学療法士や作業療法士が患者に対する時に技術と共に身につけていなければならないことである．ではどこでどうして教養を得るかが次の問題になる．本人の素質，社会環境にもよるであろう．しかし高度教育の中でこれを得るのは現場の日本では大学教育とされている．

（中略）

　理学療法士，作業療法士の教育は当然大学でなさるべきではないかという結論になって来る．こういうと何時も必ず返って来る反論は英国を見ろ，他の欧州各国をみろということである．理学療法士も作業療法士も大学でなく 3 年制で立派にやり国際団体にも加盟しているではないかということである．確かにその通りである．然しこれらの国と我が国の教育体系，職業に対する考え方の違いがないだろうか．例を英国，西ドイツについてみると図 5 のように戦後の大学の増加は英国で 9 校，西ドイツで 2 校で，日本の増加率と比べものにならない．またこれらの国の理学療法士作業療法士の学生はいわゆる大学入学資格，即ち Higher School Certificate Matriculation Exam に通っておりながら理学療法士，作業療法士の職業につきたいので入学して来るわけである．また 1 大学当の入口をみても図 6 のように日本では英国，西独に比べかなり少なくなっている．

次に理学療法士，作業療法士の教育と大学の関係は，他の国ではどうなっているかを見ると，**図7**のように日本の新制教育の家元となった米国では理学療法士，作業療法士とも全部が学士または修士課程として大学で行っている．免許とは大学3年修了以上で入学できて学士課程につながっている．

（中略）

現実に我々の所で行っている教課課程および厚生省の規準をみても決して生やさしいものでなく**図8**のように他大学よりも多い内容である．

これは学生からみればかなりの強行スケジュールで物理的にも限界に来ており，文部省に示せば当然教育の何ものかを知っているかといわれるに違いない．このように大学4年分を3年間で縮めたような現状であっても卒業後の給与は短大3年卒と同じでは学生は浮かばれない．特に官公立の病院に卒業生を送った場合，本人もさることながら管理者側からも他のリハビリテーションにたずさわる人は例え法的な身分がなくてもほとんど大学出身で，人事管理の立場から理学療法士，作業療法士の人の処遇問題のむずかしさを指摘され早急に4年制大学への昇格を望まれた．

（中略）

大学以外の所に関しては理学療法士の世界連盟では学科全体の専任者としては最近5年の経験（内2年は教師の経験）を必要として，科目担当教官としては3年以上の臨床経験，学生の実習指導，講義経験を必要としている．作業療法士の世界連盟ではその専任者としては，各疾患の作業療法の分野で働き2年以上の経験で，内1年は学生指導の経験のあった人で年齢25歳以上と，理学療法よりは簡単であるが現実的にはかなりの年齢で経験豊な然も一定の教官としてのコースを受けた人がほとんどである．科目該当者としては作業療法士であることだけが条件となっている．

（中略）

海外では各実習病院の実習教育専門の人がいる所もあるが，そうでなくてもかなりの臨床経験と教育経験を持っている人がめだっている．これらの人々は単に専門的技術的に秀れているのみならず，やはり教育面での知識と方法に堪能でなければならない．このような人々への教育はもちろん組織立ったものはないがその人々自身の素質もさることながら，一定の方向づけは大切であろう．我々の所の学生実習にはかつて海外でその経験を持った人もいるが我々の学校の卒業生にはその経験もないので学生派遣の前に全員学校へ来ていただき1泊2日にわたって臨床指導および学生評価についての教育を行い大変効果を挙げた．

【引用文献】芳賀敏彦．理学療法士，作業療法士の教育．看護教育9（11）：25-36，1968

2 切望された「四年制教育」―清瀬に残された記録より―

1）自治会活動について―その四年制運動に関連して―

　時は正に世界的にも「学生粉争時代」の終息時，清瀬での「四年制運動」は学院発足後，わずか4〜5年後の1960年代後半に起こりました．清瀬リハ学院の自治会活動を振り返るとき，草創期から開学10数年目頃までの四年制運動に関する取り組みのことを抜きに語ることはできません．その詳細は，1975年6月，第10期自治会により発行された『自治会10年の歩み―四年制運動を中心として―』にまとめられております．学生諸氏の真剣な訴え，法や行政の間に対応する学院の姿勢が記録に残されています．リハビリテーションの精神，その従事者育成に対する当時の学生諸氏のひたむきな姿と教育体制改革への要望は，実に貴重かつ正当な訴えであることを痛感しています．60年後の今日の教員教育切望に先掛けての運動であったことを思い知ります．第7期卒業生の清水一氏に現時点から当時を振り返って寄稿いただきました．

2）四年制運動の目指したもの

工藤俊輔

（略）

　私にとっての学院生活は結局，自治会活動に始まり自治会活動に終ったという気がする．特にその中でも3ヶ月の学院紛争後の4年制運動の思い出は今だに記憶に新しい．

　とにかく我ながらよく動いたものだと思う．毎週水曜日の清瀬駅頭でのリハ宣伝，4年制運動へのカンパ，厚生省との交渉，カリキュラム闘争，学院側との折衝，他リハ学院との交流等々，様々な企画，実践．

　4年制運動ではこの様な活動の中で最終的に10万円近くのカンパと2千数百名の署名を集めることができた．

　もちろんこういう活動に追われて授業内容の改善を叫びながら自分自身としては仲々満足な勉強ができなかったという悔いはある．

　しかし今になって先輩から引き継ぎ自分達の起こした運動の広さと影響を考える時，1年間の自主留年をしてまでこの斗いを進めたことに個人的には悔いはない．

　私達がこの運動で目指したものは結局もっと勉強したい，もっと自由に伸び伸びと考える時間と空間が欲しいということではなかったかと思う．新しい学問であり，これから私達自身が創っていかねばならないものだからこそそれだけの余裕と新しい知識を要求し

その後,「日本人による日本語の作業療法の教科書をつくりましょう!」と思わぬ声を掛けていただきました.「そんなおそれ多いこと……」と突差には思いました. まだまだそんな能力はなく,教員制度も確立しておりませんでした.

　声を掛けてくださいましたのは,協同医書出版社第2代社長木下一雄氏でした. しばし私たちは考え,そして決めました. 協会では作業療法書作成検討委員会をへて編集委員会を立ち上げ,寺山久美子副会長に委員長の任はゆだねられました. 日本作業療法士協会初版「作業療法概論」に始まる,110名の著者による全12巻は6年後の1996年に全巻,出版することができました. 第1巻から第12巻までの発行時期の担当理事であった森山早苗OTRの文章をお届けいたします.

(1) 作業療法書の編集を通して

常務理事　森山早苗

　理事として協会活動に携わるようになって12年目を迎えました. この間,私に与えられた最大の仕事は協会編集著による「作業療法学全書(全12巻)」の刊行を成し遂げることです. 第1巻の発行から6年を経過して,ようやく最終巻の発行が目前となり,何とか責務を果たすことができそうです. ご存じの通り,全書の著者は総勢110数名に及ぶ協会員の作業療法士です. 全巻出版にこぎ着けたのも,多忙な業務の傍ら執筆の労をお願いした会員諸氏のご協力あってこそです. この事業には「日本人による日本語の教科書を」という先達の指導者たちの熱い思いが込められています. 当時の教育現場の切実な要請でもありましたが,それは今日においても変わらない課題と思われます. 急速に進む高齢化,慢性疾患患者の増加など社会変化に伴う保健・医療・福祉の対策の一つにマンパワーの育成があり,作業療法士養成校の急増という事態が起こっている真っ只中にあるからです. 全書には,これからも卒前教育の水準を確保するための教科書としての役割があり,さらに充実させることが必要でしょう. 質の良い,教科書となる専門書を作ることは,作業療法発展の出発点であり,原動力でもあります.

　21世紀において作業療法士は人々の健康増進に寄与する専門職として確立する筈です. 可能性を信じて,原点を忘れず自分たちの手で作り上げましょう.

【引用文献】森山早苗. 作業療法書の編集を通して. 協会ニュース. 1996

7)「作業療法ガイドライン」発行

矢谷令子

　「世界障害者年」と「社団法人化元年」はともに1981年のことでした. それから10年が経過し,1991年には会員も当時の842名から3,909名となり,協会は当初の組織化から変容し続け

る社会のニーズ，作業療法現場への対応，強化へと舵を切っていました．

協会は 1989 年に「作業療法士業務指針」を，1991 年に「作業療法ガイドライン」第一版を作成しました．

作業療法の臨床現場における業務内容と各領域の専門性を明確にし，対社会的だけでなく，OT 自身，学生諸氏の教育上の理解のためにも供せることを目的としましたが，それは次の「作業療法ガイドライン実践指針」，次いで「作業療法マニュアル」33 冊の作成へと続いていきます．この一連の作業は 1987 年から「共通ガイドライン作成」という課題のもとに寺山久美子副会長により開始されています．関係委員会，関係者の意見交換のもと各県士会でも検討してもらい作成されております．初版の 1991 年度版に続き，1996 年度版，2002 年度版，2006 年度版と続き，「作業療法ガイドライン実践指針」は 2008 年度版として，第 3 代杉原素子会長の代での作成へと引き継がれております．時代とともに現場は文化を変容し前進します．

(1)「作業療法ガイドライン」序文

日本作業療法士協会では従来より懸案であった「作業療法ガイドライン」をこの度，出版する運びとなった．

本協会は，医療を基盤とし，広く保健，福祉，教育に関わる専門職団体である．作業療法の目的は，人の心身の機能回復に携わり，個人の家庭及び社会への復帰に際し，種々の指導・援助を行うものである．その目的のために作業療法は，人が生活する上で必要な多側面にわたる行動や能力を，残されているものは生かし，埋もれているものは引出し，失われたものは代償方法を創り出すという役割を担うものである．作業療法は常に「人間尊重」の地盤に立脚するものであって，「統合された個人」を重要視するものである．リハビリテーションが掲げる理念，すなわち「人権の回復」に，医学的，社会的，職業的，そして教育的，心理的側面から対応する内容を作業療法は担っている．つまり，作業療法はこの高邁な理念を個人の日々の生活の手段獲得にまで具体化し，その個人の目指す生活の確立，社会復帰へと近づけていく一連の作業を行うものである．作業療法はリハビリテーションの実現化に向けて具体的手段を人間の生活や技術そして文化の中で，生かし，創り出していく職種である．人間の生活に密着して歩む作業療法は，その学問性，科学性を問われつづけて来たが，人間生活と遊離した学問，科学などはあり得ようはずがない．作業療法は人の生活とその環境の中に生きる人間の，より価値ある生き方を今後とも求めつづけていくことと思う．

さて，上述した作業療法の基本的な考え方を遂行するに当り，今回の「作業療法ガイドライン」の内容は，現在の作業療法の現状を踏まえ，次のような臨床の領域に絞った．すなわち，身体障害，精神障害，発達障害，老年期障害，職業前関連活動の領域である．「作業療法ガイドライン」の作成作業の進行中，厚生省による「医業関係職種の効率的業務分担に関する研究会」の活動の一環として，当協会では「作業療法士の業務指針」の試案を

作成した．この業務指針の内容を踏まえ，「作業療法ガイドライン」では両者の整合性にも目を向けた．このことは，作業療法の業務内容についての内外の混乱を避ける上で益になったと考えられる．また，スタイルや用語をできるだけ統一することによって領域別内容の把握はし易く，また各々の領域間の特徴の違いも比較し易くなっている．

今後，社会のニーズへの対応や用語の統一など，内容の検討を重ねていく課題は毎年，怠り無く進められて行くことと思う．この作成作業は障害別作業療法委員会，及び業務指針作成担当の諸氏により繰返し，繰返しの検討作業の結果，成書されたものである．ここに関係諸氏に心より御礼申し上げる次第である．

会員諸氏にあっては，今回発行の「作業療法ガイドライン」の実際の活用を通して，きたんのない建設的意見をお寄せ頂き，作業療法の臨床の領域における質の維持発展にご協力をねがうものである

社団法人日本作業療法士協会

会長　矢谷令子（平成３年３月）

【引用文献】矢谷令子．序文．作業療法ガイドライン．日本作業療法士協会，p1，1991

(2) あとがき

今回，「作業療法ガイドライン」初版を発行することができた．協会は「作業療法業務の質の基準を示す」ことの必要性を感じ，障害別各委員会に「作業療法ガイドライン」の試案の作成を依頼することになった．その内容の重要性をふまえて，試案は１年間理事会や県士会長会議，会員個人に提示され，諸氏の意見を求めるという経過を経た．多くの意見をいただき，その整理と「作業療法業務指針」との整合性の検討のため，７名から成る「業務指針作成担当」ワーキング・チームが編成された．

作業は平成２年９月～平成３年３月にかけて12回の会合を重ねることによって，慎重に行われた．この間に当然のことながら，障害別委員会や理事会へのフィードバック・意見調整も行われた．

こうした「作業療法ガイドライン」が職能団体によって提示される意味は大きく，作成にあたっては未来指向であると同時に，現実的なガイドラインであるように配慮されている．会員の皆様は，今後これを臨床の基準としてご自身利用されるだけでなく，医師・看護婦・その他の職種にも必要に応じて示し，作業療法業務の理解・啓蒙に努められたい．

また，「作業療法」は年々進歩・変化している．それに合わせて本ガイドラインも定期的に見直しをしていく必要がある．作業療法業務指針と作業療法ガイドラインは作業療法士会員各位のものである．建設的且つ積極的なご意見を引き続き期待して止まない．

平成３年３月末日

業務指針作成担当　寺山久美子

荻原喜茂

神宮陽子

菅原昭一

杉原素子

千島　亮

前田佳子

【引用文献】寺山久美子．あとがき．作業療法ガイドライン．日本作業療法士協会，p63，1991

IV 日本作業療法士協会 ～発足からの四半世紀～

　本章の特徴は，タイトルのとおり，日本作業療法士協会（以下，OT協会）に焦点を合わせております．内容は大きく二つの点に絞られます．

　1は，OT協会発足時の記録と回想です．この記録の部分には協会結成の呼びかけに始まる協会初期2～3年の足跡を呼びかけ5人のお一人，および初代協会長に改めて当時を回想していただきました．なお，協会設立時を想起して10周年および20周年記念誌に寄せられましたご祝詞をご披露いたします．

　続きまして，**2**はOT協会の組織体制づくりと諸活動の紹介です．今回は，組織ごとに行われた活動，つまり部活動，委員会活動などは特に担当された協会員諸氏の名もできる限り記録に残し，若い皆様方にも先輩方の足跡を心にとどめていただければと願いました．そして最後に，OT協会全体として社会的，国際的に行った，交流活動の3例をご報告致します．

1　OT協会発足時の回想

1）OT協会を創り始める

佐々木光子

（1）第1回合格者で協会立ち上げ

　OT協会は任意団体として1966年9月25日に発足しました．

　第1回作業療法士国家試験合格者20名（リハ学院卒業者5名と特例試験合格者15名）中の有志，およびすでに米国で作業療法士免許を得て法律に基づき日本の免許を取得した鈴木明子，矢谷令子の2名と力を合わせてOT協会を立ち上げました．設立したOT協会の事務所は既定のようにリハ学院内に置かれました．日本初の養成校として開校した国立療養所東京病院附属リハビリテーション学院を卒業し，6月に国家試験に合格した佐藤（旧姓石渡）馨氏，松葉正子氏，松本妙子氏，石﨑（旧姓保田）麻子氏，そして筆者の5名が発起人となり，作業療法士自身の手で協会を設立しようという「呼びかけ文」を作って，同時期に特例措置による受

験で合格した15名宛に送付しました．これがパイオニアとして自覚するように育てられた者が初めて着手する活動となりました．それまでまったく面識がなかった人たちが6月の合格発表を機に仲間としてつながり始めました．合格者は養成校のほかは全国に散らばる病院に勤務しており，主な取り扱い対象者の領域は身体障害，精神障害，発達障害などに渡っていました．

開校以来しばしば学生の前によく姿を現して講師紹介などをしていました芳賀敏彦学院長補佐に代わり，1964年12月に専任就任した小林治人副学院長はリハ学院に常駐しておられ，就職以来お声をかけてくださったこともあり，身近な存在に感じていました．協会を設立する活動には物心両面においてリハ学院の理解と支援が不可欠で，OT協会設立について何かと相談にのっていただきました．特例試験合格者に対してOT協会を作る意義や設立後の活動とその目標を明らかにして表明することが，自分たちの責任だと自覚しておくことが大事でした．日本のリハビリテーションの現状を見ると，ようやくその必要性が認識され，これに伴い作業療法が注目されはじめた程度で諸外国との格差は大でした．したがって，早急に作業療法の普及と向上を目指す活動をする必要がありました．それには第1回国家試験合格者は当事者としての責任がありました．そこで東京在住の5名は相互に連絡を取り合って連携して諸問題に対処できる組織を持つ必要があるという考えに至りました．そして作業療法士の社会的な身分を確立し，その業務に専門職としての権威と内容を与え，国内外のリハビリテーション関係団体と協力，協業していくとともに将来は法人団体になることを目標としました．また，世界作業療法士連盟（WFOT）に加盟して正会員になることを目指しました．以上の理由を挙げて作業療法士の仲間を募り会の結成を行おうと呼びかけ，これに対する意見を求めることになりました．

(2) 呼びかけ文で仲間を募る

卒業生5名が知恵を絞っても，文章を書く取り掛かりがつかめないので，小林治人副学院長にご指導をあおぐことにしました．完成した呼びかけ文を見ず知らずの住所氏名もわからない合格者へどのようにして届けるかが大きな問題でした．会を作っても会則をどのように決めたらよいのか見当もつきません．また，呼びかけ文の郵送までの始動と引き続き定款を作成するにあたり小林副学院長にご援助をしていただいたことは大きな助けとなりました．呼びかけ文は謄写版で印刷するので，鉄筆で原紙を切る役目は松本氏が担いました．ともかく15名の住所氏名を知るために筆者が地方医務局を訪れて相談してみることにしました．この際も小林先生が医務局に電話で予約し，ご自身の名刺に添え書きして持参するようご配慮くださったので，用事を確実に済ますことができ，協会設立に向かって一歩前進することができました．

呼びかけ文の内容に賛同する人たちとは手紙で意見交換を行い，予定どおりに7月24日に第1回発起人会を開きました．当日は小林治人副学院長に相談役として同席していただきました．この時は外免の矢谷令子氏が出席してくださいました．9月4日に第2回発起人会が行われ，外免の鈴木明子氏が出席しました．WFOTの規約と日本の医療職の社団法人の定款を参考にしたOT協会の規約原案を鈴木明子氏の夫君の助けを得て作成し，最初のたたき台として，任意団体としての設立総会準備を進めました．外国人作業療法士が白衣の腕に付けている医学の

神様（杖に巻き付く蛇）をデザインしたワッペンを真似して，会員標を作ろうという九州労災病院の仲間たちの意見を取り上げました．

　いよいよ翌日に設立総会，発会式を控えた前日の9月24日，台風の通過が東海道線を麻痺させました．名古屋の宮地昭郎氏，堺の高尾輝子氏の2名が25日の夕方になって清瀬町になんとか到着しました．当初の予定では総会開始は午前10時のところ，定刻どおりには開催できず，昼近くの開催となりました．定款審議は時間が足りず中断し，予定していた発会式を行いました．日本リハビリテーション医学会はリハ学院と同じ年に発足しており，医師の方々には設立を対外的に知らせるために，予め設立趣意書を送り，後援者になっていただき，来賓としてご挨拶をいただきました．台風による停電と断水で生温いビールで乾杯したことが記憶に残っています．発会式後，総会を再開．残りの定款審議をろうそくの明かりで照らしながら継続しましたが，終わらせるには時間が足りそうにありません．余りにも暗く，会場の教室の片付け，明日の仕事，列車の都合など，誰が考えても中断するしかない状況でした．12月に臨時総会を開催すると決めてこの日の行事を終わりました．さて，22名の作業療法士免許取得者が全員揃って協会員登録をしたかというと，そういうわけではありませんでした．すでに看護婦（士）免許などを持っていた人の一部は待遇の低下という不利を当面避けるためか入会しませんでし

資料　呼びかけ文

た.

　呼びかけ文を読み直してみると，日本の中で外国人講師に教えられることが多かった半分外国育ちのような人間が精一杯自分たちの生命力を出して日本のリハビリテーションに貢献しようという意気込みが伝わってきました．学生時代に気づいた四年制大学の壁と給与待遇の問題，職業の質向上に研究・研修，後輩に影響を与える教育等々，問題を数えあげればきりがないですが，それらを解決するのは OT 協会，それを構成する協会員の仕事でありました．

【参考資料】
日本作業療法士協会　五十年史．日本作業療法士協会，pp14-17，2016

２）OT 協会発足時を追想して

鈴木明子

　作業療法が国家として認知されたのは，法律ができた時でした．「理学療法士及び作業療法士法」は 1965 年 6 月 29 日に法律第 137 号として同時に制定され，双児の法律と呼ばれました．当時は，各分野の医師の方々が，海外のリハビリテーションの視察や研修にヨーロッパや米国に行っておられました．帰国後，先生方は厚生省（現在は厚生労働省）に説明や報告を行いました．

　筆者が米国留学から帰国したのが 1963 年 9 月でした．帰国後，留学前の元の職場であった京都市立呉竹養護学校の教諭として帰任しましたが，同年の 11 月に厚生省から国立身体障害センター（現在の国立障害者リハビリテーションセンター）に転勤を命ぜられ，11 月 15 日付けで東京に転勤致しました．

　国立身体障害センター（以下　センター）は 4 階建ての建物で，職員宿舎はありませんでした．4 階建ての 1 階は主に事務室とその他の部屋，2 階は「靴づくり」や「縫製」の作業を教える部屋，3 階が「作業療法室」で，4 階には「大きな教室」が一つと事務室がありました．筆者は 4 階のその教室にベッドを一つ入れて宿舎として使うようにと指示されました．

　法律第 137 号が制定されたことで，全国でリハビリテーションに類似する仕事をしていた職種の方々のなかで一定条件を満たしている者に対する「経過措置による理学療法，又は作業療法の認定講習会を行う」ことになりました．筆者のセンターでの主な業務は，この認定講習会を担当することでした．厚生省医務課から「日本では，理学療法と作業療法の違いを知っている人は鈴木先生だけですのでよろしく」と依頼されました．

　筆者は，1963 年 11 月 15 日に日本で作業療法士として勤務し始めました．約 1 年後に矢谷令子先生が作業療法士の資格をもって米国から帰国なさいました．その後に矢谷先生が九州リハ大学に就任し，それぞれの立場でともに働く人々と協力し合って勤しむことになりました．

　当時，厚生省の窓口は医務局の療養所課長をしていた大村潤四郎先生でした．筆者は大村先生に何度も呼ばれて，厚生省や学士会館に出向き，相談に応じることとなりました．相談内容

は，①理学療法と作業療法の特徴について，②外国人講師の招聘方法と決定をどのようにしたらよいか，③リハビリテーション一般について，④その他諸々，でした．大村先生のお人柄によるのか，不思議なほど筆者と息が合いました．大村先生は札幌で生まれ，ご両親は札幌在住で，お父様が北大工学部の出身でした．また，東大医学部卒業で厚生省の課長．身分や地位からすると，一技官の筆者とでは立場に大きな差がありました．普通であるなら，一生のうち一度も話すことなどできないほどの先生でしたが，学士会館の喫茶室でコーヒーを飲みながら①〜④に関して知っていることを答えるという経験を致しました．その内容を実践する先生に敬意を表しながら，協力を惜しみませんでした．先生は，「医師の方々はそれぞれの分野で外国の理学療法や作業療法の研修や視察を行ってきましたが，作業療法職を専攻されている鈴木先生，作業療法職の全体を教えてください」と話されていました．教員を募集する方法では，米国の作業療法士で大学助教授の方と，25歳のほとんど新卒の方が応募してきた際にも相談に応じました．それは「清瀬の学院で作業療法士の教員になるということは，作業療法士の授業だけでなく，実習地の開拓や日本での作業療法士の identity の樹立など大変な課題が山積みで，実力と経験がないとできません．これらを考慮なさって教員を選ばれてはいかがでしょうか」と提言したことでした．

1964年になってから，WHO から Miss Elizabeth Fuchs が派遣され，授業は英語で行われました．入学者数は1963年は5名，1964年4月は18名，1965年4月は20名と記憶しています．Miss Elizabeth Fuchs は3学年を教えることになりました．筆者は全国に向けた「経過措置による理学療法，又は作業療法の認定講習会」を担当し，厚生省医事課長の指示に従って行動しました．

1967年に清瀬リハ学院は第1回卒業式を迎え，5名の作業療法士が巣立ち全員国家試験に合格しました．特例試験の合格者を合わせて20名の作業療法士となり，海外の資格取得者2名を合わせた22名で1966年9月25日に設立総会を開催し，職能団体を結成することになりました．台風26号の影響で悪天候の中，総会出席者17名（委任状2名）に推薦されて，筆者がOT協会の初代会長に就任しました．設立総会後の懇親会には砂原茂一先生，小林治人先生に参加していただくことができました．総会，懇親会は手作りで，清瀬リハ学院の二期生，三期生，四期生の在校生が会場を設置し，式次第を筆で書き，サンドイッチとサラダを作って，縁の下の力持ちとなり会を盛り上げてくれました．

OT協会はその後，清瀬リハ学院の卒業生だけでなく，東京大学衛生看護学科出身の看護師の方々（小川恵子さん，鎌倉矩子さん，寺山久美子さん，冨岡詔子さん，松葉正子さん），日赤看護短大の長谷川優美子さんたちのご協力を得て歩みを進めました．月に1回，放射線技師会や衛生検査技師会など各職種の協会の代表者で会合を行い，交流を図りながら話し合いを行っていました．その会は，自分たちの協会の identity を示して認めてもらうことと同時に，古いしきたりに捉われず平等を目指していました．

初代協会長として最も時間，労働，特別な配慮を要しましたのが，理学療法士と作業療法士の国家試験の問題作成でした．幸いなことに，コロンビア大学医学部リハビリテーション学科

はほとんどの授業で理学療法士と作業療法士が合同で受けていたため，国家試験の問題作成に関しては配慮しやすい状況にありました．しかし，試験問題の質を考えると国家試験合格者が増えなくなるので，いつも心の中で葛藤がありました．協会長としては作業療法士の質を落とさないようにしなければいけません．また，養成校が増えていく中で，教員確保が大変な状態にありました．教育者としての任務に取り組めるようにするには，海外からの人材に依存するのではなく，OT協会教育部の活動を活発にしていかなければならないと考えていました．2018年5月には作業療法士の有資格者が89,717人となっています．当時の作業療法士は障害者の後療法の時代でありましたが，現在は，疾病予防や健康管理にも力が注がれています．作業療法士が貢献できる領域であるので，励んでほしいところです．

　WFOT参加国委員になるために，第4回（ロンドン），第5回（チューリッヒ），第6回（バンクーバー）と，自費で会議に参加しました．コロンビア大学恩師のフランシスカスとの約束で，①職種の代表として常にトップで"Who's who"（福沢諭吉編『日本紳士録』）に載ることを目指して努力すること，②WFOTに入会すること，③自国の作業療法士数を増やすこと，と自分に言い聞かせていた初代協会長時代でした．

3）OT協会設立時想起（10周年記念誌から知る）

(1) 10周年を迎えるにあたって

日本作業療法士協会長　鈴木明子

　日本作業療法士協会が設立10周年を迎えました．昭和41年春の国家試験を通られた方々が日本国中から集って第1回総会をその年の9月25日に開いたのです．会員数は18名でしたからこの10年間に約20倍増えました（7月19日現在で会員数は362名）．

　私共の誕生，養育そうして援助のためにご尽力下さった方々のお蔭でここまで到達できたのです．「私はOTです」と云える蔭に厚生省，養成校，病院施設，医学会，賛助会員の温かい思い遣りと協力がございました．心から感謝したいと思います．

　協会の活動は年々充実し診療報酬は49年2月1日に認められました．学校は5校となり100人近い卒業生を社会へ送れる時を迎えたのです．世界の仲間からも47年8月に正会員としての活躍を承認されました．支部ができそれぞれが独特な進歩をみせております．

　今年は日本青年海外協力隊からマレーシャにOTの派遣の依頼があり，どなたかが正式に日本の名を用いて働らかれるようになりました．やっと持込む職種から持出せるように成長したことにもなります．明治以来人物は主として輸入（？）し戦後は物質を輸出して「エコノミックアニマル」と呼ばれてきましたが，OTは10年で国際的平等の席に着いたともいえましょう．

　時代がどんな時代であっても個人は自分に対してあらゆる能力を開発する責任をもっ

ています．その点 OT となった私共は 50 年後の OT にはもしかすると見られないような激しい環境の中で育ってきたようにも思われます．何もなく仕事をされて来られた方々や，職能や作業訓練とかその施設だけの呼び名で呼ばれて働らかれた方もあったことでしょう．次いで経済的収入ゼロによる無形の圧迫も感じて来られた人もあったことでしょう．治療材料や道具の不足を嘆かれたこともあったでしょう．

　でも石油ショックの不景気風の荒れる中で福祉やリハビリテーションが人々の意識に入り込んできているのは嬉しいことです．これからは老齢者の多い国となります．いろいろな障害の大きいだけではなく健康増進，維持と疾病予防の OT が進む方向になるのではないでしょうか．

　すべきことの多い中で第 1 に重要な事は「OT の人作り」です．私共の真剣な働きぶりから何かを感じ取って有能な若い人が沢山この道に入って来て下さるように，20 周年には高校 3 年生の全部が OT を知って魅力のある職業として高く評価する時でありますように期待しています．

　これまでの基礎を固めてこられた OT の方々に 10 年間築き続けた感慨を少しの間味わって，そうしてまた肩を叩き励まし合って次の記念すべき時までのご健闘を祈りたいと思います．

【引用文献】鈴木明子．10 周年を迎えるにあたって．日本作業療法士協会 10 年記念誌．日本作業療法士協会，p5，1976

（2）祝辞

　　　　　　　　　　　　　　　社団法人日本理学療法士協会　会長　松村　秩
　ふたご法である PT・OT 法は 10 年前に制定され，この法律のもとに PT・OT は誕生したのですが，これはまさしく日本という風土のためにこのようになったのではないかと思います．

　欧米においては，PT・OT の社会的ニードがあって，それに応えてゆくようなかたちで，半ば自然発生的に PT・OT の先駆者的人達（まだ PT・OT ではなくその原型のようなもの）が誕生し，そのようなかたちでの社会的必然性のもとに，彼等の活動は医療のなかでだんだんと定着していったというような発展の歴史があります．

　患者，障害者の医療的ニードに着実に応えながら，活動してゆくために，最初はごくわずかな数人というような先駆者的 PT・OT 達によって協会という組織がつくられ，その協会が彼等達の何よりのよりどころとして機能してゆきながら，次第に社会的評価を獲得してゆく歴史的過程を協会はもっています．それはまた PT・OT というプロフェッションを確立してゆくためのいばらの道でもあったわけです．そのような状態のなかで協会の果たしてゆく役割は非常に大きく，協会が自分達の職種の権威でもあったわけです．協会はPT・OT という職種の確立を図ってゆく原動力として，専門職として必要な自らを律して

ゆく自律機能を確立してゆきました．そのような発展の過程のなかで，欧米の協会は教育に関してはPT・OT校の設立を認可する権限や，PT・OTの資格試験を実施して資格認定の権利まで確立してゆく社会的に大きな機関として，国とか政府とは独立して存在するようになりました．こうなってくると国民全体に必要な社会的公器となってきます．

そしてPT・OTは一緒になって発展したのではなく，それぞれ独自の歴史をもっております．イギリスのようにPTの歴史は非常に古いが，OTの歴史は新しいとか，またアメリカのようにPTよりもOTの歴史が古いとか，それぞれ各国において独自の発展のしかたをしてきております．

日本の場合は幸か不幸か国でPT・OTを誕生させてくれました．PT・OTの独自の歴史的発展とか，その過程において協会の果たした社会的役割とかは，欧米に比較すればまだまだ皆無に近い状態ではないかと思います．まだやっと10年，比較するのは無理かも知れません．

しかし，今後はPT・OTの独自の責任において日本の医療のなかで，あるいは社会のなかで，PT・OTの発展の歴史を形成してゆくことが必要だと思っております．そのための協会でありたいと思っております．

【引用文献】松村　秩．祝辞．日本作業療法士協会10周年記念誌．日本作業療法士協会，pp6-7，1976

4）OT協会設立時想起（20周年記念誌から知る）

（1）Professionの団体としての責任を

専門学校社会医学技術学院長　国立療養所東京病院名誉院長　砂原茂一

20周年おめでとうございます．

一つのあたらしいProfessionの団体が芽ばえ，成長して，医療社会の中に確固たる地位を占めるに至ったということはそれだけでも十分おめでたい出来ごとには違いありませんが，とくにOT協会の場合は私自身，比較的身近かに巣立ちの羽ばたきの音を聞いて来ましたから感概はひとしおです．その上本協会はPT協会などと比べても比較的小柄で何となく頼りなげに見えたことも関心の度合を一層強めた理由かも知れません．しかし20年を振り返って見るとなかなかチャッカリしたところもあるようで，思ったより性根はしっかりしているらしいと安心いたしました．それにしても数多い医療関係団体の中では本協会は会員の平均年齢がもっとも若いものの一つだろうと思います．その純真な人達が海千山千の議員さんやしたたかな官僚相手に奮戦しているのは健気としかいいようはありません．わが国の行政の世界にも医療の世界にもなお多くの封建的残滓が残っています

から御苦労も多いと思いますが，あまり左顧右べんすることなく，若い Profession 団体として，さわやかに，一途に進んでもらいたいと考えます．

【引用文献】砂原茂一．Profession の団体としての責任を．日本作業療法士協会20周年記念誌．日本作業療法士協会，pp15-16，1986

（2）祝辞

社会福祉・医療事業団　大谷藤郎

　協会発足20周年を迎えられましたことを心からおよろこび申し上げます．その間，国内的にはもとより，国際的にも活発な活動を展開されて国内外に日本作業療法士協会の存在が輝かしくみとめられるようになりましたのは，会長はじめ会員の皆さん方のたゆみないご努力によるものと改めて敬意を表するしだいです．

　私は昭和30年代に精神衛生の仕事をやっておりました時に，精神病院で行われていた日本式の精神科作業療法に関心を持ちましたが，その頃にはまだ欧米流のいわゆる Occupational Therapy を正しく認識していた人は，私はもちろん，私の知っていた限りでは識者のなかにも殆どおられなかったのです．しいて探せば少数のアメリカ帰りの方だけだったのです．ところがそれから僅か20数年にして今日のような近代的作業療法の発展をみたのは，会員の皆さん方ばかりでなく，行政というサイドにおりましてその歩みをみてまいりました私にとりましても大きな感動でなくて何でしょうか．私は厚生省でいろいろの仕事に関係してきましたが，作業療法と理学療法の発展ほどドラマチックに思えたものはありません．

　昭和41年に第一回の国家試験が行われて，わが国に初めて作業療法士が誕生しましたが，その数は少ないものでした．したがってその後理学療法士協会が社団法人となりましたのについで，作業療法の方も法人化したいというつよい希望を表明されましたが，会員が少なすぎるということで認められなかったのです．幹部の方々のガッカリしておられた姿が思い出されます．

　その後人数も増えて，念願の法人化も認められて協会活動は一層加速したように思います．とりわけ学会の発展ぶりには目を見張るものがあります．昭和何年だったか正確には憶えておりませんが，最初のころの神戸の学会にうかがった当時は，まだ仲間うちの話し合いの場という感じでしたが，数年前に厚生省の局長として開会式のご挨拶にうかがった時の伊豆での学会，また昨年お招きを受けて特別講演をさせていただいた神奈川の学会では，大ホールを埋め尽くした皆さんのお姿を拝見して，その発展ぶりに感銘を覚えるとともに意を強くしたしだいです．

　また，機関紙やニュースの発行，生涯教育や調査研究活動などもその発展は目ざましいものがあります．しかし，なによりも，会員のなかに若い方々が多く，イニシャチブを

とって意欲的に活動しておられる姿は，他の医療の諸団体とくらべてきわめて特徴的で，たのもしく感じます．

　昭和58年に私が厚生省を辞めましたときに，昭和50年から厚生省が実施してきた外国留学制度で留学をしてきた方々が，銀座で私のために慰労会を開いてくださいました．そのとき皆さんから，留学時や帰国後のお話をうかがって，日本の作業療法の将来，リハビリテーションの将来はこういう若者たちが健在である限り絶対安心だ，未来は必ず開けると心中確信を覚えたしだいです．何といっても人材です．人材ある限り必ず発展するのです．

　これからは医療の分野だけでなく，ヘルスの分野，福祉の分野，政府が国会へ提案している老人保健施設の分野，など社会のいろいろな分野において作業療法士の活躍が期待されております．皆さんと皆さんの若々しいエネルギーはその期待にきっと応えられるでしょう．

　最後に私は厚生省で作業療法の行政面に多少かかわってきましたが，鈴木明子前会長，矢谷令子会長はじめ会員の皆さん方に公私にわたってご指導いただき，また，ご協力いただきましたことを改めてお礼を申し上げます．それにしても皆さん方から最もつよい要望であった大学教育，大学院など卒後教育がまだ緒についたばかりで遅れていることについては，医療経済の停滞などいろいろの理由があるとはいえ，申し訳なく存じます．世界の進歩に遅れないよう前進を期待しまして，祝辞といたします．

【引用文献】大谷藤郎．祝辞．日本作業療法士協会20周年記念誌．日本作業療法士協会，pp10-11，1986

2　協会組織体制づくりと諸活動

1）組織体制づくりの変遷

（1）早期協会事務局の変遷

矢谷令子

　ここは，早期の OT 協会事務局をめぐるお話です．なにしろ初代の事務局はどこにあったのか，となりますと，どこといえばいいかよくわかりません．「理事会」と称して集まったところは池袋界隈の喫茶店．「閉店ですよ」といわれて，土砂降りのなか，次の喫茶店へ．あっという間に終電の時間となり，みんなが慌てて傘の下で手を振って別れたことは，はっきり覚えております．事務局の正式な場所は，国立療養所東京病院附属リハビリテーション学院内「日本作業療法士協会」でしたが，当時の事務係を務められた佐々木光子 OTR（清瀬リハ学 1 期卒）に「郵便物は」と尋ねると，「出すだけで，受け取る郵便物はなかった」と，当時のお話をしてくれました．協会 20 周年記念誌によりますと，**表1**のようになっております．1977〜1979 年は，事務局長名はブランクですが，住所は新宿区戸山町の国立身体障害センターになっております．

　このブランクの間の事務局長は不明ですが，第 3 代寺山久美子事務局長時代に中央鉄道病院に勤務していらっしゃった高梨美和子 OTR が庶務部長の任を務め，事務所が新宿区戸山町の国立身体障害者センターに移っても佐藤富美子庶務部長と共に事務業務を担当されたようです．この時代は沢治子 OTR が副会長でした．また，佐藤富美子 OTR によると，なにをどうするのか，高梨 OTR が丁寧に教えてくれ，しばらくは助けてくれたとのお話です．

　この時は長尾恭代 OTR（清瀬 4 期生）も同勤で，仕事の合間や勤務後に，協会の事務局仕事をこなしておられました．「私は佐藤さんのお手伝いをしただけです」といつも控え目の長尾

表1　学会事務局の変遷

年月	事務局長	所在地
1966 年 9 月〜1970 年 5 月	若井光子	東京都清瀬市梅園 1-2-7　東京病院附属リハビリテーション学院
1970 年 6 月〜1971 年 5 月	小川恵子	神奈川県川崎市木月住吉町 2035　関東労災病院リハビリテーション診療科
1971 年 6 月〜1973 年 6 月	寺山久美子	東京都新宿区戸山町 43　都立心身障害者福祉センター
1973 年 7 月〜1977 年 6 月		東京都渋谷区代々木 2-1-3　中央鉄道病院
1977 年 7 月〜1979 年 6 月		東京都新宿区戸山町 1　国立身体障害センター
1979 年 7 月〜1980 年 9 月	小川恵子	東京都清瀬市梅園 1-2-7　東京病院附属リハビリテーション学院
1980 年 10 月〜1985 年 8 月		東京都小金井市中町 2-22-32　社会医学技術学院
1985 年 8 月 17 日〜	杉原素子	東京都新宿区西早稲田 2-2-8　全国心身障害児福祉財団ビル

OTR でしたが，54 年に身体障害者センターが所沢に移転の折，故郷の高知に戻り，大活躍しておられます．「OT 協会」は，ここで会員約 500 名強となり，多忙であったに違いありません．二足のわらじで働かれた皆様，本当にお疲れ様でした．協会が事務員を募集できるまであと一息，まだ二足のわらじは続きます．

1979 年に会長交代となり，事務局は会長勤務の清瀬リハ学院へと移り，小川恵子 OTR が正式に事務局長に就任されました．そうはいっても，事務所は清瀬リハ学院の元受付窓口の一隅で，長机一つでした．タイプを打つのは小川事務局長，中腰で仕事をこなしておられるのは小林夏子 OTR（清瀬 4 期生）です．ここから少しずつ事務局と名のり，社団法人化へ向けての仕事も加わり，仕事量は増え続けました．

①その後の事務局状況を法人化事務局長に尋ねてみました

小川恵子

社医学に事務局設置

日本に作業療法の資格制度ができたのは筆者が大学を卒業して 7 年たった時のことでした．したがって，この 7 年間それらしき仕事をしていましたので，そのような人が受けることができるいわゆる "特例受験" によって作業療法士の資格を得ました．ちょうど，産後休暇の在宅中に呼び出され，関東労災病院のリハビリテーション診療科の開設に関わりました．そして早速 OT 協会の事務局長の仕事が回ってきたのでした．この時は 1 年だけでお役御免となり，後任者が次々とこのお役目を担っていきました．

私が職場を清瀬のリハビリテーション学院に移して間もなく，上司であった矢谷令子先生が会長職に就任なさったことをきっかけに，再び事務局長の仕事を仰せつかりました．事務局とは名ばかりで元受付室の片隅に机を一つ置いただけのものでしたが，ここで困ったことが起こりました．公立の施設に事務局を置いてはならぬというお達しでした．たまたまその時に，砂原茂一先生が校長を務めておられた「専門学校社会医学技術学院」（以下　社医学）からお声がかかり，1980 年の 4 月に日本で初めての夜間の作業療法学科の学科長として赴任することになり，この新設の学院の一室を OT 協会の事務所として借りることができたのでした．今思うと本当にありがたいことでした．

障壁を乗り越え法人格取得

しかし，初めて夜間の作業療法学科の教育をするという重責の中で，事務局長一人と菅原昭一教員，山口昇教員（全員社医学の教員）で OT 協会の事務局を背負うというのは並大抵のことではありませんでした．しかも，まだ小学生の二人の子育ての最中でもありました．電話の子機を学院の事務室と教官室ともう 1 カ所の合計 3 カ所に置いて，どこかで電話を取れるようにしたり，外出するときは矢谷会長のほうに転送されるようにしたり工夫しました．ニュースの発送作業を近隣の OT に手伝ってもらったり，会議は日曜日に行ったりしていましたが，書

資料　当時のOT協会ニュース

日本作業療法士協会 協会ニュース No.31

第4回常務理事会報告

活動報告（診療報酬対策委員会）

臨床教育手引書の紹介

W.F.O.T ニュース

長期講習会を終えて思うこと

支部だより

資料　第1号OT協会ニュース

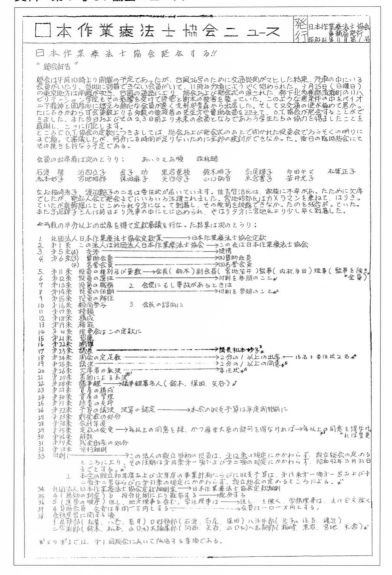

記をお願いしていた山口教員も菅原教員もギブアップする中，だんだんと増える会員を抱えての事務局運営には限界がありました.

　しかもその時，協会の法人化の仕事が出てきたのでした．会員が1,000人に満たなかったので，すんなり法人格を得ることはできず，資産の問題もあって，辻会計事務所から指導を受けることになりました．これがなければ法人化は不可能だったと思われます．総会で難しい質問があった時のために辻会計事務所から緑川さんという方が会場に待機して下さいまして，万全の備えのもとに今までの協会を解散し，社団法人化への作業を進めました．会計の帳簿も法人格に耐えうるものにしなければならず，当時，会計を担当してくれていた岩崎テル子財務部長

表3　つづき

作業療法書検討委員会	寺山久美子	
機器検討委員会	矢谷令子	
WFOT 代表委員	佐藤　剛，木村信子，冨岡詔子	

昭和 63 年度　委員会名簿

各委員会	委員長	委員
機関誌編集委員会	鎌倉矩子	
協会ニュース委員会	池ノ谷真里	市川和子，冨岡詔子
選挙管理委員会	山下清次	
総会議事運営委員会	荻原喜茂	
規約委員会	鎌倉矩子	
保険対策委員会	菅原昭一	
身体障害作業療法委員会	金子　翼	
精神障害作業療法委員会	宮崎和子	
小児作業療法委員会	中山　修	
老人作業療法委員会	岩崎テル子	
職業前作業療法委員会	大喜多　潤	
機器対策委員会	黒岩貞枝	
作業療法書編集委員会	寺山久美子	
WFOT 代表		佐藤　剛，冨岡詔子

平成元年度　委員会名簿

各委員会	委員長	委員
規約委員会	鎌倉矩子	
保険対策委員会	菅原昭一	
機関誌編集委員会	鎌倉矩子	
協会ニュース編集委員会	池ノ谷真理	市川和子，冨岡詔子
選挙管理委員会	山下清次	
総会議事運営委員会	荻原喜茂	
情報統計委員会	宮前珠子	
身体障害作業療法委員会	金子　翼	
精神障害作業療法委員会	宮崎和子	
小児作業療法委員会	中山　修	
老人作業療法委員会	岩崎テル子	
職業前作業療法委員会	大喜多　潤	
機器対策委員会	黒岩貞枝	
作業療法書編集委員会	寺山久美子	
RI 運営委員会	佐藤　剛	
WFOT 代表		佐藤　剛，冨岡詔子

（4）心強い賛助会員メンバーの皆様

本協会発足時から四半世紀の時点に賛助会員様として，協会に早々に関心を寄せてくださり，
ご支援くださいました皆様に感謝を込めつつ，お名前を披露させていただきます．

- ・酒井医療販売株式会社
- ・東京衛材研究所
- ・花園病院
- ・医歯薬出版株式会社
- ・パシフィックサプライ株式会社
- ・松山リハビリテーション病院
- ・小原工業所

- ・三愛会三船病院
- ・松山精神病院
- ・八重洲リハビリ株式会社
- ・クラフト社
- ・藍野病院
- ・日本アビリティーズ社
- ・牧病院

- ・医学書院
- ・榛名荘病院
- ・株式会社誠和
- ・武田薬品工業株式会社
- ・稲畑プレストン株式会社
- ・株式会社多比良商会

皆様方のご関心，ご支援を心より御礼申し上げます．

（5）総会議案書に見る協会活動報告

福田恵美子

　OT協会が設立され，任意団体としての13年間は周囲への啓蒙活動が行われ，協会を強固な
ものにしようと活動をしていました．OT協会総会資料が残っている範囲でそれを参考にして，
部分的ではありますが主な協会活動を振り返ってみました．

【昭和53年（1978年）度】
　精神科作業療法の理論づけについての検討と法人化に向けての取り組みが始まりました．

【昭和54年（1979年）度】
①WFOT個人会員の資格について
②学会優秀論文の推薦について
③OT点数獲得のための理論武装について，の3点が検討されました．

【昭和55年（1980年）度】
①社会的地位の向上に向けて，社団法人日本作業療法士協会の設立への準備，診療報酬の適正
　化，昭和54年度の総会で出された提案を取り入れ，職務分野の獲得として職域の確立が検討
　されました．
②学術・技術の振興に関しては，質の高いサービスを提供することで公益性を高めるために，
　支部活動への援助，全国研修会の開催，精神科作業療法の不明確さの摘発に対する策として
　精神科作業療法の基準化の検討，将来を見越して高齢者作業療法の基準化の検討がなされ，
　力が注がれました．
③教育の質の向上に関しては，4年制大学の設置については，大学設置の推進，教育の質を高
　められるカリキュラムの検討と充実，臨床教育の向上，国際性を考えて養成校のWFOT認

可について，教員養成に関しては国際的に国の援助のあることは稀なため，厚生省講習会の共催についてそれぞれの検討を行いました．

④国内関係団体との交流に関して，主務官庁，日本リハビリテーション医学会，日本医療技術者連絡協議会（日本放射線技師会，日本理学療法士協会，日本看護協会，日本臨床衛生検査技師会，日本栄養士会，日本歯科衛生士会，日本歯科技工士会，全国病院理学療法協会），日本精神病院協会，日本精神科看護技術協会，日本医師会，全国社会福祉協議会，老人福祉施設協議会，日本障害者リハビリテーション協会，日本聴能言語士協会と交流を図りました．

⑤国外関係団体との交流に関して，世界作業療法士連盟，各国作業療法士協会，日本海外青年協力隊などとの交流を図りました．

⑥作業療法に関する普及および啓蒙に関して，PT，OT，リハ医学会作成のパンフレットの配布，作業療法士協会作成のパンフレット配布，会員一人一人の日常の働きの宣伝・広報に関する広報部の活動について検討されました．

⑦刊行物の配布に関して，協会ニュース発行，学術部による研修会誌発行，小冊子の発行に関して検討されました．

⑧その他，会員数の増加，求人，求職の相談，業務に関する連携・調整・助成，協会の基礎データとして会員および協会に関する総合調査（アンケートを含む），国をあげて取り組む国際障害者年に向けての取り組み，ポートピア '81 に向けての取り組みなどが検討されました．

【昭和56年（1981年）度】

①教育に関しては，厚生省主催による「理学療法士作業療法士養成施設等に関する教育長期講習会」の開催に協力する．また，OT養成校における「作業療法に関する授業要綱」の作成準備を行いました．

②作業療法の調査研究に関しては，「統計調査委員会」を発足し，作業療法白書（1985年度完成予定）の作成準備を行いました．

③刊行物の発行に関しては，学術論文，研修会誌，精神科作業療法の技術基準に関する冊子，臨床教育手引書を発行しました．

④作業療法の普及指導に関しては，地域活動の協力，高齢者のための作業療法活動，障害者団体との交流活動，教育機関との連携活動，他団体への後援，支援活動，高校生に対する広報活動等社会福祉に寄与すること．

⑤WFOT学校認可およびその奨励と新設校に教育関係の資料の提供，および助言など，OTの教育および社会的地位の向上に関すること．

⑥国内，国外関係諸団体との連携に関すること．

⑦協会の運営に関すること．

【昭和57年（1982年）度】

全国で作業療法県士会が発足しました．

①昭和56年度より準備してきた老人問題専門委員会を本格的に軌道にのせ，協会活動の焦点の一つとして活動を継続しました．

②昭和56年に精神科作業療法診療点数が据え置きになり，昭和57年に引き上げの改定がなされたが，標準診療件数引き下げの問題が残され，継続して取り組みました．精神科作業療法の理論武装に関して4冊の小冊子とアンケートのまとめをもって昭和57年度で終了としましたが，「作業療法長期展望委員会」で吸収できるようにしました．

③OTの立場を明らかにした保安処分への取り組み（渉外部）は，「保安処分―その問題と会員の声―」の小冊子にまとめられました．今後の取り組みは，必要に応じて協会として取り組むことにしました．

④「日米リハビリテーション国際会議」は講演録としてまとめられ，各関係機関に送付されました．

⑤協会の長期展望や緊急性に備えて，三役委員会を新設しました．

【昭和58年（1983年）度】

　法人化後として，初めての「白紙から立てる計画」の実施年となりました．協会事務局は固定した場所を確保できず，長らく社会医学技術学院の一室を拝借していたため，事務局体制の確立にあたって資金づくりが必須の課題となりました．

　専門職団体の進歩を目指した会員のなお一層の熱意と関心とをもって，学術・教育・研究への努力，協会を造り育てる協力を呼び掛けました．

　協会組織は，六つの部会，五つの常設委員会，六つの委員会を持ち，事務局，第18回九州学会，WFOT代表および10地区の代表，下部組織（各県士会）の活動をもって運営されるようになりました．協会員数が1,000名に達した年でもあります．昭和55年に行った総合調査のアンケートによる要望大半が対処され実行維持に努力しました．「白書委員会」から大掛かりな調査が行われました．事業計画は，

①基本姿勢として，会員の成長と社会における作業療法の役割の確立を樹立すべく，地味で息の長い協会づくりの挑戦に取り組み始めました．

②質の向上においては，昭和58年度の立ち上げた三つの特設委員会の一つである「作業療法長期展望委員会」で，「学」，「術」，「教育」に関する長期にわたる展望を示しました．

　「評価法検討委員会」では，必要な評価の審議を行い広くその基準とするところの探求と確立を，日本理学療法士協会と日本リハビリテーション医学会との協働で行いました．

　「作業療法士会館・設立検討委員会」では，進歩の事始めとして事務局の安定化は不可欠であるが，先ずは設立するか否かの検討と手順の検討を開始しました．

③教育上に関しては，教育部主催の「臨床実習指導者や教員のための研修会」の開催．

　会員の隅々まで行きわたる会員との健全なネットワーク確立のための協会本部および下部組織による連携強化の基盤造りに取り組みました．

【昭和59年（1984年）度】

①法人化して4年を経過し，厳しい規格や要求線に立ち，役員一同身を引き締めたなかにも誇りと喜びを感じ，一致協力して新団体としての土台作りに専念しました．

②昭和58年度の継続で分担業務の仕上げに尽力した．委員会活動は，協会ニュースに掲載し，協会員の意識を高める配慮を行いました．

③協会組織は昭和58年度を継続して運営されました．

④初回版「作業療法白書委員会」では，協会20年の歴史の締めくくりとして，また公益団体としての信頼性を得るためにも，自分達の団体について把握し必要な社会的要望事項に応える資料として，機関誌の臨時増刊号（第4巻第2号）を編集しました．

⑤下部組織の県士会は，39士会が出そろい残り3士会となっていました．

⑥5つの特設委員会（精神障害作業療法委員会，小児作業療法委員会，職業前作業療法委員会，作業療法学研究委員会，作業療法書検討委員会）の発足の承認を得ました．

【昭和60年（1985年）度】

①「長期展望委員会」は think tank であり，未来を展望しつつ，常に備え，内外で引きおこる時のニーズに間髪を入れず，反応し対処しなければならず，昭和60年度の新設委員会となりました．

②「作業療法士会館設立検討委員会」に関し検討され，無理をすることなく，十分の吟味で，賢明な将来への備えとしていくことになりました．

③昭和59年度から検討してきた「定義」は，未来を想定して会員の意見を汲み上げて練りました．

④作業療法に関する学術振興，発展とその普及，作業療法の社会的貢献と公益活動が果たせるよう，さらに組織の強化を行い，昭和59年度に承認された5つの委員会が発足し，昭和60年度は精神，小児，職業前の3分野において，作業療法の役割のイメージ混乱，役割の未確立，未発達に対して，改善，充実を急務として取り組みました．

⑤作業療法学研究委員会は，「作業療法の科学性，学問を研究促進し，時代の医療専門職として広く国民と社会のニーズに応えられるよう，作業療法士の道標を確立することが目標でした．

⑥作業療法書検討委員会は，作業療法の指導書の検討がなされました．また「作業・その治療的応用」が出版されました．

⑦隣接国である中華人民共和国への働きかけを行い始めました．

⑧協会事務所は，8月には社会医学技術学院から新宿区西早稲田にある全国心身障害児福祉財団に移転しました．

【昭和61年（1986年）度】

設立20年を迎えた年で，設立当時20名の会員数が2,000名に達していた．20周年記念式典が行われ，20周年記念誌が発行されました．

①学会が年1回，全国研修会は年2回，研修会は年7回開催し，会員の要望に応えました．

②調査研究は，13種のアンケートを行い，時代のニーズや質の向上につながるように取り組みました．

③年6回の協会ニュース，機関誌の発刊で会員の要望に応えました．

④普及指導は，広報部がパンフレットを作成し，「作業療法ガイド」「部門新設ガイド」の作成を行いました．

⑤県士会は，山形県を最後に1都，1道，2府，43県が出揃い全県で発足しました．

⑥教育の向上では，「理学療法士・作業療法士養成施設等教員長期講習会」の続行，四年制大学の実現化に向けて，文部省，厚生省，関係機関に要望書の提出を行いました．

⑦地位の向上に関しては，保険対策委員会，渉外部，福利部などの連携で活動を行いました．

⑧国内外関係団体との連携交流は，一段とその枠が拡大しました．国外にはWFOTの代表者2名を，協会予算で代表者会議に派遣することができました．

【昭和62年（1987年）年度】

①作業療法の学会，研修会，講習会などの開催，調査研究を行いました．

②調査研究では，教育部による「臨床実習に関する調査」，広報部による「OT部門開設認可に関する県別実態調査」，福利部による「初任給調査」が行われ，協会ニュースで公開されました．

③刊行物の発刊に関しては，PT協会との共同作業で「家庭でできるリハビリテーション」，他の刊行物の発行，普及指導に関しては，都道府県作業療法士会トピックス版の広報誌作成，ビデオ作製が行われました．

④指導普及では，分野別作業療法を紹介するパンフレットが作成されました．

⑤教育向上では，理学療法士・作業療法士養成施設等教員長期講習会を開催，厚生省健康政策局医事課主催の「カリキュラム見直し」に参加し作業を行いました．

⑥社会的地位の向上では，保険対策委員会が作業療法の特質を吟味し，評価づけられるべく努力致しました．

⑦国内外関係団体との提携交流では，「第16回リハビリテーション国際会議（R.I.）　PT・OT国際会議」の準備活動が行われました．特にWFOT代表による国外との連携準備が進められました．義肢装具学会（ISPO '89）の準備も進められました．

　国際事業団（JICA）の協力もあり，中華人民共和国への働きかけも継続し，多数の協会員が多職種と共に中国のリハビリテーション振興事業に参加しました．

【昭和63年（1988年）度】

　厚生省の第一次供給推定数として算出された到達数の4,000名を超える年度でした．

協会の組織では，270名の協会員が協会の業務に携わっていました．

①作業療法の学会・研修会・講習会などの開催では，第22回学会が「高齢化，国際化に向け

て」のテーマで神戸にて開催され，六つの研修会，三つの講習会，厚生省から委託を受けて行ったもの一つが開催されました．

②調査研究では，養成校に向けての初任給調査，機器対策委員会から福祉機器利用調査，広報部から各県士会に向けて広報活動の実態調査，学術部から各県士会に向けて地方組織における学術活動について，アンケート調査が行われました．

③刊行物の発刊では，機関誌「作業療法」が8巻1号（平成元年）から，基本方針を学術誌と定めました．

④普及指導では，広報の不可欠な時期でパンフレットが作成されました．

⑤教育上に関しては，教育部主催の「臨床実習指導者や教員のための研修会」が5回目を迎えた．カリキュラム改訂作業がほぼ終了し，平成2年の実施に備え資料作りをしました．

⑥社会的地位の向上では，医療的，教育的活動，国際学会，各専門職学会研究などの活動，国際協力事業団活動などに参加し，診療点数に関して要望書を厚生省保険局医務課に提出しました．

⑦国内外関係団体との提携交流では，「第16回リハビリテーション世界会議」に参加し，特別分科会で「国際作業療法会議—アジア・太平洋地域を中心に—」を担当しました．

【平成元年（1989年）度】
主要目標は以下の9項目でした．
①協会と地方組織との連携強化
②機関誌増刷による学術研究活動の強化
③新カリキュラムへの対応
④作業療法枠組みの確立
⑤作業療法広報活動の強化
⑥作業療法職域拡大
⑦4年制大学実現化への要望活動
⑧協会活動の情報整備
⑨事務員の常勤化と事務局体制の強化

　作業療法は専門職として，個人や社会の必要に十分耐えられる職種でありたいと結んでいました．

（6）規約委員会の働き

矢谷令子

　屋根も柱も大切です．ただ，土台を無視して家を建てることはありません．

　OT協会にも健全な土台に屋根，そして柱が必要でした．規約委員会は1982年4月に"規約集"なるものを，協会の第17回総会議案書資料に報告致しました．その目次をご紹介致します．協会は，このように必要に応じていくつもの規約を作って，会員の皆様に協会としての規

律を示し，お役立てに供して参りました．

　一つの組織体が依って立つ“決め事の則”のあることを本当に有難く思います．会員諸氏にありましては，一度は目を通し，時を経ても役立つことあれば幸甚です．英知を集めて，地味な働きを続けてくれた，鎌倉矩子規約委員長を始め委員の皆様の労をねぎらいつつ，ご覧ください．

①規約集

②第4号議案　倫理綱領承認の件

日本作業療法士協会　倫理綱領
1. 作業療法士は，人々の健康を守るため，知識と良心を捧げる．

2. 作業療法士は，知識と技術に関して，つねに最高の水準を保つ.

3. 作業療法士は，個人の人権を尊重し，思想，信条，社会的地位等によって個人を差別することをしない.

4. 作業療法士は，職務上知り得た個人の秘密を守る.

5. 作業療法士は，必要な報告と記録の義務を守る.

6. 作業療法士は，他の職種の人々を尊敬し，協力しあう.

7. 作業療法士は，先人の功績を尊び，よき伝統を守る.

8. 作業療法士は，後輩の育成と教育水準の高揚に努める.

9. 作業療法士は，学術的研鑽及び人格の陶冶をめざして相互に律しあう.

10. 作業療法士は，公共の福祉に寄与する.

11. 作業療法士は，不当な報酬を求めない.

12. 作業療法士は，法と人道にそむく行為をしない.

③作業療法の定義

1) 法律に基づく定義

（1）理学療法士及び作業療法士法

　この法律で「作業療法」とは，身体又は精神に障害のある者に対し，主としてその応用的動作能力又は社会的適応能力の回復を図るため，手芸，工作，その他の作業を行なわせることをいう.

　この法律で「作業療法士」とは，厚生労働大臣の免許を受けて，作業療法士の名称を用いて，医師の指示の下に，作業療法を行なうことを業とする者をいう.（理学療法士及び作業療法士法 昭和40年6月29日 法律第137号 抜粋）

（2）医療スタッフの協働・連携によるチーム医療の推進について（通知） 理学療法士及び作業療法士法第2条第1項の「作業療法」については，同項の「手芸，工作」という文言から，「医療現場において手工芸を行わせること」といった認識が広がっている. 以下に掲げる業務については，理学療法士及び作業療法士法第2条第1項の「作業療法」に含まれるものであることから，作業療法士を積極的に活用することが望まれる. ・移動，食事，排泄，入浴等の日常生活活動に関するADL訓練　・家事，外出等のIADL訓練　・作業耐久性の向上，作業手順の習得，就労環境への適応等の職業関連活動の訓練　・福祉用具の使用等に関する訓練　・退院後の住環境への適応訓練　・発達障害や高次脳機能障害等に対するリハビリテーション（医政発0430第2号及び第1号，平成22年4月30日）

2) 実践に基づく定義

（1）日本作業療法士協会による「作業療法」の定義

　作業療法とは，身体又は精神に障害のある者，またはそれが予測される者に対し，その

主体的な生活の獲得を図るため，諸機能の回復，維持及び開発を促す作業活動を用いて，治療，指導及び援助を行うことをいう．（昭和 60 年 6 月 13 日　社団法人日本作業療法士協会第 20 回総会時承認）

　（2）日本作業療法士協会作業療法関連用語解説集による「作業」の定義

　日本作業療法士協会の定義では「日常生活の諸動作や仕事，遊びなど人間に関わるすべての諸活動をさし，治療や援助もしくは指導の手段となるもの」をいう．世界作業療法士連盟（WFOT）では，「人が自分の文化で意味があり行うことのすべて」としている．これらより作業療法で用いる「作業」とは，対象者自らが文化的・個人的に価値や意味を見出し専心しているすべての活動をいう．（社団法人日本作業療法士協会　作業療法関連用語解説集改訂第 2 版 2011）

【引用文献】一般社団法人日本作業療法士協会（編）．作業療法ガイドライン 2012 年度版．一般社団法人日本作業療法士協会，2013

（7）"新" 賛助会員制の発足
①PT 協会をみならった会員制度

矢谷令子

　物静かな小川事務局長の声が届きました．「事務局には現金 3,800 円しかありません」．ちゃんと「現金は」と言っているのだから，「まさか，銀行にはあるでしょう」と思いながら，「あら，それは大変！　そうですか」といって，二人で考え込みました．会員数，卒業生入会予定者数，会費一人 7,000 円．どう考えてみても余裕のないことは明らかです．頼みは賛助会員様のご理解とご支援の "増"！　この時，OT 協会は賛助会員一口¥10,000.

　当時の PT 協会は，賛助会員が ABC 会員に分かれ，それぞれに金額が違っておりました．

　新賛助会員制では，PT 協会と同じでは申し訳ないと思い，少し低く設定しました．

A会員　¥200,000,　—　大手企業様

B会員　¥100,000,　—　ご理解ある企業，出版社様各位

C会員　¥20,000,　—　非会員個人様

　次の仕事は助けてもらう方々に納得してもらうための「日本作業療法士協会—趣意書—」の作成です．当時の木村信子副会長，寺山久美子副会長のご了承も得て，なんとか書きあがりました（残念ながら，当時の資料はありません）．この趣意書一枚を持って，手土産もなにもありません．今にして思えば，非常識やら厚かましいやらですが，当時はそんなこと思いもせず，ただただ，一生懸命でした．ないないづくしの協会で，あるのは訳のわからぬ肝っ玉と，"作業療法士" という専門職への大きな信頼と誇りだけでした．

②賛助会員を求めて全国行脚
　まずは南へ向かいました．大手企業へご挨拶をし，賛助会員費について了解していただくと

いう名目の「行脚の旅」です．最初は岡山のオージー電気医療器研究所 or オージー技研株式会社（現　オージー物流株式会社）．奥田宏社長には会えませんでしたが，社内におられた方がにこやかに「わかりました．社長に申し伝えます」と，ほぼ了解とのメッセージをくださいました．次に，大阪のパシフィックサプライ株式会社の川村一郎社長を訪ね，挨拶し，同様に説明したところ，B会員になることをご承諾くださいました．当時，パシフィックサプライ株式会社には，スプリントの教材で本当によくお世話になりました．川村社長の笑顔は忘れられません．東京に戻り，頼みの綱である酒井医療株式会社を訪ね，加藤毅様を通し，すぐにA会員をご承諾いただきました．PT協会は何百万という取り引きが可能なところ，こちらは数千円のレベルで誠に申し訳ない気持ちでいっぱいでしたが，本当にありがたく思いました．

　日本橋の八重洲リハビリ株式会社（現 株式会社ヤエス）の2階に向かい，社長から涙ぐましい終戦後の会社立ち上げのお話を伺いました．一代で会社を作り上げたご苦労には本当に頭が下りました．A会員の件は，というと，次長がとても渋り，なかなかよいお返事がもらえませんでした．「趣意書にご賛同いただければのお願いでして，無理にとは」と話したところ，「うーん，でも，酒井さんがOKなんだから」と次長がいわれ，後に社長のOKが出ました．心から感謝致しました．次は稲畑プレストン株式会社，中年紳士の登り坂を駆け上がるような印象の社長にすんなりご承認をいただきました．日本工器株式会社には進んでA会員をお受け入れいただきました．本当にありがたく感謝致しました．行脚の結果，多くの企業に支えられ，合計49万円だった賛助会員費が200万円まで集まりました．一社一社の紹介ができず心苦しいのですがA，B，C会員の皆々様，協会員一同，心から御礼申し上げます．

(8) 社団法人化
① "社団法人化" を継承して

矢谷令子

　OT協会は発足以来，任意団体から，社団法人化を目指し活動を続けておりました．1979年の総会資料の法人化委員会報告には，「対厚生省との折衝を続ける」とあり，54年度事業計画（案）の社会的地位の向上に関する項目の（1）には "社団法人日本作業療法士協会の設立" とあります．そのころの協会ニュースにこの「設立の会」を開くとの情報が掲載されたことで，それを読まれた厚生省医務局療養所課の課長補佐の某氏から，一本の電話が直轄下にあった清瀬のリハビリテーション学院に入りました．「矢谷さん，協会はこのようにいっているけれど，法人の設立は勝手にはできないもので厚生省医務局医事課を通して行うもの．すぐにこのニュースの情報については医事課と交渉するよう協会に伝えて下さい」という親切なご忠告でした．このことを当時の沢治子副会長にすぐに伝えました．周到に準備を進めていた計画は頓挫し，「矢谷の横槍が入ったからだ」と担当の方々は不快な様子とのことでしたが，この一本の電話は課長補佐さんからの大きな救いの手だったのではないでしょうか．協会念願であり会員アンケートの第一の要望であることも踏まえ，協会をあげて法人化の準備はご忠告どおり継承しました．

②まずはどうする「社団法人化」

　1979年に第2代会長に代り，本格的に医事課との折衝が始まりました．まずは，すでに法人化を果たしていた他の先輩協会の情報を集めると，とある協会は，当時の協会長がある大臣の肩を揉みながら「大臣，ひとつここは何卒よろしくお願い致します」との会話式嘆願術が功を奏したと知りました．では，ひとつ，こちらOT協会はどこをお揉みすればいいと考えても，その技量もありません．次に別の協会をたずねて山梨まで行きました．「そりゃあーやっぱり誰か大物政治家さんでも通さない限り無理な話ですよね」といわれましたが，さて大物政治家さんさえ知りません．医事課に行っても，「そんな上から下へ降りて，法人化できるなどというものではなく，医事課を通して，順々と手順を踏むのです」とのお話です．でも，その結果，「はい，ダメでした」といわれれば，協会員の方々にお詫びのしようも，こちらの面目もあったものではありません．しかしOT協会は，粛々と医事課様のご指導を仰ぐことに決しました．

　当初より何かとお世話になっておりました日本アビリティズ協会の伊東弘泰社長から「それはぜひ，渋谷にある辻公認会計事務所の辻　敢所長のご指導を受けるように」とご助言いただき，そのうえに親切にも面談の手筈を整えてくださいました．このことが後に厚生省の信頼獲得につながりました．本当にありがたいご助言，一生感謝申し上げます．

　辻所長との面会当日，OT協会は会長，副会長，事務局長がそろって渋谷の坂をあちこちと探しまわり，辻公認会計事務所にたどり着きました．大柄で頼りがいあふれる辻所長は，私たちの差し出した資料，特に財産目録ならぬ会計資料をごらんになられて，しばし沈黙．やおら「矢谷さん，これは0がひとつ足りないようですね」といわれました．心の中で「えっ，なんのことでしょうか」と思いながら，実際には「はぁ，そうですか」などと応えて耳をすましますと，実は2,000万円必要なところ，私どもの資料は，200万円の数字を示しておりました．しばらく説明が続いた後，辻所長は「業界上，ダンピング（不当に安い価格で商品を販売すること）はできませんので，辻事務所と致しましては，当分，無料でお引き受けしましょう．後はそれからの話と致します」とおっしゃってくださいました．とてつもない厄介者の到来であったことと思いますが，困った表情をしながらも，眼鏡の奥の瞳はやさしげにほほ笑んでおられました．

　私たちは恥ずかしいよりもうれしくて，ともにほほ笑んで，各々がお礼を申し上げました．辻所長は，緑川会計士を私たちの指導会計士として紹介してくださいました．次の会の面談では事務局長に財務部長を加えて指導を受けました．当時の岩崎テル子財務部長は，ものの見事に難しい法人の会計処理，対応法を学び難関突破の役を果たされました．法人化を実現するには，200万円が2,000万円にならなければいけないのですが，緑川氏の魔術のような指導が見事に成功しました．清瀬の某銀行支店も「これは，当店でも初めてのことです」といいながら協力して下さいました．法人化の仕事はこれだけではありません．こよりをよって資料を締め上げて，手作業で7〜8冊ほどの部厚い資料をつくります．その内容は，医事課の指導に応え，OT協会の法人としての"ふさわしさ"を多岐にわたって説明するためのものです．2年間かけて最終段階に進み，それからは，一日おきに三役に加え規約委員長，財務部長が集まり，資料

づくりに励みました．最終仕上げは，東大赤門の前の建物の中で夜半遅くまで緑川氏に手際よく指導いただき，上記の冊子をつくり上げました．翌日，それらの資料は緑川氏が紫色の風呂敷に包み，ともに医事課に提出致しました．一方，協会は任意団体を解散し「（社）日本作業療法士協会設立総会」開催の手順に入りました．任意団体解散は 1980 年 12 月 1 日（月）に「東京都障害者福祉会館」（港区芝 5-18-2）において臨時総会で執り行われました．社団法人日本作業療法士協会設立総会は引き続き同会館において行われ，無事手筈を整えることが出できました[1]～[3].

1981 年 3 月 19 日，この日私たちは関係者全員で厚生省医務局医事課に集まりました．「社団法人成立許可書」が与えられた理由などについては，直接授与してくださいました医務局医事課長の斎藤治美氏と，法人化に尽力してくださった辻所長の祝詞を下記に引用いたします．

この日参加した中には，辻所長や緑川氏もおられ，しっかりと私たちを見護ってくださいました．後の御礼の会では，緑川氏が「ルビーの指輪」を素敵に歌いあげ，一同から拍手喝采が起こりました．

2 年間にわたり，昼夜なく働かれた各担当会員諸氏，本当にお疲れ様でした．

本協会の法人化には，ここには言及しきれていない多くの方々の普段からのご支援やご指導あっての賜であることを改めて，初代協会長はじめ協会員一同とともに，感謝申し上げます．

③「社団法人」作業療法士協会の発展をお祝いする

年金福祉事業団・管理部長　斎藤治美

作業療法士協会の創立 20 周年を心からお祝いいたします．とくに，協会が「社団法人」として着実に成長を続けておられることが，私にはたいへん心強く思われます．ここまで協会の前進を推し進めてこられた歴代の役員など幹部の方がたのご努力と，それを支えてこられた会員のみなさんのご尽力に深く敬意を表します．

私が作業療法士協会とご縁ができたのは，54 年 7 月に，私が厚生省の医事課長を命じられたときからです．前任者から引き継いだ懸案事項のひとつが，作業療法士協会の法人化問題でありました．

さっそく矢谷会長が来訪され，社団法人化を早く認めてほしいとの懇請を受けました．私は，少し前に医事課の担当課長補佐に着任していた紺矢寛朗君とともに，この問題をめぐる状況をいろいろ検討し，その結果，機は熟しつつあり，二人の在任中に解決をはかる方向で取り組もうという方針を固めました．

社団法人は，公益事業をおこなうための組織であります．そこで，私たちは，作業療法士協会が公益事業を継続的に実施できる体制を整えるために，つぎの三つの課題を果たすことを要請しました．

①協会の事務所を，国立東京病院附属リハビリテーション学院内においている状態を改め，公的機関に依存せずに，独立の団体として事業を遂行しうる事務体制を整えること．

②事業内容について，親睦団体的色合いを薄め，公益的性格のものを中心に据えること．

③社団法人として，公益事業を継続的に実施するためには，ある程度以上の構成員の存在が必要であり，その目安としておおむね千人程度の会員がいることが望ましいとされているのに対し，協会の現会員数が600名台にとどまっているので，極力会員数を増やすように努力すること．

このうち①については，55年春に，専門学校社会医学技術学院が小金井市に校舎を建てたのを機に，協会の事務所をその中に移すことによって解決をみました．

そのうえ，協会側の自発的な措置として，公認会計士事務所の指導を受け，社団法人にふさわしい経理方式に切り替えたのでした．

②については，それまでおこなってきた作業療法学会の開催，各種の研修会の実施など会員の能力向上のための事業をさらに充実させるほか，支部組織などを通じて地域社会のリハビリテーション事業への協力をおこなうことを，事業計画に盛り込んでもらいました．

③は，実行が困難な課題でありました．協会の法人化問題の進展に時間がかかった大きな理由は，この会員数が少ないことでした．当時，卒業者を出している作業療法士養成校は，わずか6校，定員120名という状況では，会員の増加は，年間100名程度しかのぞめませんでした．したがって，短期間のうちに会員を1,000名に近づけるというのは，物理的にむつかしい問題であることは確かでした．それでも，協会の，非会員に対する入会の呼びかけなどにより，55年には700名台に達し，さらには，そのころから，養成校が毎年2〜3校ずつ新設されるようになったことも加わって，会員数増加のテンポは確実に早まるという見通しを立てられるところまでこぎつけました．

国際障害者年の56年に入って，作業療法士協会は，社団法人たるべき要件をほぼ満たすに至ったと私たちは判断しました．私たちは，医務局（現・健康政策局）内および法人化の最終の許可権を持つ官房に対して，了解を取りつけるための働きかけをおこなったのですが，そのときの説明材料としてもっとも有効だったのは，協会のそれまでの組織活動の実績と，共益事業団体への衣替えの成果でした．会員数の点については，養成校の増設の結果，2年以内に1,000名に達するのが確実であることを医事課において保証すること，さらに，国際障害者年に，リハビリテーション医療に従事する専門職の団体の法人化を認めることの意義を強調して担当官の理解を得たのでした．

そして，医務局と官房の上層部の手続きをへて，3月に園田直厚生大臣の決裁がおり，3月19日，「社団法人設立許可書」を私から矢谷会長にお渡ししました．

こうして作業療法士協会が，社会的な存在として，法的にも認知されてから5年たちましたが，当時の私たちの期待にたがわず，協会は，いまや日本のリハビリテーション医療の世界において確固とした地位を築きあげられました．

これから21世紀に向けて，協会は，さらに大きく飛躍されるに違いないと信じております．

【引用文献】斎藤治美．「社団法人」作業療法士協会の発展をお祝いする．日本作業療法士協会20周年記念誌．日本作業療法士協会，pp19-20，1986

④祝辞

公認会計士　辻会計事務所　所長　公認会計士　辻　　敢

　日本作業療法士協会が，ここに創立20周年をお迎えになることになりました．

　心より，お祝い申しあげます．

　日本作業療法士協会は，昭和41年9月，協会員20名をもって発足され，本年4月末日現在では会員数1,715名におよぶ文字通りの大協会に成長されました．

　私が，協会の矢谷会長にはじめてお目にかかったのは，日本アビリティーズ協会の伊東事務局長のご紹介によるものでした．

　「OT協会を社団法人にしたい」これが，矢谷先生のご依頼でした．

　当時のOT協会の会員数，財政の状況等のくわしいお話をうかがって，私は，ただちに，「これは無理だな」と判断いたしました．

　卒直に，そう思い，そう申しあげました．

　ところが，矢谷会長，その他の役員の皆様の，すさまじいばかりの熱意と情熱にうごかされ，ついに，法人化のお手伝いをさせていただくことになりました．

　それからは，文字通り，苦戦の連続でした．

　それを，とにもかくにも乗りきれたのは，皆様の「法人化したい」という熱意のたまものでした．

　昭和56年3月，日本作業療法士協会は，ついに，社団法人となりました．

　国が正式に許可した公益法人になったのです．

　昭和56年11月2日，私学会館において，社団法人設立の祝賀会が開催されました．

　席上，私は，矢谷会長から，感謝状をいただきました．

　当日，矢谷会長は，カゼで声が出せませんでしたが，私は，感動で胸がいっぱいになり，おなじく声が出ませんでした．

　日本作業療法士協会の創立20周年を，重ねて心よりお祝い申しあげ，更なるご発展をおいのり申しあげます．

　おめでとうございました．

【引用文献】辻　敢．祝辞．日本作業療法士協会20周年記念誌．日本作業療法士協会，p8，1986

(9)「核」を求めての火つけ役

矢谷令子

　「作業療法の核を問う」．このテーマが複数回にわたり学会でとりあげられたこともあり，その答を求める声も度々耳にします．このテーマの誕生は，ある一人の作業療法士がつぶやくよ

うに語った言葉に起因します.「卒業して3年経つけれど作業療法がまだよくわかりません」.
直感的には,「え,わからないで作業療法士をやって給料とるの?」と思いますが,よく考えて
みれば実に正直な発言です.すると今度は,「そんな思いで働くのはつらいこと.そんな状態で
卒業生を世に送り出すのは,申し訳ないこと」と今度は鉾先が自分に向いたのです.

　これをきっかけに日本で受ける「作業療法教育」の不充分さが自責のように広がり,みんな
が「作業療法」をどう考えているのかを分かち合うために第9回OT学会のシンポジウムは「私
の考えるOT」と題して5人の作業療法士シンポジスト,3人の助言者として医師,司会者作業
療法士1名の計9名で討議しました.OT協会10周年記念誌に砂原先生が当日の感想を寄稿し
て下さいました.その後10年の間に,3回にわたり「核を問う」は学会のテーマになりまし
た.これの一連の流れの詳細は25周年記念誌から本章「(16)協会25周年総会」を参照下さ
い.

(10) OT協会独自の機関紙―創刊号―

　自ら出版する"機関誌"が欲しいという要望は,OT協会が1979年に行ったアンケートから
も明らかでした.社団法人化(1981年3月19日)から1年足らずの1982年2月15日に「作
業療法」創刊号が発行され,いち早く協会員諸氏の要望に応えることができました.

　ここでは,さわやかな浅緑に白の花びらを咲かせた川崎英雄氏(協会員川崎加代OTRの夫
君デザイナー)による創刊号をお披露目します.この表紙に大きく書かれた「作業療法」の堂々
とした黒の4文字,そして,投稿原稿の目次を提供いたします.最初から何かとお世話になっ
た青木印刷の青木社長を始め,広報などで支援して下さった企業の方々に,感謝いたします.
次いで,初版に寄せた会長挨拶,編集に力を注がれました機関誌準備委員,学術部担当委員諸
氏による編集後記をお届け致します.
―All and Allへ創刊号おめでとうございます!

①創刊号によせて

会長　矢谷令子

　ひとつの生命は,時が満ちて誕生する.

　生命の不思議は今更,語るには及ばないが,ここに長年まちわびた,ひとつの生命が誕
生した.

　"作業療法"創刊号の誕生を心から祝いたい.

　かつて世界作業療法士連盟(WFOT)加盟国の機関誌を調べたことがあり,中にA5判
の粗末な小冊子を見ていささかびっくりしたことがある.が,間もなく,それは敬意に
とって変った.どんなに小さかろうと薄っぺらであろうと自分達の協会で自分達の力で発
行しているということの意義深さをその小冊子は教えてくれたからである.それ以来,協
会自身の機関誌ができる日を待ちわびて来た.これは多くの会員から寄せられている協会

②はじめに―白書誕生まで

　昭和61年，日本作業療法士協会は20周年を迎える．協会理事会では，この協会の「成人式」を記念して何か役に立つ事業を行いたいと考えた．昭和57年春のことである．「白書の刊行が良いだろう」という事になり，その年度から早速準備に取りかかった．「作業療法士白書委員会」は委員長に寺山久美子，委員に木村信子，佐藤馨，清宮良昭，関昌家，高梨美和子，鷲田孝保の計7名が委嘱された．

　委員に委嘱された我々7名がまずやった事は，「白書とは何か」の定義をしらべてみる作業であった．何しろ協会としては白書刊行は「初体験」である．「白書って何？」という全く初歩の所からボンヤリしているのであった．「現代用語の基礎知識」によれば「政府が現状をひとまとめにし報告書のような形をとった文書を『白書』または『青書』と呼ぶ．このことばの起こりはイギリスで，イギリス議会と枢密院会議の報告書が青表紙であることから，ブルーブック（blue book，青書）といい，またイギリス政府が外交の内容を国民に知らせるため出す文書は表紙が白いところからホワイトペーパー（white paper，白書）と呼ばれた．わが国では昭和22年7月，片山内閣の時に「経済白書」を発表したのが始まりで，以後各省庁が所管事項において主として年次報告のような形で出すようになった．また臨時に教育白書のようなものも発表され，地方公共団体でも白書として出していく所が多くなっている」という事であった．こうして，我々は「要するに，白書とは報告書だ」という共通の認識にまず至った．

　次に我々は，わが国で刊行されている27冊の政府発行の白書をはじめ，各種団体による白書（日本肢体不自由児協会編・発行「肢体不自由児白書」，日本精神薄弱者福祉連盟編「精神薄弱者問題白書」，日本リハビリテーション医学会編「リハビリテーション白書」など）に目を通し，構成，内容，スタイルのチェックを行った．政府刊行の白書は図，資料，統計をふんだんに用いて，簡潔に客観的に論述しているものが多かった．それに反して，各種団体からの白書は，多様なスタイルで，多様な内容を盛りこみ，中には「白書に名を借りた専門書」といったものもみられた．

　要するに，「白書といっても，あまりこだわりすぎる必要もないナ」という事であった．このような事前勉強のもとに，我々は「作業療法白書は，白書の体裁をできるだけ整えて図，表，資料をもとに客観的で簡潔な表現をする．」という編集方針とした．

　次に我々は，盛りこむべき内容の検討に入った．7名の委員がそれぞれ頭に浮かぶままにカードに書き，あれやこれや並べ変えブレーンストーミングを行った．そこで問題となった事は，本書を「作業療法白書」とするか，「作業療法士白書」とするか，であった．即ち，「作業療法」全体とするのか，「公務員白書」のように「それに携わる人の意識，生活と意見」を内容とするかであった．結果は「作業療法白書でいこう」という事になった．初刊であるし，部外の人々にも資料として役立ててもらうにはその方がよかろうというのである．但し「作業療法士の意識，生活と意見」は是非掲載したいので，この際会員への

大規模なアンケートを行ってこれに当てようという事になった.

　昭和57年度1年間はこうして白書大綱の検討と会員向け及び施設向けアンケートの作成に費された（作業療法白書作成用アンケート（（個人用）），及び作業療法白書作成用アンケート（（施設用））一巻末資料参照）. アンケート項目の決定にあたって我々が参考としたのは，「45年度作業療法実態調査報告」と「理学療法士実態調査報告」であった. 前者は昭和45年11月に日本作業療法士協会がはじめて行った作業療法士の実態調査である. きっかけは作業療法の診療報酬を点数化する基礎資料がほしいという事であった. 昭和49年2月，こうした協会の努力が実って，「リハビリテーション診療報酬新設，複雑なもの80点，簡単なもの40点，精神科OT 30点」の結果となったのである. この時の調査項目は全て入れて今回の結果と比較しようという事にした. 又，「理学療法士実態調査報告」は日本理学療法士協会の理学療法白書委員会が昭和58年2月に実施し，まとめたものであるが，理学療法士との比較ができるという事でこのアンケートからもいくつかの項目を我々のアンケートの中に加えた.

　アンケート調査は昭和58年7～8月に行われた. 個人用アンケートは会員全員（1,096名），施設用アンケートは作業療法士の働く全施設（515施設）の作業療法部門の責任者に向けて発送された. 個人用アンケートは問68まであり，ともに記入に30分以上を要するぼう大なものとなった. 我々自身のものであるとは云え，誠実に御記入いただいた会員の皆様に深謝する.

　アンケートの集計は清宮委員のいる弘前大学医療技術短期大学部作業療法学科の電算機を用いて行われた. 夏休みを返上して夜おそくまでデータのインプットに集中いただいた清宮委員と作業療法学科の皆様，本当に御苦労様でした. 回収率の点で我々はやきもきした. 当協会が行うアンケートは，簡単なものは別として従来から「よくて回収率60％」というジンクスがある. このようにぼう大なアンケートで果してどれだけの会員に協力いただけるものか？　結果は53.6％で，これは前述の理学療法士協会の51.4％と比較しても悪くはない.「まあ，何とか会員の傾向として物を云うだけの回収率であろう」とホッと胸をなでおろしたが，又しても60％の壁を破れなかったのは残念であった.

　昭和58年11月～昭和59年2月頃にアンケートの集計がほぼでき上ってきたので，データの読みを行い，白書執筆の打合せにかかった. 執筆の担当は次のように決めた.

第1章　作業療法の理念と歴史（寺山）

第2章　法律と医療制度（木村）

第3章　作業療法士の教育（鷲田）

第4章　作業療法の世界（佐藤，関）

第5章　研究，開発（高梨）

第6章　海外活動（高梨）

第7章　作業療法士の実態（清宮）

4，5，6，7章は今回のアンケート結果から報告できる所が沢山あるが，1，2，3章は作業療法関係の他の資料を使うことが必要とされた．とくに第3章の教育に関しては然りであった．今回のアンケートの反省点として「臨床に働く作業療法士中心で，教育・研究に携わる作業療法士には書きにくいし，書く所が少なかった」という指摘があげられる．次回のアンケートでは担当される方，この点を留意されたい．

　各委員が素案を書き，昭和59年の夏休みを利用して箱根で2泊3日合宿集中打合せ会を行った．何しろ木村委員は京都，関委員は金沢，清宮委員は弘前と遠方に離れており，打合せもままならない状態であった．委員全員が今を盛りの働き盛りで多忙人間ばかり，スケジュールの調整をするのに一苦労であった．

　昭和60年6月の第20回総会にはぜひ間に合わせて刊行したいという事で執筆を行ってきた．このようにして協会機関誌「作業療法」臨時増刊号として白書が刊行された事は，協会20周年を飾る事業の1つとして多いに意義のある事と関係者の1人として喜んでいる．

　尚，作業療法白書刊行に先がけて，協会は「作業療法の定義」を検討してきた．昭和59年度の第19回総会で上程したが，審議未了となり，継続審議にもちこまれた．そもそも「協会独自の定義をつくろう」と発想したのは何も巷間ささやかれたような「何か心づもりがあって」という事ではない．20周年を記念して，「もう日本の作業療法も成人になったのだから，自分たちの定義があっても良かろう」というのがきっかけであった．これを今回の白書でとにもかくにも書き入れられたのは幸せである．

　ページ数が限られており，貴重な資料のいくつかを収録できなかった．次の機会にでもぜひこれはやりたい．

　　　昭和60年6月15日

作業療法白書委員長
寺山久美子

【引用文献】寺山久美子．はじめに―白書誕生まで．作業療法4（2）：2-3，1985

③はじめに

　日本作業療法士協会が最初の「作業療法白書」を発行したのは1985年のことである．それは協会結成20周年を記念しての事業であったが，同時に，当事者がはじめて実態報告書を刊行したという意味を持っていた．その後協会の内部では，以後5年毎に白書を発行しようという機運が自然のうちにできあがった．

　1989年，事業計画に従って，あらたな白書委員会が組織された．委員は，機関誌編集や情報統計の担当者を含む総勢9名である．要請を受けて，保険対策委員会委員長と教育部部長が後からこの仕事に加わった．

この白書の基本的性格は，1985年から1990年までのわが国の作業療法および作業療法士の実態を報告する点にある．しかしこの分野は，歴史的資料が未だ十分には蓄積されていないという事情があるので，たとえ1985年以前に遡ることであっても，記録に残しておきたいものはこの際収録しようということになった．わが国に作業療法および作業療法士が生まれるまでの経緯，最初期にこの世界に入ってきた人々の背景，教育史，海外留学・研修の経験者に関することがら，などがそれである．

　白書作成にあたっては，3種類の資料を利用した．協会事務局・情報統計委員会・教育部がこれまでに収集してきた資料，政府刊行物を含む一般刊行物，そしてこの白書のために実施した会員へのアンケート，がそれである．現場の情報は結局のところ，現場に問い合わせることによってしか集めることができない．調査は大がかりなものとなった．

　1990年6月，白書委員会は，郵送による3種類のアンケートを実施した．6月時点ではまだ新卒の作業療法士はほとんど入会していないので，対象者は事実上，1年以上の経験を有する会員たちである．第1種の「個人アンケート」は，正会員全員を対象とするものであった．第2種の「施設アンケート」は，会員が勤務している臨床関連施設（つまり作業療法士養成校を除く）の全数を対象とするものであった．どちらも全数調査としたのは，近年，職域拡大が急速に進んでいるものの，新領域での該当者はまだ少ないという事情を考慮したためである．

　第3種の「教育施設アンケート」は，作業療法士養成校について，いままでに教育部が集めてきた資料を補完する目的で実施したものである．

　「個人アンケート」は，質問数にして140問，質問紙にしてB5判，24頁に及ぶ膨大なものとなった．正会員3,410名中，宛先不明の10名を除く3,407名に質問紙を送り，2,007名から回答を得た（回収率：58.9％）．「施設アンケート」の質問は48問，質問紙はB5判，12頁であった．1,527の臨床施設に質問紙を送り，845箇所から回答を得た（回収率：55.3％）．概要は，備考1，2に示す通りである．

　これらアンケートの回収率は，決して高いものであったとは言えない．しかし1つのアンケートに答えるのに優に2，3時間は要したであろうことを考えると，これだけの回収率が得られたということはむしろ驚異的であると言わなければならない．白書作成にあたって担当者たちが最も肝に銘じていたのは，このような会員の支援の大きさであった．

　ちなみに1985年白書の際に実施したアンケートの回収率は，個人向け（78問）が53.6％，施設向け（67問）が47.3％であったとされている．会員の協力の度合が少しだけ上向いてきた，と言えようか．

　お気づきのように，この白書が扱う作業療法の実態は，大部分が，本協会の会員が関わった範囲に限定されるものである．しかし1990年時点で日本作業療法士協会の正会員は，わが国の作業療法士全体の約83％に相当していたから，アンケートの結果は，わが国の作業療法と作業療法士の実態をかなりよく映しているとみてよいであろう．

会員へのアンケートの内容は，資格取得年や学歴，勤務施設の種類と業務内容，医師との関係，対象患者の種類，臨床での評価項目や作業活動種目，研究活動の内容に至るまで，かなり具体的なものであった．施設に対しても，実施している作業療法の種類や職員数，作業療法室の広さなどだけでなく，診療報酬をめぐる具体的な事柄もかなり詳しく尋ねた．材料費や下請け作業の扱いなど，「腫れ物」にもあえて質問を向けてみた．第3章から第5章までの87頁は，これらアンケートの回答の要約である．

　この5年間に，わが国の作業療法士数は2,142名（1985年）から4,694名（1990年）に増え，実に2.2倍となった．現在作業療法士が勤務することができる施設は，法的名称に従えば70余種に及んでいる．

　このような変化の背景には，高齢化社会の到来に焦点を合わせた，保健・医療・福祉施策の変革があった．その変革は大がかりで，まだ進行中である．内容は当事者ですら，自分の専門から少し離れると分からなくなってしまうほど複雑でもある．「作業療法をとりまく最近の情勢」と題する1章をもうけたのは，作業療法の現状理解を助けるものとして，この面の解説が不可欠だと考えたためである．

　さて，作業療法士の活動は，臨床活動だけでなく，研究・教育活動や専門職としての組織活動（日本作業療法士協会の活動）にもおよぶものである．第6章から第10章までは，この面における主として最近5年間の動向を述べている．

　時代の影響を言うなら，「コンピュータ社会の到来」というもう1つの要素をあげておくべきであろう．この5年間の，コンピュータの普及は目ざましいものがあった．事実この白書も，アンケートの作成からデータの入力・集計，原稿の作成に至るまで，全てコンピュータの助けを得て作られている．もしこの助けがなかったら，この白書は，いまあるような形で誕生させることはできなかった．

　本書の執筆について，担当は，第1章―冨岡，第2章―荻原，第3章―園田，第4章―鎌倉，第5章第1・2節―田川，同第3節―杉原，同第4節―冨岡，同第5節―佐藤，同第6・7節―松下，第6章―鷲田，第7・8章―宮前，第9章―佐藤，第10章―杉原，むすび―鎌倉，資料―村松である．しかし，構想からアンケート作成，草稿作成に至るまで，何回も全員による協議を繰り返したので，正確には，全体が全員による共著である．

　変化のテンポが増してきた作業療法の歴史の中から，1985年から1990年までの5年間を切り取ってここにお届けする．読みものとして，また資料として，多くの方々にご利用いただければ幸いである．

　　1991年3月3日

白書委員会委員長

鎌倉矩子

【引用文献】鎌倉矩子．はじめに．作業療法10（1）：iii-iv，1991

（12）職業前作業療法委員会の仕事

早川宏子

職業前作業療法委員会は，1985（昭和60）〜1990（平成2）年度の間，小川恵子氏，大喜多潤氏，そして筆者と3名の委員長で引き継ぎ，特設委員会として活動しました．その発足の経緯を矢谷会長が昭和60年度総会資料の事業計画に記されています．

『協会は（中略）作業療法の社会的貢献と公益活動の果たせるよう努力してきた．この活動を，さらに組織的に且，強力に推進するためにその専門委員会の発足が要望され（中略），今年度はとりあえず精神，小児，職業前評価の三分野を選んだ．いずれも，作業療法の役割のイメージ混乱や，役割の未確立，未発達に対し，改善，充実を急務とされたものである．』

発足年度から4年間，『作業療法士の職業への関わりの実態の把握』のための調査や文献収集をし，それをもとに『職業前作業療法のあり方』について検討を行いました．筆者を含む委員の多くは対象者の就労に関する支援を行っていて，作業療法士（以下，OT）がこの領域で十分に役立つ知識と技術を持っていると自負しているものの，他職種との役割の違いと協働の仕方，そしてOTならではのこの領域での役割などを明確にできていないよう筆者は感じていました．委員それぞれの経験には差はあるものの，就労および職業生活に必要な活動として，日常生活活動を含む社会生活能力，職務遂行に必要な作業能力等いわゆる就労準備性の評価と支援を行い，就労先の職場内環境の整備までかかわる委員，また職場探しや就労後のフォローアップまで他職種と同じような働きをしている委員もおり，その作業療法の実践はさまざまでありました．

Willard & Spackman の「Occupational Therapy, Third Edition」の佐々木智也先生の訳編のよる「作業療法」の第1章の冒頭に「作業療法は普通の作業を特殊な目的のある治療もしくは職業の前段階として利用し，患者の社会心理的適応性を高めるような独特の性格を持っている」とあり，職業に関連した作業療法の重要性を知ることができます．しかし，その具体的な作業療法のあり方や理論を深める文献はなく，委員間での多くの議論を必要としました．その後2年の間，職業リハビリテーションの重要性とともに，職業もしくは就労支援を担うOTの役割について検討し，その結果を職業に関連した作業療法のガイドラインとしてまとめました．その他，日本職業リハビリテーション研究会や関連職種との協働関係を築くことを模索し，会員への啓発などの活動をしています．1990年には日本職業リハビリテーション研究会が日本職業リハビリテーション学会（以下，職リハ学会）となり，その設立記念事業に委員長が招待されています．以後，職リハ学会へのOTの参加者も増え，シンポジストとして招かれ，交流を深めました．

1991（平成3）年6月の学会時総会をもって閉会となり，その活動経過の報告をもって閉会の報告としました．当時の総会資料にあるその報告の概要を下記に記します．

現況調査によって，OTの大半は病院で勤務していて，積極的に就労に関する支援を行っている現場はごくわずかでした．しかし，更生相談所，国立リハビリテーションセンター，東京

都心身障害者福祉センター，国公立の精神保健センター等に勤務するOTは，公共機関や団体，企業などで働く「一般就労」と，授産施設などで働く施設内就労を含む「保護的就労」への支援を行っていました．アプローチの内容も職業前評価・訓練，求職活動から就労後の危機介入などのフォローアップ，職業生活を支える生活への支援，と多岐にわたっていました．その現状から，職前委員会は，OTが「作業の性質や作業が人にもたらすもの」に精通している職種であるゆえに，障害を持つ人々の生活を豊かにし，継続できるような支援ができることを確信しました．そしてその支援内容は「職業前」にとどまらず，対象者の就労準備性，職務遂行能力や作業能力，職業生活と就労継続のための技能と環境等の評価と，改善のためのアプローチ，およびフォローアップまで含む，すなわち「職業関連活動」への支援技術を持っている職種であると確信しました．また，対象者の状況を就労という視点で読み解き，他職種へ伝える役割を持っていることも自覚しました．最終的な活動として，職業前委員会（以下，職前委員会）の各委員の臨床経験や文献等から，この領域でのOTの役割と技能についてまとめたものを，「職業関連活動」への作業療法ガイドラインとしました．

しかしながら，この領域への職域拡大については，厚生行政と労働行政が一本化されていない時代で，職リハに関わる他職種のOTへの印象は「医療機関にいる技術者」であり，OTの働きは認められる機会が少なく，手掛かりを見つけられず閉会となりました．

この後養成校のカリキュラム改正の際，職業にかかわる作業療法の科目名について「職業前作業療法」から「職業関連活動」への変更が認められ，さらにOT協会編集による日本で初めての教科書「作業療法学全書　第11巻　職業関連活動　作業療法技術論3」が出版されました．この巻は，前述のガイドラインに沿って編纂されています．現状の技術をまとめたものでかなり未熟なものであったとの反省もありますが，職前委員会がこの領域の教育の基礎を築いたこと，OTの関心も呼んで深く学ぶ機会を作ったことと自負しています．この版はすでに廃刊となっていましたが，5年ほど前に職業カウンセラーの方から，この第1版が大変参考になったと伝えられ，感慨深く，この委員会の仕事を思い起こしたこともありました．

現在OT協会では，障害福祉部でこの領域に関する研修会の開催や活動も地道に行っています．職リハ学会でも，障害者総合支援法の施行以来，精神障害，身体障害，特に高次脳機能障害を持つ方々への就労支援，および就労継続支援について，若いOTの活躍ぶりに接する機会が増え，頼もしくうれしく思います．これからも障害を持つ方々が生き生きとした生活が送れるような支援にOTも貢献できるよう，その力を十分に発揮できる領域として，広がっていくことを祈ってやみません．

（13）機器対策委員会の立ち上げ

矢谷令子

作業療法の教育カリキュラムにおいて，日常生活動作（ADL）に関連する「機器，自助具・装具・副子の活用および作成」は，大きな特徴の一つです．

昭和40年代までは数えるほどしかなかったリハビリテーション関連機器メーカーが，昭和

50 年代に入ってから一気にその数を増やし始めたことを覚えております．いち早くリハビリテーション機器を手掛け，熱心に東大のリハ科に通っておられた酒井医療電機（現 酒井医療）の加藤毅氏の姿が浮かびますが，当時の同業社は両手の指で数えられる程だったと記憶しています．1975 年に WHO の北欧 5 カ国の視察研修に参加した際にストックホルムで，行政にも企業側にも片寄らず，消費者のスタンスに立ち，公平・公正に機器製品の質の判定に専念するスウェーデン国立障害研究所を訪ねました．ぜひ日本にもこのような研究所が欲しいと願い，当時の厚生省事務次官に単独面会を求めて，この件を要請しました．当時厚生省の中だけで機器に関する「室」が 3 カ所ほど設けられていて複雑だったので，わかりやすくして欲しかったという理由もありました．ストックホルムの視察の際に，現地で日本の丸紅食品会社が機器開発に取り組んでいると聞き，衝撃を受け，一層，医療機器，リハ機器に関する緊急感を募らせました．少々時間が経過しましたが，1986 年になって協会組織に特設委員会として「機器検討委員会」を設け翌年「機器対策委員会」を発足しました．機器一般，補助具，装具副子に第一線の情報を把握し，作業療法の業務に反映させ対象者への実践に最善かつ最大の機器活用の役割を果たすための委員会の設置でした．

　その後，1990 年のゴールドプランが 1994 年に新ゴールドプランに変わるのですが，その一年前の 1993 年 10 月 1 日に「福祉用具の研究開発及び普及の促進に関する法律」がゴールドプランの理念と目的を受けて発布されました．それまでの医療機器，リハ機器との名称は「福祉用具」の登場で一掃されたかのごとくに市場から消えて「福祉用具」にとって代りました．何とも私たちにとっては違和感を残す法律用語です．詳しくは参考文献をご活用下さい．なお，この法律に伴って開始された「福祉用具普及モデル事業」については，指定法人である（財）テクノエイド協会が厚生省大臣告示によって定められました．

　さて，協会で発足しました，機器対策委員会については実際に委員を担われた早川宏子元委員長の寄稿文をしっかりと目をお通しいただきますようおすすめ致します．

①機器対策委員会の仕事

早川宏子

　日本作業療法士協会（以下，OT 協会）の機器対策委員会（以下，委員会）は，1987 年黒岩貞枝委員長のもと 9 名の委員[*1]で組織されました．この委員会は，1986 年に矢谷令子会長を委員長とした特設委員会「機器検討委員会」の 1 年間の活動を経て発足しました．その背景は，1987 年 3 月の機器検討委員会の理事会への報告書に以下のように記されています．

　『作業療法はその起源を精神医療に発しながら時代の要求に応じつつ，身体障害及び医療全般，福祉，保健などの分野に広く関与してきた．作業療法は，人間が生きていく上で心身ともに健康な個人生活が成り立つよう，具体的な手段を提示する役割を担っている．つまり家庭生活，職業生活，社会生活を営む上で必要となる基本的諸生活能力の獲得を目的において，残存能力を最大限活用できるよう治療すると共に，必要ならばそれを補う手段，方法を検討する』とあり，『（障害を持つ方々自身が[*2]）自助具，装具，機器[*3]をより適切に活用できるような援

が決まり，先輩のいない栃木県で働くことの大変さを察知した砂原茂一学院長と小林治人副学院長が筆者の面接をしてくれました．「栃木県のPT，OTは特例試験合格者である．大変な状況の時には学院に連絡し，私たちに必ず相談しなさい」と何度も言い，背中を押してくださいました．二人の先生の偉大さは格別であり，手帳に写真を忍ばせて日々励んでいました．2～3年経ち，砂原先生と小林先生のおっしゃっていた意図がようやく理解できました．

栃木県には，自治医科大学附属病院の整形外科教授でリハビリテーション医でもあった大井淑雄先生がいらっしゃって，「鈴木明子さんから貴女の紹介があった．リハビリテーションセンターでは貴女がつぶされてしまう．自治医大で一緒に働こう．ニューヨーク大学で学んだOTを伝授する」と声をかけて下さいまして，赴任することになりました．大井教授は，県庁の委託事業や委員などを兼任しておられ，県庁内でも知名度が高く，OTに関する内容の時には「私の代行をしなさい」と指示されて，堅苦しい会議に参加していました．

【OT県士会活動の強力な助っ人の方々】

就職して13年が経った1981年，県庁の会議などに出席していた関係で県内の動向を把握できるようになりました．また，OT協会の情報から，OT個人ではなくまとまった組織のOTとして行動する必要性を感じ，1981年8月に僅か12名のOTで栃木県OT士会を発足させました．12名のOTは県内各地に点在していて，県庁の仕事の委託を受けるにも組織が未熟で，情報の共有や交換をしたいと思っても，一箇所に集まることも困難でした．

この時にはすでに栃木県PT士会は立ち上がっていて，日本PT協会の下部組織として活動できるPT士会が羨ましく思えました．栃木県PT士会の初代会長の谷岡淳先生は，筆者の勤務先でリハビリテーション室長をしていらっしゃいました．谷岡室長は筆者と同じ母校の一期生で病院事務局と話が通じ，自治医大リハビリテーションセンターの立場や重要性を理解してくれていて予算も組めていました．全国的にOTの予算が取れないと伝え聞いていた時代に，谷岡室長の計らいでOTの予算も組めるようになりました．

大井教授や谷岡室長はOTへの思いやりが深く，OT士会の組織運営に助言し面倒を見て下さいました．自治医科大学付属病院は地域医療に貢献する義務があり，OTも病院内の仕事に加え，地域支援も行っていました．OTは主に行政機関の依頼に協力していました．筆者がOT士会長の時，谷岡PT士会長から「県庁に挨拶に行ったほうがいい」と助言をもらいました．谷岡PT士会長が同行してくれたおかげで，部課長レベルの方々と会うことができました．その時の衛生環境部長が広瀬省先生（1989.4～1991.3）で，厚生省（現在の厚生労働省）から赴任されていらっしゃいました．広瀬先生が県庁訪問日程の前に直接電話をくれ，「栃木県のOTに会いたかった．OT協会長の矢谷先生には大変お世話になった．OTに協力したいので会いたい．OTはもっと積極的に活動して欲しい．自分にできることは協力を惜しまない」と力強く話して下さいました．広瀬部長は精神医学が専門で，会った人のことを見抜く能力がおありだったようで，当時の矢谷令子日本OT協会長に関して以下のように述べていらっしゃいました．「矢谷会長は，OT協会を何とかしたいと本気で頑張って厚生省に頻繁に足を運んでいる．

養成校が増えて毎年沢山の卒業生が巣立っている．OT 協会組織が安定し世間から必要性が認められ，OT の独自性が発揮できる質の高い OT を提供したいといっている」．余談で，歴代のOT 会長が厚生省に来た時の印象について「矢谷会長は，小柄で丸っこく笑顔で入ってきて，教えてくださいという姿勢であった」と教えて下さいました．「教えてくださいと低姿勢でくると，ついつい助けてあげたくなってしまう」ともおっしゃっていました．広瀬部長の後，上田茂衛生環境部長（1991.4〜1993.3）と依田晶高齢対策課長（1991.4〜1993.3）に繋げてくださり，栃木県 OT 県士会は順調に活動することができました．上田部長の時には，リハビリテーションセンターの活動の見直しが行われていた時期で，「栃木リハビリテーションセンター構想委員会」が立ち上がり，県内の各障害者団体の方々，医療・保健・福祉・教育・就労関係職種の代表の方々をメンバーにして，頻繁に会議が行われていました．筆者は代表者委員会とワーキンググループのメンバーとして会議に参加していました．

　県内の障がい者の実態調査をアンケートと在宅訪問で行うことになり，PT・OT 県士会員のほぼ全員の協力で在宅訪問を行うことができました．訪問時の聞き取り項目や家庭環境把握事項と日程調整は OT が行いました．上田部長の指示があったおかげで，PT・OT が勤務している病院・施設長の協力が得られたことは大変ありがたく，組織の確固たる力を感じた次第でした．現在のリハビリテーションセンターは，その時代の構想も反映されていると聞いております．県外の自治体においても，栃木県で検討された構想を参考にして施設を作っていたようでした．依田課長の時には，「高齢社会の時代なので，PT と OT に活躍して欲しい」との話があり，県内の OT 認知度が低かったので，与えられた予算内で広報ビデオと冊子の作成を行いました．それが「いきいきマイライフ」（1993 年）と「ちょっとの工夫で」（1995 年）です．企画，現場撮影，編集などをすべて自前で行ってくれた県内 OT に「感謝」の気持ちで一杯でした．

　すべてがゼロからのスタートで始まった OT 県士会，恩人の先生方に恵まれていました．現在は県内に 1,000 人前後の OT が働いているようです．それだけ認知度も高まっているのでしょう．その糸口を作って下さったのが，学生時代の砂原茂一学院長，小林治人副学院長，就職してからは，大井淑雄整形外科教授，谷岡淳リハビリテーション室長，行政関係では，広瀬衛生環境部長，上田茂衛生環境部長，依田晶高齢対策課長の方々の OT 支援の賜物があったからにほかなりません．

　第 32 回作業療法学会栃木県開催（1998 年 6 月），感覚統合研究大会栃木県開催（1997 年 11 月），その他研修会，認定講習会など栃木県で開催できたのも，栃木県庁や宇都宮市行政機関とのパイプを作って下さった諸先生方の OT への力があったからこそ可能なイベントであったと感じています．感謝の一念です．

（15）学術部長企画「研修会—昨日，今日，明日」

①速報！　25 周年記念講演

協会発足 25 年を記念して全国各地の研修会等で行なわれる矢谷会長による記念講演「作業療法の昨日・今日・明日」の第 1 回が 9 月 13 日，全国研修会の開催地京都で行なわれた．当日の講演内容の要旨が参加者から届けられたので，さっそく会員の皆様にお伝えします．

25 周年記念講演「作業療法の昨日・今日・明日」要旨

第 23 回全国研修会に絡め，矢谷令子会長による協会 25 周年記念講演「作業療法の昨日・今日・明日」が行われた．この講演は京都を皮切りに研修会の行われる沖縄，北海道，千葉，島根の 5 ケ所で全国縦断して行う予定とのことである．研修会に参加できない会員のため，講演内容を掻い摘まんでお伝えしよう．会長は盛り沢山な情報を見易く整理した資料 6 頁を使用しながら，1 時間半の講演を「昨日，明日」を各 15 分，「今日」を 1 時間と「今日」に時間をかけて話された．

I．昨日

作業は有史以来人間と共にあることを強調し，その中でも「Galen（2C）は，仕事をするということは自然の最もすぐれた医師であり，人間の幸福に不可欠なものである」と述べ作業の意義を既に認めていた．患者でもあった Barton は，OT という語を造り，作業は「一人の人間を作る」ことを，また Dunton は作業により「癒し」が起こることを述べた．OT の発展に関しては OT 先進国である U.S.A. の歴史を社会的動きと絡め，そして WFOT の歴史及びその役割に触れられた．

II．今日

U.S.A. の OT が社会の動きの中でどのように脱皮し，「核」を見出していったかの歴史的概観から現在の課題に迫った．1930 年代は大学に講座を設けるほどの専門性があるかと揺さぶりをかけられた時期である．1960 年代は OT 理論武装のため研究，論文が奨励され手工芸が姿を消した．1970 年代に定義を作成し，作業遂行理論を組立て「作業を OT の共通核」とする哲学的基礎を明確にし，1980 年代に入り目的活動の見解書を提示した．医療費削減のため医療制度が変わり OT は Medical Model から Health Care Model いわゆる地域，在宅に重点が移された．新領域での OT の役割，立場の確立と治療の質が今，問われている．

一方，日本では U.S.A. が体験した手工芸を徹底して使用する時期を経ず，また，Medical Model 内での成熟を見ぬうちに地域ケアに立ち向わねばならないなどが起っている．1963 年に初 OT 校が開設された時，U.S.A. は科学性を打ち出す時期であったため，日本では手工芸などの作業活動と OT 技能が同時導入され，これらが専門性に対し混乱を起こしていったと考えられる．U.S.A. が歩んできた 70 余年の歴史を 25 年で埋めようと追いつけ，追いつけと歩んできた姿が浮かびでる．協会は 1972 年に WFOT に加盟し国際

障害者年（1981年）に法人化した．OTの核の追求が学会のシンポジウムに登場したのは1986年である．現在は将来を見通し，協会組織改定と，ガイドライン，マニュアル及び教科書を作成している．

Ⅲ．明日

「5〜10年先の市場や資産を予測し」OTに及ぼす影響を考え，そのストラテジー*を段階的に確立する必要がある．「のびのびと生き生きと自信をもったOT」が「利用者の生活の質の向上に効果を上げる」ために専門性，行政，クライエント，関連職員，関連学問に対し具体的ストラテジーを立てることが大切である．

　＊戦略，計略（編集部注）

（京都大学医療技術短期大学部）

木村信子

【引用文献】木村信子．速報！　25周年記念講演行なわれる．作業療法士協会ニュース131：第2部 p1，1991

②「作業療法の昨日・今日・明日」

谷合義旦

　1985年6月，神奈川県厚木市で開催されたOT協会総会で協会独自の定義が承認されました．
　協会設立20周年を迎え，地域連絡会組織から都道府県士会に移行した年でもあります．しかし各県士会の構成会員数のばらつきは大きく，また同県内でも各々が点在して働いており会員同士が協力して働く機会がほとんどできない状況でした．翌年，協会は地方組織の在り方についてアンケートを実施しその結果をニュースに掲載しました（協会ニュース No. 108）．

【学術部活動（全国研修会）　任期：1985〜1990年】

　当時，協会は全国で活躍する会員といかに連携を図るかが一つの課題であり，その強化に取り組む必要性を感じていました．
　学術部長に就任した私は協会長（協会）の考え，思いや協会が抱えている諸問題を整理し，将来進むべき方向，取り組むべき問題・課題などを会員と共有し協会活動の礎にしたいという思いで全国研修会はメインテーマを「作業療法の昨日・今日・明日」と題し矢谷令子会長の講演を主軸に計画しました．計画に際し，比較的参加者を望める地域で協会理事と連絡・連携できる地域としました．また，学術部では分野別の研修会を各地域で計画し会員の専門性の向上や啓蒙活動を，技術的に特化したものは講習会を受益者負担で開催しました．内容・感想は協会および地域発行のニュースに掲載しました．また，会員が参加しやすいよう早めに計画しニュース等での広報にも努めました．任期中の計画・実施は表4のとおりです．計画の際には，学会開催地と全国研修会開催地が重ならないように工夫しました．
　メインテーマを「作業療法の昨日・今日・明日」，サブテーマは会員の関心度および開催地の会員が修得したい技術の高いものをテーマにして実施しました．

同士による「世界会議」をとのことで，会の中盤の水曜日の午後があてられました．そして，メインプログラムの討論には，多くの立場からメンバーが選ばれましたが，その中に車椅子の弁護士とのお立場から村田稔先生が脊損の入院体験で受けたリハプログラムについて述べられました．絶望と将来への不安の中で，希望の光をともしてくれた"作業療法士"についてでした．そのOTは，当時の新宿戸山町に在った国立身障センター勤務時代の沢治子OTRでした．津山先生は，リハの旗のもとに集まる，リハを受ける人々もリハにたずさわる人々もみな一堂に会して励みたいとの一念を，16回RIで行えたことを心からうれしそうに話して下さいました．津山先生のよろこびも感動も，等しく私たちにも与えていただいた第16回RIであったことを忘れることはできません．

①RI 会議

市川和子

　1988年9月，アジアで初めてのリハビリテーション世界（Rihabilitation International：RI）会議（第16回）が京王プラザホテル（東京）で開催されました．3日目の1988年9月7日，七つの分科会の一つとして世界作業療法会議が行われました．RIの組織委員長であった津山直一先生のお力によるところが大であったとのことです．OT協会ニュースによると日本を含め16カ国，百数十名が参加致しました．テーマにRIと同じ「総合リハビリテーションの実現を目指して—その現実的展開」を掲げ，OTの「国際的視点と統合」を目指しました．基調講演はWFOT副会長のMaria Schwarz氏，OT協会長の矢谷令子氏，フィリピン大学OT学会長のOharlotte A Floro氏が作業療法の歴史的分析からOTが保健医療の諸問題にどのように関わって行くかが論じられました．Schwarz女史はスイス在住でわれわれが一度はOTとして経験するアイデンティティ・クライシスにどのように立ち向かい克服して行くかまで入り込んだ内容でした．Floro女史はアジア−太平洋地域のOT発展経過アンケート調査を基にアジアにおける日本のリーダーシップに期待するところが大であると述べられました．矢谷会長は日本のOT養成開始から25年間の詳細な分析報告を行いました．

　基調講演後は個人・国・各協会・WFOTそれぞれのレベルで相互交流を行うことの重要性が指摘され，加えて開発途上国のニーズを取り入れた施策が強調されました．午後の研究報告とシンポジウムでは各国のOT発展状況が詳細に述べられました．

　RI組織委員長の津山直一先生は整肢療護園で高木憲次・小池文英先生のもとに学び，1955年から1957年まで英国のストークマンデビルの脊髄損傷センターで学び日英脊髄損傷者の社会復帰状況の差に深く思いを致しました．脊損センターのルードヴィッチ・グットマン医師にリハへの開眼を促されたと記されています．津山先生は障害者やリハ関係者への情が厚いと端々で気づかされる医師でした．全体会で講演された大江健三郎氏のご子息への深い洞察と愛情をリハの基本概念に照らして述べられたことに一同いたく感激を致しました．リハの関連職，そしてOTの基本理念に触れられていると考えました．

②リハビリテーション世界会議を終えて

津山直一

　四年前にリスボンで第一六回リハビリテーション世界会議の日本開催を引受け，その組織委員長を仰せつかり同時にアジア太平洋地域を代表する国際リハビリテーション協会（RI）の副会長に選ばれて準備に追われるうちに四年の歳月が経ち，今年の九月五日より九日まで，京王プラザホテルで開催，結果としては八四ヵ国より，二，八〇〇名の参加があり，盛大であった．成功と祝って下さる方が多いが，このような国際会議の運営には日本は定評があり，ことにリハビリテーションや福祉のようなエモーショナルな感動を誘う発表の多い学会の後では，陶酔感が成功感と混同されがちであるので，組織委員長の私としては，この会議が世界のリハビリテーションの流れを変えるような歴史的意義を持ったかどうかについてはしばらく時日を経てからでなくては結論が出来ないと考えている．当面の成果として，予想外に入りの多かった参加費の余剰をできるだけニューヨークにあるRI本部に残してやり，加盟各国の納付金未納による慢性赤字の状態を少しでも改善し，本来の目的である世界の障害者リハビリテーション活動をより活発にできるようにしてやることが経済大国日本として開催した甲斐のある寄与であろうと考えている．私はペシミズムに過ぎるかも知れないが，地球の人口は二年に一億以上ずつふえ続けている．他方天然資源の使い尽し，大気汚染，緑地の喪失，砂漠化，種の絶滅等は冷酷な歩みを止めない．数年前から国際医療協力に関する学会（国際保健医療学会）にも関与するようになり，日本の国際医療協力の実効が少しでも上るように，同じ志の人々と学会を始めたが，今年の神戸での第三回の総会では，南の貧困発展途上国で爆発的に人口がふえ続けていること，国連の予測では，二十一世紀には全人類の八〇％が南で饑餓に苦しみ，二〇％が北で飽食する日の到来が予想されていることや，南の人口爆発と対照的な北の欲望爆発が問題に上った．つまり，北の先進富裕国の一人が人生を享受する資源は南の一人が使うそれの数十倍以上に匹敵し，南の人口制限政策よりも北の欲望制限を重要視する論まで起こっている．世界のえびの漁獲高の大半を食べている日本はその最たるものであろう．人類が高等動物であるとすれば，地球を大事にし，共存共栄する道を考えるべきであろう（ただし高等動物であるか否かの答えはまだ出ていないが）．リハビリテーション会議中は一般演題を聴くゆとりは余りなかったが，たまたま聞いた発表の中で心打たれたのは，香港の青年達が老齢者の世話をするボランティア活動をする姿であった．香港の老人達には，貧困や災厄のうちに教育を受ける機会を逸し，文盲のままの人が少なくない由であるが，これらの若者達が年寄ったおじいさんやおばあさんといっしょに，漢字を教えながら中国の小説や詩を読んで上げ，お年寄達が文字が読めるようになってはじめて豊かな中国の文学を味う喜びを知った顔であった．公園やハイキングに若者達がおじいさんやおばあさんを連れて行く姿にまだ儒教の教えが息づいているように感じたのである．高齢化社会の到来は各国ともに目前に迫った脅威であるが老者を尊び敬う習慣・モラルの程度が如実に現われる

であろう．世界のリハビリテーションにとって最も大切なのは，このようなヒューマニティの回復ではないであろうか．

【引用文献】津山直一．花水木雑稿．コロニー東村山印刷所，pp76-77，1994

（3）総理府主催「北京康復研究中心」

①「北京康復研究中心」建設援助に参加して

矢谷令子

　伝え聞きますところ，鄧樸方氏（鄧小平氏の長男）が文化大革命の中，紅衛兵にビルよりつき落されて脊髄を損傷，その後中国の障害者団体長になられました．1985年に訪日された折に所沢の国立身体障害者センターを訪ねられました．その折にこのようなセンターを是非にも北京に作りたい，といわれたことに端を発してこの一大プロジェクトが始まったそうです．

　OT協会から会員が入れかわり立ちかわり北京に通いました．初回，北京の空港に降り立ちました津山先生をはじめ，一連の私どもをご丁寧にお迎え下さいましたのはJAICAの田口定則氏（清瀬リハ学院同窓会長田口順子RPTのご主人様）でいらっしゃいました．後日，日本大使館にご同行下さり，JAICA本部，はてはご自宅までご招待いただきますやら，本当に大きなお助けをいただきました．大変なご活躍を目のあたりにさせていただきました．外地でのJAICAのお助けは，なんとも本当に心強いもので，津山先生もどんなにか，およろこびになられたかを思います．

　一筋縄ではまとまらぬ中国との折衝は，唖然とすることもたびたびで，本当に津山先生のご苦労，寛大なご対応は，そばにおりましても汗だくの思いがしたことを覚えております．北京康復研究中心の落成式には，他国からの皆さんも日本からも上田敏先生を始めリハ医学会の先生方，酒井医療機器の加藤毅氏もご参加され，盛大なものでした．

　最後の総しめくくりには国立身障センター草野医師とOT協会長（5度目の訪中）で最終報告書を総理府に送りました．

　多くの皆さんにご執筆いただきたいところを最後に向けてコーディネーターとして半年間も滞在してご尽力くださった山口昇OTRに，ご執筆いただきました．日本から派遣されました総勢数は40〜50名とうかがっております．通称，津山軍団と呼んでおりました．津山団長先生のお残し下さいました．文献の一部をご紹介致します．

②北京康復研究中心（リハビリテーション研究センター）建設援助

　中国には最近の調査統計では障害者（精神・身体を含む）が五千万余存在することが判明した．近代的なリハビリテーションの考え方や技法はやっと認識されたばかりで，鄧樸方（小平氏長男，文革中紅衛兵のためにビルよりつき落とされ脊損となる）氏が障害者団

体（中国残疾人連合会）の長となり，障害者リハビリテーション活動の振興をはかりつつあるが，日本政府は昭和六十年，氏の来日を機に北京南郊に建設中のリハビリテーション研究センターの建設を手伝うことに決定，約三十五億の建築，医療資機材無償供与のほか専門職養成のプロジェクト技術協力を行うことになった．ハードとソフト両面からの援助である．一応今年十月二十八日に落成式を行なった．規模は十万平米余で中々堂々として設備も良いものが完成，落成式には国家最高長老・王震以下の面々と副主席・田紀安ほか要人が列席，日本では天皇陛下重体もあって厚相に代って吉原事務次官・中島大使が出席，英・独・加・米，香代表も参列盛大に落成を祝った．

専門職養成は尚三カ年ひき続きリハ医師，リハナース，PT，OT，ST，PO，リハエンジニア等に対し講師派遣講習会開催，留学生迎え入れ指導者養成を行うことになっている．

鄧撲方氏一行が国立身障リハセンターを訪問見学したことも契機となり，プロジェクト技術協力は所沢の国立リハセンターが中心にすすめているが私は日本全国のリハ人が協力する態度で臨むべく全国のリハ医学の教授連，理学療法士協会，作業療法士協会の指導者層も動員して事に当ってもらっている．

過去四年にわたる中国での協力活動を通じ，対中国協力も容易でないこと，中国側内部の権力闘争，労働者の非能率と責任感欠如，諸外国に援助を求め競合させる，いわば「以夷制夷」的な権謀術数なども経験し，孔孟の教何処にありやの感を深くすることも少なくなかったがそれらはさておき，日本が手を貸して作る以上真に中国の障害者の社会復帰に実効のある，作った甲斐のあるものにしなければと思い，西洋人ではできない日本人でなければの援助のあり方を求めている．たとえば，箸を使って米飯を食べるような社会生活の近似性，漢字を使用してのコミュニケーション，東洋医学に対する理解などをとり入れうる限り取り入れたいと念願しつつ行っている．

立派な外観のセンターは完成し，CT，MRI，電顕，手術リハ設備もあるが魂を入れるのはこれからであって実際に役立ち，実力を発揮するまでにはまだまだ日数が必要と考えている．東大整形同窓会員にもすでに20名を越える人々に訪中していただき，手伝っていただいたが今後もまだ多くの方々のご援助が必要でよろしくお願い申し上げる次第である．

【引用文献】津山直一．花水木雑稿．コロニー東村山印刷所，pp80-81，1994

【プロジェクト名】
中国身体障害者リハビリテーション研究センター
（Project on China Rihabilitation Resarch Center）
1．援助の概要
　1）プロジェクト名：中国身体障害者リハビリテーション研究センター
　2）協力機関：中国身体障害者福利基金会（1984年3月設立）

現在，中国障害者連合会と称する.

3）協力拠点地域：北京市

4）協力期間：1986年11月25日〜1991年11月24日（1993年11月24日まで続行）

5）協力の内容：無償資金方式による以下の事項

①建設資金供与　39億円（昭和60年度13.6億）

②リハ機材供与　（昭和61年度20.4億）

③技術協力　専門技術者等の研修受け入れ

専門技術者等の派遣指導

6）建物建設：施設概要

①住所：北京市豊台区馬家堡59号

②敷地面積：88,000m^2（8.8ヘクタール）

③建物面積：51,000m^2

④主体構造：鉄筋コンクリート造

主要施設棟（行政・科研究棟，医療棟，病棟）

エネルギー棟，住宅棟

⑤開設：1988年（10月28日落成）

（1989年3月一部患者受け入れ開始）

（1989年8月開院）

7）日本側協力機関：国立身体障害者リハビリテーションセンター等

2．要請の背景

　中国の障害者は，公式には約5,500万人であるが，実際には8,000万人以上，越えていると言われている．近年の産業の発達，交通の増大に伴い，障害者は増加傾向にある．こうした状況から障害者の社会復帰への対策は重要な課題となっている．1984年に中国残疾人福利基金会が設立され，このもとでリハビリテーション研究センターが開設されることになった．

　当センターは，日本政府の無償資金協力による，建設資機材および医療機材の供与などの協力により建設されるが，中国政府は同国に近代的・総合的なリハビリテーション医療が確立されていないため，センター運営のための要員の要請に係わる技術協力についても日本政府に協力を要請した．

3．目的・内容

　当センターが円滑に運営され，かつ当該分野の従事者に対する教育・研修機能が十分発揮されるよう，要員の要請を行うことにより，中国における近代的・総合的なリハビリテーション技術の確立に寄与する．

4．現状・目標達成

　以下の分野に関する技術移転を行う．

1) リハビリテーション医学　2) 理学療法（PT）　3) 作業療法（OT）

　　4) 言語療法（ST）　5) リハビリテーション看護　6) 義肢装具・福祉関連機器製作

　　7) リハビリテーション工学　8) 臨床・放射線検査　9) センターの管理運営

　　10) その他

【引用文献】津山直一．花水木雑稿．コロニー東村山印刷所，p88，1994

③中国リハビリテーション研究センタープロジェクト概要

合同会社ライフケアゆうあい／代表社員　山口　昇

　中国ではリハビリテーションのことを康復と表記します．健康な状態に復（複）するという意味でしょう．北京市郊外にある中国康復研究中心（中国リハビリテーション研究センター；以下，中国リハセンター）は，中国初の近代的リハビリテーション施設として1988年10月28日に開設され，現在では中国のリハビリテーションの臨床・教育・研究の中核的存在となっているといいます．この中国リハセンターは，日本政府の政府開発援助（ODA）による無償資金協力によって，建築器材と医療材料が提供され，開設されました．この背景には，潜在的な障害者（当時は，障害者の存在を明らかにすることを阻む社会的雰囲気があった）を救うべく，中国障害者福利基金（中国残疾人福利基金会）が設立され（1984年，代表　鄧樸方　氏），その傘下に中国リハセンターの設立が計画されたことがあります．その後，中国政府から施設・設備だけでなく，中国リハセンターで働く職員の人材育成についても要請があり，国際協力機構（JICA）による1986～1991年の5年間の技術プロジェクトが計画，実施されました．

　このプロジェクトは，国立身体障害者リハビリテーションセンター（以下，国リハ）が窓口となり，故 津山直一国リハ総長（当時）を責任者として実施され，当初の5年に加え，その後の2年間のフォローアップ期間（1989年6月に発生した天安門事件で一時中断）を含め7年に渡りました．日本からは延べ190名を超える専門家が派遣され，中国から受け入れた研修生は78名にのぼりました[1]．日本人専門家は，津山直一 総長をはじめとして，第一線で活躍している著名なリハビリテーション医，理学療法士（PT），作業療法士（OT），言語聴覚士（ST）など，錚々たるメンバーがこのプロジェクトに参加しました．

　PT・OT養成教育の場となったのは，同じくODAによって建設された「中日友好病院」附属の看護師養成学校に3年制の特別コースとして設置された学科でした．学生は，すでに基礎教育を終えており，その後に専門教育としてのPT・OT教育が実施されました．PT・OT学科を分けることなく，両者の教育がなされていました．すでに中国語に翻訳されていた「標準リハビリテーション医学」を教科書として使用していました．これは，粗雑な紙にガリ版刷りと思われる文字で印刷されており，おそらく著作権など考慮せず，急ごしらえで作成されたであろう手作り感のある分厚いものでした．

【本プロジェクトへの筆者の関わり】

　筆者は当時，国リハに在籍しており，日本人専門家として1987年8月～1988年2月の半年

間，PT・OT の養成教育に当たっていました．日本からの専門家が数日から 1 週間程度で訪中することも多い中，筆者はその方々の coordinator ともなっていました．

授業は朝早く，8 時から始まっていたと記憶しています．かたわらに通訳の中国の方が立ち，日本人専門家が話す言葉を即座に中国語に翻訳していました．言葉の壁もあるが，当時，COCOM（対共産圏輸出規制）があり，授業で使用する角時計でさえ規制の対象とされ，必要な時に必要な教育機材が手に入らないというジレンマを抱えながらの授業でした．学生たちは非常に素直かつ優秀で，われわれのことを「老師（ラオシー；教師のこと）」と呼び，慕ってくれました．文化の差ではありますが，中国では試験の成績が悪いと教師の教え方が悪いと評価されるらしく，そうならないようにと配慮してか，試験の時に通訳の方が学生に正答と思われる中国語を囁いており，それを止めに回った記憶もあります．

1988 年 2 月末に結業式（卒業式）を終え帰国しました．中国リハセンターの開所には立ち会うことができず，その後も訪中できていないことが残念です．

【北京での生活】

北京では，中日友好病院の外国人専用病棟に逗留していました．シャワーのお湯が突然水になるなどの不便はありましたが，生活用品はひととおり揃っていました．食事は基本的には病院で摂っていましたが，訪中した専門家の方々との会食も多くありました．

当時の中国は，まだ十分な開放改革がなされておらず，中国人民と外国人の接触を極力制限したい様子でした．通訳の方々も，一方では監視役を担っていたのかもしれません．外国人専用のお金（兌換元）があり，外国人でなければ入れない店（中国民と間違われ入店を拒否されたこともありました），兌換元でなければ買えない品物もありました．滞在中に，中国初となるマクドナルドが開店しましたが，そこでも外国人と中国民の入口は区別され，居並ぶ中国人民に後ろめたい気持ちを持ちながら外国人専用の入口に入った思い出もあります．

半年もいれば多少の中国語もわかるようになり，授業がない時は監視の目を逃れ，一人，津山先生に買って頂いた自転車（良く空気が抜けていました．ゴムの性能が悪かったのでしょう）に乗り，日本でもお馴染みの中国の自転車の波に紛れ，北京市内を散策したこともありました．30 年も前のことで，四合院と呼ばれる伝統的な家屋様式の街並みが残っていました．ドアや仕切りのない公衆トイレや食品の露店市場に豚の頭部が飾ってあるのに驚き，屋台の食品を食べて中日友好病院の看護師に怒られたこともありました（肝炎感染の危険性があったらしいです）．ご存知の方は，昭和 30 年代の日本を思い起こしてもらえればよいかもしれません．エネルギッシュで，これから発展するという気力がそこここに溢れていました．

【プロジェクトのその後】

上述したように，本プロジェクトは 7 年間で終了しましたが，JICA を通して第 2 次の PT・OT 大学教育体制整備，第 3 次の中西部リハ人材育成プログラムが実施されています．

それとは別に，通訳をした方の中には，その後，訪日し，リハビリテーション医になられた方もいらっしゃいます．また，矢谷令子氏，宮前珠子氏を中心とした個人的援助により，本プロジェクトで通訳をしていた女性が国立療養所東京病院付属リハビリテーション学院（当時）

に入学し，OTの資格取得を目指しましたが，言葉の壁もあってかその願いが叶わなかったことは残念なことでした．日本でのこの経験が中国の地で生かされているであろうことを祈って止みません．

■参考文献
1）初山泰弘．特集/リハビリテーションにおける国際技術協力．事例紹介─国立身体障害者リハビリテーションセンター．リハビリテーション研究 78：6-9，1933
2）岩屋　力．〔国際協力情報〕中国リハビリテーション研究センター創立20周年記念式典．国リハニュース．302号，2008
http://www.rehab.go.jp/rehanews/japanese/No302/3_story.html
3）国立障害者リハビリテーションセンターHP．国際協力─日中韓3か国リハビリテーションセンター連携事業
http://www.rehab.go.jp/whoclbc/japanese/nckthree.html

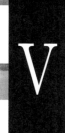

大空に描く感謝

　ここは「作業療法」の道々で，導かれ，育てていただきました多くの皆さまへの感謝の章となります．50余年前にさかのぼりまして，始めの四半世紀の足跡を，不十分な点はお許しいただきながら，順不同ですが，私たちの感謝を捧げさせていただきます．

1　管轄官庁　厚生省の皆様

　まずは，わが国の「作業療法」の発芽に力を注がれた先生方への感謝です．

1）大村潤四郎先生（元厚生省医務局国立療養所課課長）

　行政の側面からとなりますと，大村潤四郎先生です．
　「創設の思い出」のなかで「……はたから見ると蛮勇と思われたであろう程に熱を入れたので，その思い出は懐かしい」と述べておられます．また，「当時，新規予算要求は凡そ初回で認められることは珍しいが，『リハビリテーション学院設立予算請求』は第1回目の内示で認められた」とあり，「その時は課内をあげて喜んだ！」と話されて，大蔵省主計局の金子氏の尽力のたまものと感謝を述べておられます．大村先生の先輩がた，周囲の関係者の方々のご理解，ご協力が大であったことも容易に理解できます．
　大村先生の告別式は先生が所属された教会で雨の激しく降りしきる中，執り行われました．その際に，弔辞を述べられた大村先生の幼馴染みの方は，大村先生の遺影に向かって，「潤ちゃん，あの寒い日に，薄着だった僕の肩に，潤ちゃんは自分のあたたかい上等なオーバーをかけてくれたね……．嬉しかったよ……」と涙ながらに語りかけておられ，式場のあちこちからむせび泣く声があがりました．参加者全員が先生のお人柄を偲んでおられました．いつ思い出しても感動で胸がいっぱいになります．

2）大谷藤郎先生（元厚生省医務局国立療養所課課長，元医務局長）

　大谷先生が厚生省に入局された 1959 年は，「まだ，僕が下積の頃，リハ医学やリハ学院のことで走りまわっていました」と話され，第 1 回の PTOT の国試のこと，OT 協会が社団法人化を願っていたこともすべて，心にとめておられました．

　私が初めて大谷先生をお見かけしましたのは，リハ学院の古い校舎，学生の"寮"を見てまわっておられた時でした．両手を腰にまわして，左右に顔を上げておられました．当時は「なかなかお偉そうなおかた」と思いました．後にわかりましたが，大谷先生は建物の古さ，いたみ具合を見上げておられたのです．天井は青空が見え，廊下は，うぐいす張りで，学生宿舎にはハトが住み着いていました．階段のおどり場には青大将がとぐろを巻いていることもあった建物です．視察された大谷先生は，早速，清瀬リハ学院の校舎，宿舎の青写真をつくるようにとおっしゃいました．私たちは大よろこびで PT 室，OT 室の設計をしました．1973 年 11 月 20 日，新校舎および学生寮竣工で創立 25 周年式を挙行し，大谷先生をはじめ，多くの諸先生方，臨床実習関係の院長先生方，実習指導の先生方にご参加いただきました．また，前例のない留学生制度の制定，熱心な対話方式座談会，協会の社団法人化，その後の協会の成長振りに，常に心を寄せてくださいましたが，OT 協会だけが特別なわけではありませんでした．他の専門職団体の皆さま，対象者，皆さんの集いの会でも，特に全生園をはじめとする，ハンセン病の方々には法の改正に尽くされ，終始心を寄せられて"大谷先生のまわりはバラ色"ともっぱらの噂でした．

3）北川定謙先生（元厚生省医務局国立療養所課課長）

　多くの専門教育に共通しますが，医療関連教育も，また実地教育を不可欠といたします．理学療法士，作業療法士の臨床実習教育の当初にあっては，卒業生が出なければ，指導者が居ないのですから，実習施設探しは，外国の先輩，特例の先輩のお力をいただき，しばらくは，火の車でした．私立の養成校が出現しました折に，臨床実習施設先に当然のごとくして謝礼金が払われましたが，厚生省としてはそのための予算は全くついてはおりませんでした．菓子折箱一つでは実習施設を獲得できなくなるとの危機感が生まれました．そこで清瀬の女性教員 4 名は意を決して，厚生省に予算獲得のお願いに上がり，清瀬の学院のために延々とねばりました．この時，私たちの話をしっかりと，お聞き下さったのが，北川課長でした．そのお返事として，厚生省は，医務局医事課，療養所課，病院課，管理課が集まり，「理学療法士，作業療法士養成施設教員等長期講習会」として，日本全国の理学療法士，作業療法士，臨床実習指導者を対象に，この教育の機会をお作り下さいました．この時ほど，「国」というまつりごとのなせる業に，喜びと有難さを身に染みたことはありませんでした．本講習会の初回では，順天堂大学教

育学部吉岡昭正教授，多摩川大学沼野一男教授，日本リハビリテーション学会の先生方にご指導いただき，現在につづき営まれておりますが，私たちにとって，大変貴重な教育の機会となりましたことは，まぎれもありません．末永く北川元療養所課長，関係諸課の皆様に感謝申し上げてまいります．

4）斎藤治美先生（元厚生省医務局医事課課長）

1981年3月19日に"社団法人許可書"を手渡してくださいました．何かの際に斎藤先生は，坐禅を組まれるとうかがいました．何時も静かに穏やかにおられましたのはと，うなずけました．OT協会が社団法人化に向けて本格的に動き出した1979年，奇しくも同年7月に医事課長に就任され，その少し前に法律専門官として課長補佐に就任済みの紺矢寛朗氏とのお話も，社団法人化に必要な三つの課題の詳しい説明も，OT協会20周年誌にお寄せいただきました．ご指導のありがたさに心が引き締まる思いが致します．あれから40年の歳月が流れようとしています．社団法人化には2年かかりましたが，最終段階に入った頃に，本当に足しげく医事課に通いました．「この頃は矢谷さんの顔を見ないと週が明けないね」などと笑いながらも，熱心に関心をお寄せくださいました，第一課長補佐を始め，皆さま方の姿が浮かびます．元厚生省健康政策局医事課，横尾和子課長は，「作業療法は『医療職』であることを忘れないように，そして，自分たちのことだけではなく，社会貢献をするように」とおっしゃられ，忘れられない教訓をいただきました．社団法人化に成りました折，喜びと感謝を込めて，イエローローゼス2ダースを抱えて，医事課をたずねるはずでしたが，その大切な花束を丸ノ内線の網棚に忘れたことに気づき，後を追うと，なんと，渋谷地下鉄駅長室の金庫の中に保管されてありました．その日のうちに斎藤医事課長はじめ，課の皆様にお届けできまして，大笑いいたしました．こんなにも小さな社団法人発足をご指導，ご支援いただきましたご期待に必ずやお応えしなければならないと，しかと思いました．

5）野村　瞭先生（元厚生省医務局精神保健課課長）

1983年のことですが，突如として「作業療法士」という言葉が新聞の紙面の見出しに表われました．世にいう「宇都宮精神病院事件」です．作業療法士による患者殺害事件です．この時，間髪を入れずに，連絡をくださったのは当時の厚生省，医務局精神保健課課長の野村瞭先生です．「矢谷さん，宇都宮精神病院の事件で，作業療法士が非難の的となっていますね」という電話でした．早速，事の次第を把握し，「作業療法」について正しい理解を求める文章を書きあげ，読売新聞社の"論壇"に載せて欲しいと本社に駆け込みました．これは朝刊に載せてもらうためでした．読売ではうまく行かず，次は朝日新聞本社に駆け込みました．なんとか担当者

の許可をもらい，朝日新聞朝刊に横7 cm縦12 cm位の記事が載りました．もちろん，何かの反応があるわけではありませんでしたが，とにもかくにも「作業療法」の専門職に対して正しい理解をしてもらうための社会的任務の一端を果しました．「即，対応せよ」と連絡をくださった野村瞭先生への感謝は忘れません．本当にありがたく思っております．そして，一緒に息急き切って走りまわってくださったPTの高木昭輝先生にも感謝でいっぱいです．

野村瞭先生は，私が尊敬して止まない野村実先生の次男，野村歓先生は三男です．ご長男の新先生は野村実先生の後を継ぎ，東村山白十字病院の院長先生を務めておられました．野村歓先生は日大工学部の教授を務めておられました際，早々と学生諸氏とご一緒に，清瀬リハ学院の作業療法の授業見学に来られ，その後も，ご一緒に障害を持つ方々のための，車の駐車場設計パンフレットの作成，東京都の福祉展示場のプログラム企画や作品コンテストの評価など，ご指導くださいました．新鮮な思い出となって折々に感謝が甦ります．精神保健課にあっては，小林秀資先生，広瀬省先生，上田茂先生，烏帽子田彰先生に感謝申し上げます．

2 **教育分野にご尽力いただきました先生方**

日本では，「リハビリテーション」という言葉は結局日本語に訳し切れず，そのまま横文字として定着しました．社会的，医学的，職業的，教育的，心理学的リハビリテーションなどがあり，いち早く広められた医学的リハビリテーションの領域では，OT育成に関与してくださいました早期の先生方をご紹介いたします．すでに鬼籍に入られた先生方には弔辞をもって感謝にかえさせていただきます．

1）砂原茂一先生（元国立療養所東京病院院長，清瀬リハ学院初代学院長）

砂原先生の生涯にわたるお働きは，芳賀敏彦先生が編集責任者としてまとめられました遺稿集『えごの実』を是非ともご覧いただけますればと願います．砂原先生の「研究業績一覧」には，驚くばかりの知の宝物が積まれております．『リハビリテーション』，『リハビリテーション医学理念の成立』，『PT，OT教育関係論』など数えきれぬほどの玉稿を残しておられます．深々と頭が下ります．早期のリハ学院卒業生が世に出て，無事に職務を果しているか，様子を見るために砂原先生は卒業生の就職先を訪れた，とのお話をたびたび耳にいたしました．ありがたさは筆舌につくし得ません．横浜で開催されたリハ医学会の折に「君が心配する程ではないよ．どうだね」と声をかけてくださり，しばらくお話くださいました．

その2週間後に最後のお別れとなりました．感謝に限りありません．理学療法士，作業療法士の誕生，育成にはことのほかお心をかけてくださいました．そして私たちの成長の紆余曲折にはいつも先生がご一緒くださいました．

２）小林治人先生（元清瀬リハ学院副学院長）

　小林先生は，砂原先生と東京大学医学部時代に同級生でいらっしゃいました．私が初めてお目にかかりましたのは，虎の門にある「教育会館」で行われた某学会で，用件は清瀬リハ学院へのお誘いでした．九州リハ大学校の務めを終え，私は Rancho Los Amigos のアドヴァンスコースの申し込みを済ませておりましたので，ご要望に応えることができませんでした．お一人で帰られる後ろ姿に私は誓いました．「今はお許し下さい．きっと日本へ帰ってきます．その際は，小林治人先生のもとで，精一杯働きます」と．そして，それは２年半後に現実のものとなりました．

　振り返るたび，これほどまでに非のうちどころなく，誠意を尽くされる方がいらっしゃったことの稀有を思います．いつも沈着冷静で温かい心の持ち主は，どのようにして形成されてこられたのかと思います．社会性に乏しく配慮もできない私に，いろいろとご指導くださいました．さぞかし頼りないと思われたことでしょうが，耐えてご指導，ご支援くださいました．心から有難く小林治人先生に厚く厚く御礼申し上げます．ついぞ先生ご自身からは漏れ伺うことはありませんでしたが，日本作業療法士協会の申請手続き一斉には小林副学院長の懇切丁寧なるご指導をいただきましたゆえ，感謝は深まるばかりです．

　ご長男の小林一義氏により，清瀬リハ学院には小林先生の残された４本の菩提樹の樹と，「来たれ友よ　今も汝が夢ここに在り」の石碑が守られております．わが国初の，理学，作業療法士養成校の存在を示す唯一の跡となりました．深い感謝を捧げます．

３）芳賀敏彦先生（清瀬リハ学院第４代学院長）

　私が日本で初めてお会いいたしましたこの道の先生です．1964年の暮であったと記憶しますが，短い話し合いの後，OT 学科の学生諸氏に紹介してくださいました．そして，翌年の始めに，清瀬リハ学院との関わりについて，一通のお便りを下さいました．日本に OT の学校がなければ文部省に願い出ようと思って帰国しましたので，「清瀬に PT・OT の学校がありますよ」と，勤務先の米国人の入院患者さんにうかがった時から一刻も早く訪ねてみたいと願っていた私にとっては，とてもうれしい大切な一通の茶封筒でした．

　芳賀先生は，それまでのリハ関係について詳しく話されることはありませんでしたが，砂原先生と緊密に働いておられるご様子はよくわかりました．やむなく清瀬が閉校になった際に出した閉校記念誌「清始会」には，芳賀先生ご執筆の「清瀬の足跡」が寄稿され，先生が関与されたリハ医学の事情が詳しく記述されており，改めて芳賀先生の果たされました活躍の数々に，感謝の波が打ち寄せました．芳賀先生の WHO フェロー欧州訪問でのご活躍は日本への理学療法士，作業療法士教育導入を一段と容易に進める役につながりました．

ご著書の「清瀬の足跡」には，PT・OT学生の臨床実習を引き受け，指導してくださった東京大学医学部付属病院のリハビリテーション部の医師の皆様，特例PTの方々，OTの方々，米国からのMs. Lowson RPT，英国からのMs. Brown OTRに，大変丁寧な御礼を東大リハ部25周年誌に寄せておられます．本当に胸が打たれる思いが致しました．あの頃の東大リハ部は，佐々木智也先生，津山直一先生，上田敏先生，福屋靖子先生，鎌倉矩子先生など，錚々たるメンバーが揃い，活気にあふれておりました．

　芳賀先生は，国立療養所東京病院の第4代病院長，同時にその附属である清瀬のリハビリテーション学院長でいらっしゃいましたが，その後も，PT・OT教育について，自宅までうかがい，ご指導いただきました．敏子夫人から温かいおもてなしをその都度いただきました．ともに身にしみて忘れません．日本のリハビリテーション，理学療法士，作業療法士の育成には本当に心ある多くの先生方に恵まれておりましたことを，改めて，熱く感謝の念を深くいたします．

4）安藤正孝先生（元九州リハ大学校校長，元九州労災病院院長）

　一つの目標を達成するために選ばれた人々が集うと，そこに連体感が生まれ協力体制が整い，労苦も喜びもともになります．

　九州リハ大学校の解剖学の先生が，「あなた方は良い地に播かれた種ですよ」と話されたと1期卒の橋元隆RPTからうかがいました．「良い地に播かれた種はすくすくと育ち，多くの実を結ぶ」というのは新約聖書のルカ伝の譬話です．解剖学の先生は，九州リハ大学校は良い地だから，卒業してしっかりと沢山の実を結んで下さいと，あふれる程の愛情を込めて聖句を引用されたのでしょう．

　九州リハ大も清瀬リハ学院と同じように安藤大学校校長をはじめ，多くの熱意あふれる先生方が教鞭をとられました．安藤大学校校長の大きな懐は，学生，教員，職員を育む砦でした．お正月には学生をご自宅に招き，奥様は礼儀作法，お茶，お花と，特に女子学生の育成にご尽力くださいました．長女の通子さんは栄養士として務め，学生一人一人をよく知り，いろいろな行事に学生と一緒に行動されました．ご一家上げて，学生の皆さんを大事にされ，あの温かさは，教員の皆さん，事務職員の皆さんに伝わり，思い出が次々と甦ります．

5）教育に携わった多くの先生方

　九州労災病院がすぐ目の前にあり，原武郎先生，和才嘉昭先生（RPT，OTR），米倉豊子OTR，山口鞆音OTRらが，トロント式リハビリテーションのもと，学生の臨床実習教育をしっかりとご指導くださいました．PT・OTの学生たちも非常に仲良く助け合い，大学校祭では

PT・OT の知識を詰め込んだポスターで大学校内をうめつくしました．参加してくださった地域の方々に説明する学生の姿は本当に頼もしい限りでした．

「大きく育て，広く羽ばたけ」と原武郎先生，松本義康先生，高松鶴吉先生をはじめ，多くの先生方，職員の皆さんに育てられ，九州リハ大の卒業生は日本中，そして外国にも羽ばたいて行きました．山程の卒業生の種を蒔き，花咲かせてくださった多くの先生方，臨床実習施設の先生方，学生のお腹を満たしてくれた近辺の食堂の方々，本当にありがたく思います．

労働福祉事業団から現在の教育校に引きつがれましたが，PT は橋元隆先生，OT は大丸幸先生が，大黒柱のようにその草創期からを引きついでおられます．有難い限りです．北九州の空は清々しく晴れ渡り「リハビリテーションの太陽は西から昇る（原武郎　言）」は健在です．

6）赤津　隆先生
（元九州リハ大学校校長，元九州労災病院せき損センター長）

九州労災病院で整形外科，特に脊損を専門とされた医師ですが，安藤正孝初代大学校校長のあとを引き継がれました．佐藤剛 OTR が九州リハ大学校に米国の留学から帰国した際，Willard & Spackman's OT が米国なら，英国は McDonald の "作業療法" で名高いのですが，その英国版の邦訳をすることになりました．その折，英国に研修留学をしていらっしゃった九州リハ大一期卒の橋元隆 RPT が "McDonald's OT" を購入して帰国し，邦訳が医歯薬出版から出版されました．その翻訳の監修は赤津隆先生です．

20 年間もの間，大学校校長を務め，何かあれば学生のことも，教育のこともことこまかに対応されました．赤津先生は日本初の "総合せき損センター" のセンター長となられましたが，しばらくの間，九州リハ大学校校長を兼任されたそうです．心温かく常に九州リハ大学校の学生諸氏の成長にご熱心であられた赤津先生，本当に有難く心からの感謝をお贈りいたします．

九州リハ大の教職員の宴会で，安藤大学校校長が，わり箸 2 本をヴァイオリンにし "のんきな父さん" を歌えば，赤津先生は胸のアバラ骨を洗濯板になぞらえて，かき鳴らしながら踊っておられた姿がなつかしく思い出されます．

日本列島の東と西，心熱い先生方に学内だけでなく，学外においてもご指導していただけましたことは，本当にありがたく「幸い」でした．

7）学校および臨床実習教育に携わられた外国からの先生方

1964〜1974 年の間，5 カ国から約 37 名の先生方が関わっていらっしゃいました．なかには，一人で 3 校に関わられた先生もいらっしゃいます．勤務された教育校と就任期間を表にしましたのでご覧ください（**表 1**）．

表1　作業療法教育に援助された外国人作業療法士

	氏名	期間	国籍	学校名
1	Elizabeth Fucks	1964.8〜1965.4	米国	国立療養所東京病院附属リハビリテーション学院
2	Janet M. Hirata*	1966.12〜1970.1	米国	国立療養所東京病院附属リハビリテーション学院
3	Janet J. Manuel	1965.4〜同 12	米国	国立療養所東京病院附属リハビリテーション学院
4	Elizabeth M.Brown	1965.4〜同 7	英国	国立療養所東京病院附属リハビリテーション学院
5	Philis M.Seidman 4	1965.4〜同 8	米国	国立療養所東京病院附属リハビリテーション学院
6	Ann Murfin	1965.10〜1966.2	米国	国立療養所東京病院附属リハビリテーション学院
7	Thea J.Kerr	1965.12〜1967.3	米国	国立療養所東京病院附属リハビリテーション学院
8	Ann S.Mall	1966.1〜同 5	米国	国立療養所東京病院附属リハビリテーション学院
9	Dorothy M.Hallet	1966.4〜同 7	米国	国立療養所東京病院附属リハビリテーション学院
10	Kikue Izumizaki	1966.5〜1967.3	米国	国立療養所東京病院附属リハビリテーション学院
11	Lillian Yoshimoto	1967.1〜1968.1	米国	労働福祉事業団九州リハビリテーション大学校
12	Kathleen V. Kawamoto	1967.3〜1968.11	米国	国立療養所東京病院附属リハビリテーション学院
13	David M. Murata	1967.3〜1970.6	米国	国立療養所東京病院附属リハビリテーション学院
14	Darlene Osborne	1968.4〜1970.2	米国	労働福祉事業団九州リハビリテーション大学校
15	Mary J. Hildyard	1968.10〜1970.8	米国	労働福祉事業団九州リハビリテーション大学校
16	Sadako Mde. Vargas	1968.10〜1972.5	コスタリカ	労働福祉事業団九州リハビリテーション大学校
17	Marilyn Terada	1969.4〜1972.3	米国	東京都立府中リハビリテーション学院
18	Aileen Yamaguchi	1970.4〜1973.3	米国	東京都立府中リハビリテーション学院
19	Joanetta B. Pritchard	1970.4〜同 9	米国	労働福祉事業団九州リハビリテーション大学校
20	Yaeko Umemura	1970.9〜1973.3	米国	国立療養所東京病院附属リハビリテーション学院
21	Fredericka L. Foulks	1970.10〜同 12	米国	労働福祉事業団九州リハビリテーション大学校

表1 つづき

	氏名	期間	国籍	学校名
22	Marilyn M. Ishida	1971.3	米国	国立療養所東京病院附属リハビリテーション学院
23	Bonnie J. Cohen	1971.3	米国	国立療養所東京病院附属リハビリテーション学院
24	Harry E. Marshall	1971.3〜1972.2	米国	労働福祉事業団九州リハビリテーション大学校
25	Bonnie J. Cohen	1971.4〜1972.7	米国	東京都立府中リハビリテーション学院
26	Andrea Blanar	1971.9〜1973.3	カナダ	国立療養所東京病院附属リハビリテーション学院
27	Margaret R. Davies	1972.4〜1973.3	米国	労働福祉事業団九州リハビリテーション大学校
28	Nalini Sha	1972.4〜1973.3	インド	東京都立府中リハビリテーション学院
29	Rhona Gorsky	1972.6〜1972.6	米国	東京都立府中リハビリテーション学院
30	Sadako Mde. Vargas	1972.10〜1973.2	コスタリカ	国立療養所東京病院附属リハビリテーション学院
31	Majorie Ball	1973.2〜1974.3	米国	労働福祉事業団九州リハビリテーション大学校
32	Aileen Yamaguchi	1973.4〜同8	米国	国立療養所近畿中央病院附属リハビリテーション学院
33	Carolyn M. Owen	1974.4〜1974.3	米国	労働福祉事業団九州リハビリテーション大学校
34	Sheala M. Banks	1974.4〜1976.3	カナダ	国立療養所近畿中央病院附属リハビリテーション学院
35	Lynn Yasuda	1975.5〜同7	米国	東京都立府中リハビリテーション学院
36	Janet M. Hirata	1975.7〜1976.7	米国	国立療養所近畿中央病院附属リハビリテーション学院
37	Violet Huerta	1976.6〜同12	米国	労働福祉事業団九州リハビリテーション大学校
38	Elizabeth A. Boles	1977.9〜1978.8	米国	労働福祉事業団九州リハビリテーション大学校
39	Aileen E. Yamaguchi	1979.9〜	米国	労働福祉事業団九州リハビリテーション大学校
40	Kitty Noble	1981.4〜1982.3	カナダ	国立療養所東名古屋病院附属リハビリテーション学院
41	Donna M. Anzai	1983.5〜1985.3	米国	国立呉病院附属リハビリテーション学院

＊：WHO アドバイザー

（矢谷令子：作業療法20年の歩みから．理・作・療法，20（1）：15-25，1986より）

このほか，草創期には米軍基地で働く理学療法士，作業療法士の先輩方が臨床実習指導にあたってくださり，それぞれ，学生諸氏の思い出の中でキラキラと輝いているのではないでしょうか．お一人お一人に御礼を申し上げることができましたら，どんなにうれしいことでしょうか．心からの感謝を捧げます．

8）水野祥太郎先生（元大阪大学医学部教授）

　欧米の国々から初めて日本に「リハビリテーション」という言葉を持ち帰られた水野先生は，大阪大学の医学部教授で，津山直一教授とともに，本邦初の理学療法士作業療法士国家試験の東西試験部長としてその任を担われました．「矢谷君，出て来ないかね．今，ホテルのロビーに居るんだけどね」との電話に応えてでかけますと，既に何人かの錚々たる女性メンバーが水野先生を取り囲んで談笑の真っ最中でした．熱意にあふれる先生の印象は，今思い出しても強烈です．思えばPT，OTは多くの「師」に教えられ，育てられてまいりました．本当に幸せなことだと，しみじみと思います．PTOT国家試験の後で，水野先生を皆で囲んだ時の先生との思い出，感謝の数々を先生にお送り致します．

　今でも先生の1オクターブ高いお声がはっきりと聞こえてまいります．

9）津山直一先生（元東京大学整形外科教授，元国立身体障害者センター総長）

　1964〜1966年の頃，Dr. アルフレッド・ウェバー先生（1955年に作業療法士になるように勧めてくださった先生）に誘われ，当時の整肢療護園で開催された研修会に参加し，津山直一先生のお話を初めてうかがいました．津山先生は私たち理学療法士，作業療法士の育成に始めから深く関わられ，初回の理学療法士・作業療法士国家試験委員長の任も担われました．2回目の国試のあとに，私はOTの実技試験の方法に不服申し立てをし，初めて津山先生とお話をする機会を得ました．忍耐強く対応していただき，大変ありがたく思った思い出があります．

　第16回RI，そして中国康復研究中心の一大プロジェクトは忘れられません．1925〜1932年の間，津山先生は英国とドイツに留学され，リハビリテーションの現場で学ばれたことなどは，『花水木雑稿』に掲載されており，鎌倉矩子OTRとの対談で詳しく述べられております．ぜひ津山先生が心血を注がれたリハビリテーション医学への思いに触れてほしいと思います．

　日本の医学教育の在り方，リハビリテーション医学，障がいを持つ人々への医療についてのみならず，広く中国へ向けられた熱意ある支援と忍耐の数々を北京で目のあたりにし，本当に津山先生の奥深く，情熱的な姿に頭が下がる思いでした．

　所沢の国立身体障害者センターに総長として着任されてからも，ご指導を受けに幾度となくうかがいました．いつも笑顔で快くご対応くださいました．また，人生の在り方，人としての

在り方を漢語を書いて教えてくださいました.「協会長を辞めたい」と相談いたしました時は,「よく考えて,後で後悔のないように今は続けなさい」とおっしゃいました.

　早朝の山にのぼり,鳥の声を聞き,せせらぎの音に心をいやす,その静かさを求められた津山先生.PTOT の東京の国家試験は津山先生,関西は水野祥太郎先生が私たちを育ててくださいました.その日々の姿を思い出しながら,私たちの真心からの御礼を捧げます.

10) 秋元波留夫先生（元東京大学医学部教授）

　Licht の『作業療法の源流』,後に『新 作業療法の源流』を冨岡詔子 OTR とともに出版されました.「源流」とあるとおり,まさに作業療法の源となる欧,米,日の先生方が果たした業績や考えが紹介されております.これらの先生方が果たされた作業療法の源泉を知らずして,作業療法を知りうることは不可能です.「OT たる者,すべからくこの一冊より学ぶべし！」であります.

　秋元先生は「作業」を「作業療法」に改革にすることに重点をおかれ,最大限の努力をされ,またその希望を私たち作業療法士に期待されました.正に作業療法の核たる真髄を求めておられました.先生のご熱意とご期待にお応えできている私たちでしょうか.身の引き締まる思いがいたします.作業療法士にかけて下さいました秋元先生のご期待に是非にもお応えできる作業療法士でありたく,私たち一同の力を合わせましょう.

【参考文献】

秋元波留夫,冨岡詔子.新 作業療法の源流.三輪書店,1991

11) 野村　実先生（元全国コロニー協会会長）

　当時行われておりました「リハビリテーション交流会」に演者として登場され,「リハビリテーションのこころ」と題し,リハ従事者にとって最も大切な「リハの心」について講演されました.参加者一同,その深淵なる世界に静まり返って拝聴いたしました.

　野村実先生は東村山に白十字病院を設立され,自ら入院患者さんに転換療法（作業療法）を実践し,「転換療法はその生活に生きる喜びを与え,生命の意味を味わううえで不可欠」と明言されました.この言葉にふれた時,私は大きな衝撃を受けました.この時ほど「意味」という言葉の「意味」を私に考えさせた経験はありませんでした.しかも「生命の意味」というのです.本当に大きな感動でした.

　野村先生は白十字病院の一角に小さな植物を育てる農園を作られて,入院中の方々がこの作業に参加し,植物が根づいて商品となると,業者に卸して収入を得るという一連の流れをつくられました.まさに作業療法を地で行かれたのです.この実践する姿こそ,作業療法,リハビ

リテーションの心の姿であると，私は作業療法を自ら実践される野村実先生に心打たれました．

　1996年3月1日の告別式には，先生を慕う方々で式場が溢れておりました．野村実先生の一生は，多くの方々の心に「温かくも力強く生きる生命を大切に，大切に」と囁いておられるようでした．作業療法士たるもの誠に野村先生に学ぶべしと私は思います．

【参考文献】

野村実著作集上下巻．野村実著作集再版刊行会，1994

矢谷令子．野村実先生―知られざる作業療法の先駆的実践者―．作業療法15（3）：247-251，1996

12）佐々木勇之進先生（元福間病院院長）

　実は佐々木勇之進先生とお会いできた機会は，2回にとどまります．先生は福間病院を開院され，九州リハ大学校の作業療法学科一期生からの精神科領域臨床実習指導病院の院長先生でいらっしゃいました．

　佐々木先生は，快く実習生を受け入れてくださり，自ら事細かに学生諸氏の指導にあたられました．佐々木先生は患者さん方と共に寝，ともに食事をされるとうかがいました．「一木一草，之皆，治療の道具なり」と教えてくださいました．どこかしっくりと心が通じ合うように思えて，佐々木先生のことは忘れられません．ある時東京で芸術療法を精神科治療にとり入れられた徳田良一先生をお訪ねすることになりました．

　鍵を使わない開けた病院，芸術療法を取り入れた徳田先生の精神科治療法は新鮮でした．佐々木先生はいつも前向きの実践者でした．患者さんからも職員からも信頼が厚く，学生諸氏も多くを学ばせていただきました．私もともに学び，九州リハ大の精神科実習は本当に実りが多いものとなりました．いつまでも生きてご指導いただきたい先生でした．全身全霊で精神科医療，学生教育に取り組んでくださる先生に巡り会えたこと，改めて厚く感謝を捧げます．いつまでも，先生のすべてで学生にご教育いただきとうございました．先生のそのほとばしる，精神を病む皆様への情熱を，学生諸氏にと願い続けてまいりました．

13）欧米から帰国された先生方

　昭和一桁生まれの者にとって，一大転機といえばやはり第二次世界大戦の敗戦日，1945年8月15日であると思います．この日を境に欧米の風が吹き込み，新しい日本の幕明けとなりました．水野祥太郎先生を始め，リハビリテーション医学を学ばれた先生方が次々と帰国されました．

　1963年は，日本リハビリテーション医学会，東京大学医学部附属病院中央診療部運動療法

室, 日本初の PTOT 養成校が誕生, 発足した年です. 東京大学の運動療法室は, 広くタテ長の大きな PT 室でした. OT 室はといえば, 廊下の片隅から, ふとん倉庫の一部を借りて始まりました.

当時, 東大のリハ室は NYU（ニューヨーク州立大学）帰りの上田敏先生, 米国からの Ms. Lowson, 福屋靖子 RPT, 研修医の先生方がいらっしゃり, 清瀬リハ学院の実習生が入れ代り立ち代り実習に訪れました. NYU 帰りの数人の先生方は全員が活気に溢れており, 佐々木智也先生, 津山直一先生, 特例大先輩の PT の先生方, 物療内科の大嶋良雄先生方をはじめ, 山梨県, 長野県, 伊豆の温泉病院などを担当された先生方には, 学生の実習先で大変お世話様になりました. 今にして思えば日本における臨床実習教育の始めだったと思います.

当時の実習先は米軍の立川, 座間の陸軍病院が唯一の実習施設でした. その後, 日本での理学療法士, 作業療法士が卒業とともに誕生し, 実習指導施設が増えました. 清瀬の第一期生より, 上田先生のご講義は学生仲間での「清瀬の知」といわしめるところと伺います. 皆が燃えた良き時代, 本当に懐かしくも有難く思い出されます.

14）米本恭三先生（元東京慈恵会医科大学リハビリテーション科長）

東京慈恵会医科大にリハ部門を開設されました. また第 2 代日本リハビリテーション医学会理事長を津山直一先生から継承されました. 当時, リハビリテーション科の標榜する診療科は制定されておらず, リハ医学会をあげての願望だったとのことです. この標榜実現化への努力は一方ならぬ多くの困難の中, 1996 年 9 月 1 日にようやく, 標榜科を「理学診療科」から「リハビリテーション科」とすることが可能になりました.

実は, リハビリテーション医学会の先生方が標榜化に苦労しておられることの詳細は, ついぞ知りませんでした. 東京慈恵会医科大学附属病院見学の際に米本教授に誘われて「リハビリテーション科」とかかれた院内の標榜表札を見せていただきましたが, あの時の米本教授の本心からの笑顔は今でも鮮明に覚えております.「ホラ, 標榜がかなったのですよ！」と満面の笑みでした. ことあるごとに, PT, OT の存在を大切にしてくださり, 参加を呼びかけたり, 意見を求めてくださいました. リハビリテーションチームメンバーとして行政への要請を考えたり, 相談に応じてくださいました. 初代津山直一理事長, 第二代米本恭三理事長, 第三代千野直一理事長「公益法人日本リハビリテーション医学会」の発展に熱心に尽くされ, 私たち理学療法士, 作業療法士の成長に常にご関心くださっておられます. 現在でも各リハ専門関係者のご指導をくださっておられます.「PTOT, 教員等長期講習会」をはじめ, 陰日向に数々のご指導とご支援をいただき, 心から感謝申し上げてやみません.

15）千野直一先生（元慶應義塾大学医学部教授）

　時を待たずして，慶應義塾大学附属病院にリハ部長として千野直一先生が就任され，表敬訪問致しました．まるで長年の知己のように話してくださったことが忘れられません．クリクリした大きな瞳で，軽快なテンポの会話も魅力的でした．清瀬のPT・OT卒業生が就職し，OTの学生諸氏も次々とご指導にあずかりました．千野先生は1998〜2004年にわたり第3代日本リハビリテーション医学会の理事長に就任され，リハビリテーション医学教育の充実化を始め，介護保険関係など，リハビリテーション臨床の現場にあっては，理学療法士，作業療法士の指導も続けられました．本当にありがたいことです．リハビリテーション医学，医療のあり方について，確たる道づけをくださる先生でいらっしゃいます．千野先生が日本においでになることの力強さを感謝せずにはいられません．

16）田村春雄先生（元大阪府立身体障害者福祉センター所長）

　田村春雄先生に実際にお会いできましたのは一度だけでしたが，お年賀に記された先生の短い詩は私のなかに深く残りました．田村先生であったからこそ大阪府立身体障害者福祉センターが創設できたと私には思えます．

　さらに感謝して止まないことは，また，田村先生が日本におけるリハビリテーションや作業療法の草創期に医歯薬出版社から出版された『作業療法総論』の第2章に，作業療法の歴史的人物を詳しく調べて記載されたことです．どのようにしてあれほどまでに詳しく調べることがおできになったのか，おどろきと感謝でいっぱいです．田村先生のそばで長年働かれた辰巳三代子OTRも田村先生を心から尊敬していらっしゃいます．「作業活用の提唱と事例表」を作成できましたことは，田村先生に負うところが非常に大きく，私たち一同にとって誠に意義深いことと常々感謝申し上げております．いただきますお手紙，おハガキには田村先生の肢体不自由児にかける信念，そしてあたたかさがあふれ，私たちに望みをかけて下さった期待感は忘れることができません．

17）澤村誠志先生（兵庫県立総合リハビリセンター中央病院名誉院長）

　澤村誠志先生は1960年に米国留学から帰国され，修得された義肢装具の道を日本に紹介されて，兵庫県立総合リハビリテーションセンターを始め，数々の関連施設，センター，会館，相談窓口などを開設されました．私は2度目の留学から帰国して初めて神戸でお会いすることができました．1969〜1972年の間に神戸大学からRancho Los Amigos病院に数人の先生方が

次々と研修に来られたことからもわかるように，兵庫県も，神戸市も，神戸医大も，リハビリテーションにも取り組まれておられることが伝わりました．火付け役は澤村先生でいらしたのでしょうか.

※ 1992 年より，さらに，地域リハビリテーションの道開きに要求され，多くの働きに関わられ，本年，ISPO 世界大会（沖縄）の任を果たされました.

　東京では「リハビリテーション交流セミナー」の名称で，リハビリテーションに関係する各専門職や団体が参加し，各会長の面々がホストになって盛んにセミナーを行いました．澤村先生はいつもニコニコと参加されて，PT・OT，職員の指導や支援を惜しまれませんでした．特に PT・OT は義肢装具に関してはひとしおの思いがありますが，義肢装具士の誕生はもちろん，澤村先生に負うところが大であります．いろいろとその道を開かれます先生方に導かれ，リハビリテーションを推進できます幸せを改めて思います．澤村先生のとびきりの微笑みの影に燃えるリハビリテーションへの情熱に，最敬礼させていただきます.

18）博田節夫先生（日本関節運動学的アプローチ医学会理事長）

　リハビリテーション医学について，千野直一先生と同じく，インターンおよびレジデンシィを修了されて帰国された先生です．大阪の星が丘病院で早期の PTOT の育成に尽力され，作業療法士免許第 2 号の黒岩貞枝 OTR もいち早く博田先生のご指導にあずかりました．帰国された博田先生が，星が丘病院に就かれました折は，「救急期からリハビリテーション完結まで」と言う正に医療の集大成を目指しておられたとのことです．何と，心揺さぶられる，博田先生のお考えでしょうか．若きリハビリテーション関連諸氏に是非にも実現化に引き継いでほしいと願います．第 9 回作業療法学会（東京）で「私の考える OT」をテーマにシンポジウムを行った際に，博田先生にシンポジストとしてご参加いただきました．その折，私の発言にちなんで，「作業療法を受けると幸せになるのだったら僕にも作業療法して下さいよ」とおっしゃって，一同の笑いを誘いました．いつも PT，OT の成長を厳しくも見守ってお導きくださいました．その厳しさが日本のリハビリテーション医療やセラピストの専門性を一段と高めて下さいます．博田先生に育てられた PT，OT も，同じ思いと感謝の気持ちをもってそれぞれの現場で活躍されております．博田先生のご存在の意義に改めて感謝申し上げます.

3　ご支援，ご指導をいただいた皆様

　こちらは前述のほかに大切なご支援，ご指導をいただきました皆様方にご登場いただきます．始めに，日本作業療法士協会を任意団体から法人化へ導き下さいました辻会計事務所様，ともに歩み支えて下さいました賛助会員の皆様，そして私たちを活字の世界に引き入れ成長さ

せて下さいました出版社の皆々様です.

1）辻　敢先生（辻会計事務所所長）

　いつ思い出しても感謝は熱いしずくとともにこみ上げてまいります. 68歳のご逝去はあまりにも早い旅立ちでした. 辻敢先生はアビリティーズ社長, 伊東弘泰氏より, ぜひにもとご紹介いただきました. お父上は, 公認会計士協会の会長も務められた方とうかがいました.

　辻敢先生のご支援とご指導があってこそ, 社団法人化を実現することができました. わずか680人程, 200万円ほどの予算で, とてもではありませんが, 厚生省も首をタテに振ることなどできない任意団体でした. さぞかし私たちの申し出には驚かれたことでしょう. 覚悟を決めてからの辻先生のご指導には頭が下がりました. 派遣してくださった担当の緑川正博氏も, 本当に最後までご尽力くださいました. 法人化の後, さわやかな一陣の風のごとく, お別れとなりました. 辻社長はその後も経験豊かな女性の会計士を派遣してくださり, OT協会の懐刃, 岩崎テル子財務部長の右腕となって, 助けてくださいました.

　法人化が許可された折, 辻先生は, ご自宅に当時の協会役員を招き, 祝いの会を開催し, 悠子夫人の目を見張るばかりの手料理でおもてなしくださいました. 辻先生, 悠子様, 数々の大切なご指導, ご支援, 本当にありがとうございました. 感謝も涙もあふれて止みません.

　いつまでも, OT協会として覚え, 感謝を捧げてまいります. ここに改めまして, 辻先生をご紹介くださいましたアビリティーズケアネット株式会社会長兼社長の伊東弘泰氏に厚く御礼を申し上げます.

2）賛助会員の皆様

　賛助会員の皆様：本協会発足時および社団法人からの下りを中心にご支援いただきました賛助会員の皆様方, 当時のお名前で載せさせていただきました. A会員様, B会員様の大きなお助けあって, 法人化は成りました. 小さな団体である私たちに大きな期待をかけご支援くださり, ここまで来ることができました. 本当に心より厚く感謝を申し上げます.

A 会員の皆様
1, OG 技術株式会社様
2, 酒井医療株式会社様
3, 日東工器株式会社様
4, 八重洲リハビリテーション様

B 会員の皆様
5, アビリティーズ社様
6, 青木印刷様
7, 株式会社医学書院様
8, 医歯薬出版株式会社様
9, 株式会社小原工業様
10, 株式会社協同医書出版社様

11, 三愛会三船病院様
12, サンアート社様
13, 多比良株式会社様
14, 花園病院様
15, 有限会社ハラキン様
16, 財団法人創精会松山記念病院様
17, 株式会社三輪書店様

C 会員の皆様

　ほぼ，個人の皆様に C 会員になっていただいておりますが，本当はお一人お一人にお目にかかり，作業療法に関心をお寄せいただけますお心の内を拝聴し，感謝を申し上げたいところでございます.

　今後ともお役に立てられる情報をお送りできますよう励みます. どうぞよろしくご支援いただきたくお願い申し上げ，感謝申し上げます.

　私たちが会員数も少なく，財力もなく，社会デビュー 1 年生の時に，何を理解し，何を信じて，ご投資くださいましたのか，本当にありがたく感謝のほかはございません. 社団法人化した日に，大きな役割を果たしていただきましたことはまぎれもありません. 50 年余りを経た今日，当時では予想もつかないほど大勢の賛助会員の皆々様にも合わせて熱く御礼を申し上げる次第でございます.

３）出版社の皆様

　人類が「活版印刷」を可能としたのは 1450 年ごろとうかがいますが，当時の文明開化に大きな役割を果たしたことは容易に想像できます. 作業療法は理学療法とともに，第二次大戦後に，いち早く誕生した医療職ですが，教科書そのものがなく外国の教科書，資料のコピー，コピーでありました. 自分たちの手で教科書を書くなどとは思いもよらぬ頃でした. 促され，手引きも後押しいただいてここまでまいりましたが，出版社の皆様には平身低頭，御礼を申し上げねばなりません.

(1) 青木印刷様

　日本作業療法士協会はご承知のとおり，清瀬のリハビリテーション学院第 1 期卒業生の呼びかけにより発足いたしましたが，青木印刷様はもとより東京病院お抱えの印刷会社で，当然のごとく数少ない印刷物にも初代社長様より何かとお世話になってまいりました. 今に続く協会員名簿はひとえに青木印刷様のおかげです. 本当にありがとうございます. 初代社長は夢を叶

えて，遠く南の島に学校を作って，笑顔の子供たちに囲まれて過ごされております．社長さんの夢叶えられましたこと，ともにお喜び申し上げます．私たちもご支援いただきました早期を思い，心から感謝申し上げます．

(2) 医学書院様

理学療法士，作業療法士の第1回国家試験の終了に伴い，すかさずその試験問題の解答集の出版を企画されましたのは医学書院さんでした．その編集会議は，東大赤門前時代の建物で行われました．日本での社会人一年生であった私は，非常識極まりなくも，当日，三国峠の下山帰りのキャラバン姿で，その編集会議に参加したという赤面の思い出が甦ります．その後，理学療法士協会，作業療法士協会発足2年目にして「理学療法と作業療法」という両協会合併の初の月刊誌を発刊いただきました．協会の情報が充分に行き届かない時代に大変貴重な専門誌となり，実に貴重な情報が残されております．また，作業療法士協会会長の交代にあたりましては，いち早くご挨拶，お励ましのお手紙を長谷川　泉氏より頂戴致しました．おこころにかけていただきました感謝は，今にして新鮮に思いだされます．学会ごとに熱心にご参加くださいます社員の皆様にも，頭が下がります．「週刊医学界新聞」からは，多くのことを学ばせて戴きました！　現在では，学生諸氏に向けて「標準作業療法」12巻におよぶ教科書に皆様熱心におとりくみいただいております．その早期よりのご支援を心より感謝申し上げます．

(3) 医歯薬出版様

青い表紙の「リハビリテーション全書」は22巻からなる全書で，その第9巻「作業療法総論」は1976年に，10巻の「作業療法各論」は1978年に発行されました．総論は田村春雄先生，鈴木明子先生編，各論は原武郎先生，鈴木明子先生編で出版され，各論には，金子翼，前田信子，田川義勝，米倉豊子，山口鞆音OTRの諸氏などが執筆されております．当時の貴重な教科書的役割を果たしてくださいました．全書出版ほか，関係書籍を多数出版してくださいました．ありがたく御礼申し上げます．

(4) 協同医書出版社様

日本作業療法士協会として初の教科書出版については前述したとおりですが，心に残る大切な学びがありました．書物を出版するとは？　その仕事を生涯かけての職業とする人々とは？ということの答えです．木下一雄社長は，父上の出版社を引き継がれておられたのですが，協同医書出版社とされた，その協同の同は大きな意味を持ちます．つまり同は，「共に心と力を合わせ，助け合って仕事をする」という意味．加えて「作業療法は良い，好きだ」とおっしゃってくださいました．もしかして，私たちよりも作業療法を深く理解されたのでは？　でなければ，作業療法は良い！　好きだ！との発言は生まれなかったのではと私は思いました．後を継がれての木下撮会長，中村三夫社長には，先代木下一雄社長の志がゆるぎなく継がれ，日本作業療法士協会編集の教科書は延々と出版され続けております．売れずに山積みとなっても，作

業療法本を次々と出版下さり，感謝のほかはございません．

（5）三輪書店様

お話は初代三輪敏社長時代に遡ります．

私事で恐縮ですが，私は某新聞社である仕事に少々関わらせていただく機会がありました．その折の事務局長さんからは，心に残る「ブンヤ魂」について学び，忘れることができません．出版社の皆さんの場合は出版社魂とでもいうのでしょうか，協同医書さんの場合も同じですが，専門には専門の奥深さがあり，頭が下がります．著者のその道を知り尽くすがごとく著者に接し，著者を知る努力を惜しみなく繰り返されるのです．加えてその世界も知り尽くすのです．プロフェッショナル精神を教えていただき，何か遠い世界の息遣いに触れて新鮮さをいただきます．誠に日々学びます．健全なる志を持つ人々によって送り出される活字の世界に多くを学べます．ありがたいことでございます．

作業療法士協会独自の『作業療法』．機関誌を発行できるまで時間がかかりました（1983年）．三輪書店様にはいち早く『作業療法ジャーナル』を創刊していただきましたこと，心より厚く御礼申し上げてやみません．多くの作業療法士も出版を通して成長させていただきました．改めまして，厚く御礼申し上げます．

（6）その他の出版のご支援

その他，協会自身だけではおおよそ不足であった予算の助けにと，無料の小冊子，分冊の出版等，武田薬品（出版部）様，保健同人社様にお助けいただきました．言及しきれませんご支援をいただきました皆々様を追憶し，深く御礼を申し上げます．

おわりに

OT協会といたしましても，一人の作業療法士としましても，ご指導・ご支援いただきました多くの皆様方，数々の会社・団体の皆様に，心より感謝申し上げます．

草創期の未熟な私たちを受入れて下さいました対象者の皆様，ともに歩み，学びあった学生諸氏の皆様，実習指導の場を提供し，実習生をご指導，育成下さいました病院，指導者，施設の皆々様．挙げ切ることのできない，私達の成長をお助けくださった皆々様への「感謝」を澄み渡る大空に書き染めて，御礼とさせていただきます．
「誠に有り難うございました」

2 中枢神経

１）雑草の種を気取った46年

柏塾　柏木正好

知識・技術の模索期

　1972年12月国立療養所東京病院附属リハビリテーション学院を卒業した筆者は，山梨勤労者医療協会石和温泉病院に就職した．開設後間もない100床ほどの病院で，リハ部門は一人のPTがマッサージ師を中心とした10名ほどの助手とともに運営していた．しばらくの間，養成校の専門教育を受けた初めての新人として注目されているという意識がなかなかふっきれなかったことを覚えている．結果を出さなければという焦りと，OTは上肢の治療における専門家であるはずだという期待をひしひしと感じていた．しかし，PTが装具を装着し，杖をついてでもとにかく歩くという実際機能に直結するのに比較して，上肢の機能にはなかなか先が見えてこないのが現実だった．

　医学的リハにおけるチームの一員として，OTの専門性はどのように生かされるべきなのか，自分は何に基づいて貢献できるのかを自問自答していたと思う．とにかく作業活動を媒介とし身体機能を高める，あるいは目的行為をやり遂げる機能獲得の援助を行うこと，少なくともこれらについては頼りにされる存在にならなければならないと自覚していた．始まりから1980年に退職するまで，OTとは何かを探り，かつ実践して見せることを要求され続けた生活だったと記憶している．

　その後，1981年に国立療養所東京病院作業療法室非常勤勤務を経た後，1982年ボバース記念病院に就職した．私にはまず本格的に運動療法の技術を習得したいという思いが先行していたと思う．名称に象徴されるように治療の質を主題にするという観点が，つまりはスタッフの技術に対する期待の大きさが私の気持ちを沸き立たせた．初年度は新人教育として市内の小児施設に通い，小児分野におけるボバースアプローチの内容を受講させていただいた．この時の経験が私の方向性を大きく変えてくれたと思う．障害児の発達に対する理解は小児にとどまらず，成人片麻痺の障害像や高次脳機能障害が具体的な形でどのように運動行動に影響を与えうるのかを考える手掛かりとなった．そして目的行為を介在とする治療への期待がさらに広がった．1983年には小児のボバースセラピストとして認定を受けた．しかし，1984年には私的な理由でやむなく退職し，山梨県の富士温泉病院へ就職することになった．

　この時期，関東では順天堂大学医学部附属病院の新保松雄先生（PT）を中心に定期的なボバース勉強会が開催されていた．近隣にある山梨リハ病院のスタッフがその若手集団の中心メンバーでもあったため誘いがかかり，私もそこに参加することになった．山梨では週に一度（金曜）OT，PT合同の勉強会を開くとともに月に一度は東京を中心とした関東の勉強会に参加す

るという生活が始まった．勉強会の内容はほとんどが片麻痺の患者に協力していただいた治療実践による症例検討であった．多くの場合，基礎的な治療をPTが提示し，その後を引き継ぐ形でOTが展開するということになっていたと記憶している．つまり，そのたびにOTの専門性が問われるという展開である．

知識・技術の修集期

そのような時期に，ロンドンのボバースセンターからPTのジェニファー・ブライス先生が来日し，上級者コースが開催された．彼女の治療場面を通じて，自身の未熟さを痛感するとともに，それ以上にOTが発展させるべき方向，さらにその素晴らしさをも垣間見ることができた．彼女はデモンストレーションのわずかな時間の中で，随意運動の兆しも見えない上肢に，筋肉収縮の灯をともし，それを大切に育て上げ，患者本人にも気づける運動にまで変化させた．そして本人の気づきを認めると同時に手近にあったティッシュペーパーを提示し，手を届かせるよう要求した．変化は急速に起こった．患者の全身がその行為へとむけて組織され始めたのだ．患者ははっきりとした企図のもとにティッシュをちぎりとった．ところが，この治療の始まりからその瞬間に至るまで，私には患者に秘められた可能性が見えていなかった．だから，ティッシュが扉を開くカギになるとは思いもよらなかった．深い感動を覚えた．しっかりとした技術に裏づけられた感性の世界だった．その域に到達できるか否かは別にして，とにかく直面している課題を一つひとつ乗り越えることの意味が確認できたと感じた．その後，関東ではドイツから帰国した富田昌夫先生（PT）を中心に成人片麻痺の基礎講習会を埼玉のリハビリテーション天草病院において開催することになった．私もその助手兼OT部門の講師として参加が求められた．明確なOT像を提示する責任が課された．講習会のたびに問題解決の具体的な方法（治療手技）を提案し，実際の治療場面において証明して見せるということだ．到底一人の力で到達できる課題ではない．

OTの世界が広がることを期待して，1988年山梨勉強会とともに活動分析研究会の前身となるNDTOT研究会を立ち上げ，富士温泉病院を会場にした講習会も開催し始めた．講習会ではどこのOT室にもある治療補助器具を使いこなす技術，活動課題（雑巾がけなど）や道具類（筆記具，はさみ，のこぎりなど）の誘導方法を実技練習課題として取り上げていった．これらの経験が片麻痺者の日常生活動作における困難性の背景を整理し，具体的な解決策を切り開く糸口となったと思う．そしてそれが2004年青海社より一般書籍として「環境適応」の出版へとつながった．またこの講習会は大きく転換してすべての職種を対象とする，そして片麻痺者の日常生活動作をより具体的に，より深く掘り下げる環境適応講習会に発展した．2018年現在，若い人たちや講師陣が連携し合いながら全国各地で講習会を企画運営する組織を担い，内容のさらなる発展に向けて努力してくれている．

2019年現在

私個人は，同時期の2003年，柏塾を立ち上げた．その後，ボバースのインストラクター活動

て，作業療法領域でも積極的に活用した．私個人としては，2000年に基礎講習会インストラクター（BCI），2010年上級講習会のインストラクター（ACI）を取得したが，その当時OTのACIは世界で一人だけであった．これらの多岐にわたる研修会を毎年企画し，当院で研修をしたセラピストは年間800人を超えることも多々あった．卒前教育としての臨床実習の受け入れは，年間30施設以上にも上り，後輩育成と同時に，職員自身の教育としても大きな効果があると考え，数多くの学生を受け入れた．

　4．研究をルーチンに

　誠愛リハ病院は，リハ部と研究部それぞれに部長を置き，二枚看板でスタートした．そのため，当初より研究し学会発表することをルーチンワークにした．その結果，当初は数演題の学会発表であったが，年間平均して20演題を超える研究を行った．最も多いときは，40演題を超えており，スタッフの1/4がどこかの演台に立っていた．その推進力として，セラピストでも脳の活動を見ることができるNIRSと，カメラ14台，床反力計6枚の巨大な三次元動作解析装置・設備など民間の小さな病院では考えられない研究機器の購入を提案した．とてもpayするはずもない巨大な宝を，理事長は「酷使しなさい」と与えてくれた．若いスタッフは自らジャーナル投稿，国際学会発表，国際ジャーナルへと高みを目指した．また，他の研究者などから共同研究の話も多々いただいた．そのくらい臨床研究に関する宝のような話題は事欠かなかった．しかし，ここまでくるには，教育と同様職種を超えて，研究計画，実施，そして論文にまとめ上げる作業を，昼夜惜しまず年中行う必要があった．指導者なくして後輩は育たない．しかし，年々忙しくなる臨床現場においては，単に指導者が個人的に後輩を指導するだけでは長く続いていかない．この重要な臨床研究を継続するためにもシステムが必要であった．現在誠愛リハ病院では，学術研究部門の中で，研究計画の立て方から実際の研究，諸手続きの指導に至るまでサポート体制を整えている．

4．今まで以上に模索が必要な時代に

　誠愛病院を開設された理事長は，まだ院内にリハ専門医が存在しない中，個性的なリハマインドで私たちを牽引された．私たちはまた自ら理想のリハを追求したいと考えていた．そして理事長からその考えや行動を大きくサポートしていただいた．私たちの時代はマインドで生きていけた．しかし時代が進み，医療現場の厳しさ，難しさが増すなか，理事長が代わられ，医療の最前線を経験された医師の方々と一緒に仕事をさせていただくようになった．その変化に対する安堵感は例えようもなかった．同時に，医局，看護，リハの三つの部門に副院長職を授けていただいた．私は副院長としてリハを代表して院内で業務にあたった．それはまた苦しいものであった．歴史ある医療職の医師や看護師に負けずに仕事をし，関連職種を加えると180名近いリハスタッフを抱えていくことに，まだまだ生みの苦しみが続くのだなと感じた．その一方で，リハスタッフ以上に腹を割って相談できるのも，また看護をはじめ他職種でもあった．

　これらの多職種と渡り合っていける，セラピストとしての根拠に基づく専門的知識，技術，そしてマインドを今まで以上に模索していかなくてはならないと考えた．

3）小田原市立病院での脳血管障害作業療法の臨床・研究の体験や取り組み　　～運動障害，感覚障害だけでないリハについて～

藤田医科大学保健衛生学部リハビリテーション学科作業療法専攻　鈴木孝治

はじめに

　筆者は 1987 年 7 月 1 日～2003 年 3 月 31 日の 16 年 9 カ月間，小田原市立病院で主に身体障害分野の OT として勤務していた（図 1）．同院は 1958 年 6 月に開設され，1984 年に全面改築をし，15 診療科で一般病床 417 床を有する総合病院である．同院へ転勤する直前の 2 年間は信州大学にて助手として精神障害分野の臨床・教育に従事していた．

変動する社会情勢

　この時代は，1987 年の国鉄民営化，翌年からのバブル景気の開始，1989 年に元号が変わった直後，税率 3％の消費税が始まるなど，国内の社会体制は変化に富んでいた．また，海外では，1990 年に 45 年ぶりの東西ドイツの統一，1991 年にはソビエト連邦が崩壊，湾岸戦争が勃発し，自衛隊初の海外派遣となった．1992 年は東京佐川急便事件で金丸信元自民党副総裁が追及され，小田原市立病院へ緊急入院した．1993 年には当時の皇太子さま，小和田雅子さんのご成婚，1994 年には，村山富市内閣（自民・社会・さきがけの連立政権）が発足し，大江健三郎氏にノーベル文学賞が授与され，「作業療法」が紹介された．1997 年には，山一証券，北海道拓殖銀行など金融機関の破綻が相次ぎ，海外ではダイアナ元英皇太子妃がパリで交通事故死するという痛ましい事件が起きた．2002 年には，小泉純一郎元首相により初の日朝首脳会談が実現し，拉致被害者 5 人が帰国となった．2003 年は，新型肺炎（SARS）が世界中で猛威をふるった．

　医療環境としては，筆者が勤務していた前半の時期は全国の病床数がピークに達する直前か

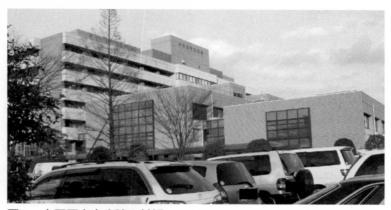

図1　小田原市立病院の外観

ら徐々に減少してきた時代で，後半は 2000 年に介護保険法が施行され，社会保障制度の大きな変革があった．作業療法教育としては，1992 年に初の 4 年制大学が広島大学医学部保健学科に誕生，1994 年に神奈川県内初の 4 年制大学，北里大学医療衛生学部リハビリテーション学科が誕生した．次にこのような激動の時代にあった約17年間の小田原市立病院での臨床実践について述べる．

院内での活動

　小田原市立病院の作業療法は，私が信州大学から転勤し開設した．ほぼ時を同じくして慶應義塾大学リハビリテーション科よりリハ専門医が赴任し，PT4 名，マッサージ師 2 名，OT1 名のリハチームとなった．2 年後には，リハ医 1 名と ST1 名が赴任した．4 名の整形外科医，3 名の脳神経外科医，2 名の神経内科医が勤務しており，日々，リハチームとのコミュニケーションが取れる関係となっていた．OT は最初の 3 年間は 1 名体制で，4 年目から退職する 2003 年までは 2 名体制であった．担当した疾患は，手の外科，関節リウマチ（RA），脊髄損傷，頚椎・頚髄疾患などの整形外科疾患が約 3 割，脳梗塞・脳出血，頭部外傷，神経難病などの中枢神経系疾患が約 7 割であった．自助具，スプリント作成の必要性も高く，脊損や RA の患者は，スプリントはもとより自助具の作成の真の指導者で，さまざまな創意工夫を学ばせてもらった．作成するたびに興味が高まり，仕事としての楽しみを覚えていった日々であった．また，中枢神経系疾患では，1 次救急病院という特徴から脳卒中急性期の患者が多く，軽度の意識障害や注意障害の評価・治療の必要性が高かった．信州大学時代に担当したコルサコフ症候群の経験から高次脳機能障害，特に注意・記憶の機能とその障害への関心が高かったのであるが，このような患者を多く担当する経験がもととなって神経心理学だけではなく認知心理学への興味が湧いてきた時期であった．この頃は日々の臨床に加え，日本神経心理学会や日本作業療法学会をはじめとした学会発表や論文投稿なども行い，この分野の研究に没頭できた．運動麻痺のない脳卒中や頭部外傷の患者が身体障害者手帳を交付してもらえない状況を目の当たりにし，市民に高次脳機能障害の重要性を認識してもらう必要性を痛感したのもこの頃であった．さらに，2000 年に開始した高次脳機能障害支援モデル事業の準備段階の調査にも協力した．また，卒業直後に就職した精神科の病院でお世話になった精神科医が自身より先に赴任しており，精神疾患の外来患者や入院中のうつ状態などの患者に対する精神科(心身医療科)とのコラボレーションも実施した．

院外での活動

　病院外での経験として，小田原市の機能訓練事業への参画，患者家族会の結成と運営などの地域リハ活動へも関わった．機能訓練事業では，市役所の保健師との連携や市内他病院から派遣されてくる PT・OT との連携もスムーズに行えた．また，神奈川県作業療法士会で地域リハ対策部にも所属しており，この機能訓練事業での経験が生かされた．一般市民を対象とした公開講座では，「麻痺だけでは理解できない脳卒中」と題して，高次脳機能障害の重要性を認識し

てもらおうとわかりやすく解説した．1993年には自律を目標とした患者家族会（奴会）を発足させた．会員には「単なる患者会ではなく，できるだけ自分達で決め，家族などの介助の手は極力少なくして，個人的にも集団的にも自律を目指す．とりあえず一時は患者同士で『同病相憐れむ』の状態となるも，決してその状態に終わらず，『自治会や老人会のような健常者の仲間に堂々と参加し，楽しい人生を送ること』を目標とし，実現するグループのこと」と約束をして活動を開始した[1]．具体的な活動内容は，一泊での入湯会，食事会，一泊バス旅行，芋煮会など，多くの定期的な年中行事であった．その結果，患者間および家族間にピアサポートを実現させることができ，退職直前には患者家族会の10年間の歩みを記した記念誌を発刊した．在職期間後半の1995年からは，勤務の傍ら，筑波大学大学院の夜間修士課程に通学し，軽度意識障害の評価に関する研究で修士号を取得した．1999年からは千葉大学大学院の博士課程へ通学して，認知心理学を活用して同じテーマの臨床研究に携わった．2003年3月に小田原市立病院を退職し，同年4月に茨城県立医療大学へと転勤した．

　以上，筆者の約17年間の経験であるが，一言でいえば，「さまざまな患者から数々の貴重なことを教えていただけたとても幸せな日々で，現在の教育活動の基礎となっている財産」であるといえる．

■文献

1) 鈴木孝治：脳卒中患者の「障害受容」—その捉え方と支援方法—．OTジャーナル．38(1)：27-32，2004

4）東北地区での中枢神経作業療法に関する臨床体験や取り組み

山形県立保健医療大学　藤井浩美

東北地方の OT の推移

　東北地方に OT 養成校が誕生したのは 1980 年 4 月のことだった．北から，弘前大学医療技術短期大学部，岩手リハビリテーション専門学校，国立仙台病院附属リハビリテーション学院の 3 校が同時開校した．各校とも，1 学年の定員は 20 人であり，3 校の総定員数がわずか 60 人だった．1983 年 4 月には，3 校からの卒業生が東北各地の作業療法現場に就職し，東北の OT 数は 95 人となった．1983 年当時の OT 協会の会員数は，青森県 23 人，岩手県 14 人，宮城県 20 人，秋田県 13 人，山形県 5 人および福島県 20 人であった．この頃，各県では県士会が組織されはじめ，日本で最後に山形県作業療法士会が設立された．設立時の OT は 11 人であった．

　1990 年 9 月 29 日と 30 日に第 1 回東北作業療法学会が，各県持ち回りのルールで岩手県作業療法士会から始まった．当時の東北地方の協会員数は 332 人（**表 1**）であり，そのなかから 20 人が事例報告，研究報告，実践報告を行い，133 人の OT と 23 人の学生が参加した．中枢神経作業療法に関する演題発表は 5 題で，全体の 25％であった．1990 年の東北地方の人口は 9,738,285 人であり，OT が人口 1 万人当たり 0.34 人であった（**表 1**）．その後，OT 養成には，四年制大学と四年制専門学校での教育が加わった．筆者が山形県立保健医療大学に赴任した 2000 年には，青森県 243 人，岩手県 203 人，宮城県 226 人，秋田県 168 人，山形県 157 人および福島県 216 人の OT がおり，東北の合計が 1,213 人となった．そして，2019 年 3 月末現在，東北の OT 養成校は 14 校，1 学年の総定員が 493 人となり，東北地方の協会員数は 4,966 人となった．東北地方の人口は 8,695,512 人，29 年前と比べて 1,042,773 人減少した（**表 1**）．一方で，OT は 4,634 人増加し，人口 1 万人当たり 5.71 人となった．

中枢神経 OT の体験と取り組み

　1970～1980 年代，東北地方は塩分摂取過多と寒冷による脳卒中多発地帯であった．同時に，

表 1　東北地方の人口と OT 数の比較

	人口			OT			
	1990	2019	2019−1990	1990	1 万人当	2019	1 万人当
青森県	1,482,873	1,262,815	−220,058	81	0.55	769	6.09
岩手県	1,416,928	1,229,432	−187,496	65	0.46	731	5.95
宮城県	2,248,558	2,305,596	57,038	53	0.24	1,059	4.59
秋田県	1,227,478	969,462	−258,016	43	0.35	576	5.94
山形県	1,258,390	1,079,950	−178,440	29	0.23	847	7.84
福島県	2,104,058	1,848,257	−255,801	61	0.29	984	5.32
合計	9,738,285	8,695,512	−1,042,773	332	0.34	4,966	5.71

果樹栽培や雪下ろし中の事故による脊髄損傷の対象者が多かった．加えて，パーキンソン症候群をはじめとする変性疾患，手の外傷およびリウマチ性疾患などが作業療法の対象であった．

　1980年代までは，病院のリハ部門といっても，針灸マッサージ師や無資格のOT助手がリハサービスを提供しており，質量ともに不足した状態が続いていた．筆者が勤務したリハ専門病院でも，年長のOT助手と同期入職のOTで悪戦苦闘しながら，日々の臨床に従事した．

　当時，中枢神経作業療法には，Signe Brunnstromによる「片麻痺の運動療法」，Berta Bobathらによる「片麻痺の評価と治療」，Herman Kabatらによる「固有受容性神経筋促通法」など理学療法の理論と実技が取り入れられており，作業療法理論は未分化であった．当時の著者は，紀伊克昌氏の研修会に参加してBobath法の理論と実技を学んだものの，その作業療法への応用に大きな隔たりを感じた．

　当時の作業療法サービスは，上述の促通法を用いた基本動作と日常生活動作トレーニングに加えて，調理，洗濯，木工などの日常生活関連動作トレーニングの院内実施が中心であった．OTとしては，対象者の退院前自宅訪問や職場訪問の必要性を感じながらも，院外での作業療法サービスが認められず，苦悩する日々を送った．次第に，自分の休日を費やして対象者の自宅訪問，対象者とともに自動車学校での運転技能確認などを行うようになった．そして，対象者の課題が院内と自宅で異なるため，その対処法を模索した．まさしく医療と生活の橋渡しを考えるようになっていった．

　1981年の国際障害者年，それを基にした1983〜1992年の「国連・障害者の十年」は障害者を自宅から地域に向かわせるための好機となり，中枢神経作業療法を展開する上でも大きな分岐点となった．また，1982年の老人保健法制定により1983年からは，老人医療を公費負担医療から社会保険制度に転換し，高齢者になったとき病人にならないように保健事業も含まれる内容となった．これに伴って，病院に勤務しながら地域の保健センターに赴き，作業療法サービスが展開できるようになった．また，1989年に策定された「高齢者保健福祉推進10か年戦略」いわゆるゴールドプランによって，東北各地に老人保健施設が作られ，病院と自宅の中間施設として，OTサービスの展開が容易となった．著者も併設された訪問リハ部門から対象者の自宅を訪問し，課題解決に取り組むとともに，デイケアで継続的なフォローを行った．1994年に改定された新ゴールドプラン（高齢者保健福祉5ヵ年計画）では，さらに臨床場面を病院から地域に展開する上で役立った．

　2000年4月に施行された介護保険制度は，民間業者の介護事業への参入を認めたため，在宅作業療法サービスをさらに容易にした．しかしながら，訪問リハステーション構想は実現せず，訪問看護ステーションからの作業療法サービス提供となったため，その実態が不明確となった．

　5巡目となった第25回東北作業療法学会（2014年9月27・28日）では89題の研究発表が行われ，800人を超える東北のOTが集まった．演題発表のうち，脳卒中関連が33題，脊髄損傷関連が4題で，中枢神経作業療法が41.5%を占めた．第1回学会のそれよりも，演題数，演題割合とも増加を示した．そして，東北地方における作業療法実践は1990年当時と比べようもないほど広がった．特に2011年3月11日の東日本大震災を機に，障害者のみならず社会的弱者

イトホーム，知的障害児施設，障害者支援施設，義肢装具等の研究開発事業の業務を開始した．新しくできた七沢障害・交通リハビリテーション病院に筆者は就職した．こちらの作業療法は，七沢地区の病院，施設を除いたすべてを対象とし，担当を定期的にローテーションした．義肢装具に関する処方，製作に関しては低レベルすぎて，それを黙って見ていられない筆者だったが，一介の若い女性が何を言っても反発を買うばかり．そこで，できるだけ義肢装具室に入ってKBM下腿義足の文献を訳して伝えたり，熱硬化性樹脂の補装具などを手作りした．

　そうこうするうち，整形外科医の山口 智先生から外来患者で腱断裂によるボタン穴変形指のスプリントを依頼された．再来時に先生から「治っちゃったよー」と言われて，そんなに驚かれることなのかと自分でもスプリントの価値を再認識した．それから山口先生とはコンビのようになって外来でのスプリント処方は目に見えて増えていき，さまざまな疾患，障害のスプリントを経験することとなった．外来でスプリントが処方されると電話で連絡があり，程なくして作業療法に患者が来る．テニス肘のような場合など，スプリントの形を具体的に伝えられることもあるが，多くはこちらでどのようなスプリントにするか考えなければならない．午前中の仕事の合間を縫って文献を調べ直したりして，考え抜いたスプリントを作り，山口先生に電話し，患者と一緒に先生の所に行って，これでよいか確認してもらう．電話報告だけで済ませないで，一瞬でも先生と顔を合わせる．これはとても大事なステップだ．実際に会うことでちょっとした先生の無言の感想を実感できる．外来を続ける先生も，一瞬手を止めてこちらのスプリントを優先的に見てくれる．手外科で入院する患者も増え，この場合は，状況に合わせて細かな対応，変更ができた．某日，関西在住の有名な作家がスプリントを希望して来所するのでよろしく，と言われた．手が動かなくなってもスプリントを装着して文を書きたいのだと言う．結局，程なく亡くなってしまってスプリントをつけていただけなかったが，遠方から指名を受けたのは名誉なことであった．

　関節リウマチの装具，スプリントに関しては（社）日本リウマチ友の会の理事であった河本昌代さんを担当した影響が大である．お会いした時，自作のフェルトや薄いプラスチック板で作った年季の入ったスプリントをいくつも見せていただいた．これを参考に尺側扁位防止のスプリントをはじめ，数え切れないほどの装具やスプリントを作らせていただいた．炎症期，寛解期，手術前後の装具やスプリントを足の先から首まで作り，自助具も作り，その実績をリウマチ友の会の情報誌や書籍などにもたくさん書かせていただいた．当時の島田廣子理事長も首を保護するカラーを作って欲しいと訪ねていらしたが，カラーでは首の運動を制限できないとの医師の判断で，断念した．今の筆者の考えでは，カラーはアフォーダンス効果があるのではないかと思う．つまり，カラーをつけることで首の保護を意識するのではないだろうか．それで安心感も生まれる．精神心理的な効果も今後の課題である．

教える側になって（1985年〜）

　1985年，名古屋大学医療技術短期大学部に勤務．名古屋大学整形外科には三浦隆行教授，中村蓼吾教授など手外科で著名な先生がいらして，手術や勉強会，手外科学会のお手伝いなど貴

重な経験を重ねることができた．1988 年に中村教授が手外科学会の学会長となった折，ハンドセラピーの研修をするようにとの機会をいただいた．これに応えて OT 協会学術部研修会「手の外科領域における作業療法」として，実質，後のハンドセラピー学会に繋がる会を持てた．内容はシンポジウム「手術前後の評価・訓練─チームワークの進め方」（小野敏子氏，對馬祥子氏，椎名美充氏）とワークショップ「ケースプレゼンテーションによる OT プログラムの検討」（大山峰生氏，松井学氏，矢崎潔氏，発言順）であった．準備のため，矢崎氏には数度に渡り東京から足を運んでいただき打ち合わせを重ねた．当日は立錐の余地もないほどの盛況となった．

　1987 年，パシフィックサプライ株式会社の川村一郎社長の援助により「装具作業療法入門」を出版することができ，スプリントを教える時の教科書として重宝している．1992 年に「義肢装具・自助具の研究開発」で日本義肢装具学会飯田賞奨励賞を，また 2001 年には（財）日本リウマチ財団よりリウマチ福祉賞本賞，2018 年義肢装具学会より「感謝状」をいただいた．

■ 参考文献 ────────────────────────────────
　1）国立身体障害センター：二十周年記念誌．1969
　2）横田和子：作業療法士の見た義手の現況─第二の手をみる─．診療と保険 12(9)：25-28，1970

2）創成期における労災病院での臨床経験

日本医医療大学保健医療学部リハビリテーション学科作業療法学専攻（作業療法士・教授）　坪田貞子

　私はわが国で理学・作業療法士教育制度が開始されて，2番目に誕生した九州リハビリテーション大学校を1期生として卒業した．その創成期に作業療法士として，労災病院で仕事をしてきた経験は，半世紀を過ぎた今，その変化に気づかされるよい機会となった．今回，恩師の矢谷令子先生から，創成期の作業療法を振り返るよい機会を与えられたことに感謝している．

　オリンピック後の経済成長著しいさなか，労働災害で外傷患者が急増し，国家的施策として，全国に30カ所近い労災病院が建設された．急増する労働災害者の社会復帰促進を目的に，国家的プロジェクトとして労働省が中心になって行った取り組みだった．その中心にあったのは，九州労災病院・リハビリセンターで，その併設として労働省の外郭施設として九州リハビリテーション大学校が開校された．3年前には，すでに厚生省管轄の国立療養所東京病院で理学療法士，作業療法士の養成が始まっていた．九州リハビリテーション大学校の養成と同期して，1967年「労働省通達665号」で労災患者のリハ診療報酬制度ができ，労災病院の理学療法士，作業療法士は，診療報酬をベースに医療職として働き始めた．いわば，診療報酬制度の先鞭を付けたのは労災病院だった．私は卒後の1969年，美唄労災病院に入職し，作業療法士として，最初の一歩を踏み出した．

　美唄労災病院には5年間勤務した．美唄市は三井鉱山，三菱鉱業など，この地域に広く炭鉱を持ち，ピーク時には人口9万人余りを擁した炭鉱労働者の町だった．そのことが美唄市に労災病院が建った由縁でもあった．美唄労災病院は当時，最新医療を受けられる地域の中核を担う総合病院で，広い敷地に，リハ棟（50床），リハ施設や，九州リハビリテーションセンターを模した体育館のように広い理学療法室，作業療法室，言語療法室棟があった．スタッフもリハ医をはじめ，理学療法士，作業療法士はもちろん，職業カウンセラー，心理判定員などのスタッフがいて，当時としては施設もスタッフも充実していた．また，リハ医から作業療法士，理学療法士に処方箋が出されており，チームカンファレンスが週1回は行われ，当時としては，かなりシステマチックな組織として各専門職が有機的に働いていた．これも先陣を切った九州労災病院にならった組織作りと思われる．作業療法室には木工，金工，粘土細工，手工芸，ADL室，治療的活動としてのサンディング，起立テーブルなど九州労災病院と比べてもあまり遜色のない環境が準備されていた．このため，私自身，それほど違和感なく作業療法士としての経験もないまま仕事をはじめることができた．作業活動は，グループでの活動が多く，木工，皮細工，手工芸，タイルモザイクなどの種目が，各部屋に分かれており，必要な物品は棚に整然と整えられていた．処方箋が出されると，まず初回面接を行い，対象者の背景や機能状態を把握し，評価計画を立て，それに従って実施した．もっとも多く行ったのはMMTや関節可動域測定，ADL評価だった．ただ，今ではほとんど行っていない身体能力検査（physical appraisal evaluation）も実施した．これは職業復帰の準備状態にある患者を対象に行う評価で，服薬などを止めた状態でリスクを管理しながら，月曜〜金曜日の1週間行う復職のための模擬演習で，復帰していく職場環境に近い設定で評価，観察，患者の自覚症状を確認する評価法だった．リハ医師から指示で1日2〜3名の患者を評価し，職場復帰先や労働監基準監督署に報告書を書いた．また，外傷による切断者，サリドマイドによる四肢欠損症患者も多く，義肢装具士の方々と上肢切断の義肢プログラムにも関与した．当時，私の同級生から「OTはいったい何をしたらいいのかわからない」という話を時折聞いたが，私の場合は就職の翌日からただただ忙しく日々が過ぎていった記憶がある．また，当時は，特例者（リハの経験のある針灸，マッサージ，看護師などの専門職）のための救済策として国家試験の特例試験制度があり，盛んに研修会が行われていた．まだ，経験も浅い作業療法士の私も，資格があるからという安易な理由で講義や，演習（当時国家試験には実技試験があった）の講習会などで教えていた．もちろん，これでいいのだろうかという思いは大いにあったが，上司からの依頼で断り切れなかったのだ．ADL訓練や自助具，義肢装具作成，訓練の講義や演習も行った．労災病院なので運動器障害の患者が多かったのだが，3年を過ぎた頃からは，労災事故数の減少に伴って，脳血管障害の患者や交通事故による外傷，神経難病の患者の処方が増えて，後に採用された2名の作業療法士と1名の助手の4名で毎日が，怒濤のように過ぎ，じっくりと仕事を振りかえる余裕は少なかったように記憶している．

　このなかを縫って，北海道作業療法士会が有資格の8名で発足した．その後，転勤で東京労災病院（6カ月），関東労災病院（11年）と転勤したが，私の作業療法士キャリアの基礎を作ったのは，この労災病院での臨床経験だと今でも思う．そして何よりも良き仲間，上司に恵まれ，支えられ，患者に助けられ，作業療法士の仕事がおもしろいと実感できた時代であった．

　現在，急速に進む少子高齢化社会の真ん中に向かって，人々の暮らしや，生き方もずいぶん変わり，作業療法における作業の意味も大きく変化してきていることを，今，高齢期を生きる私も実感している．これまで，人として身体を通して体現する作業活動が，バーチャルな経験になる時代になるのか，一抹の不安を感じている．今後，IT時代に生きる人々の暮らしに作業がどのような役割を果たす時代になるのか，今後の作業療法の発展に，期待を込めて稿を終える．

3）神奈川県立総合リハビリテーションセンターの脊髄損傷対応の機器，装具に関する経験と研究

神奈川県立保健福祉大学リハビリテーション学科作業療法学専攻　教授　玉垣　努

模索期

　神奈川県立総合リハビリテーションセンターは今から約35年前の筆者が入職時，開院から10年が経過しており，偉大な諸先輩方がおられ，そのなかでさまざまな試みが行われていた．特に脊髄損傷のリハビリテーションでは先端を走っていた．当時の脊髄損傷のアプローチ，特に頚髄損傷者（以下，頚損者）の作業療法については大きな変革期であった．ストークマンデビル病院に勤務されていた森永憲子先生が，イギリスでの作業療法アプローチを導入されていたばかりであった．

　神奈川県立総合リハビリテーションセンターにはPTは勿論，体育指導員や職業リハのスタッフもおり，加えて，リハ工学のプロたちが仲間として協働していた．対象者である頚損者は交通事故などの若年者が多く，就労も含めたトータルなアプローチの一端を作業療法が担っていた．頚損者のリハは，就労や復学などの何かを成し遂げたいという目標に向かって，リハチームとして支援していくことであった．失ったものを嘆くのではなく，新たな目標に向かっていくというものであった．具体的には，残存機能の強化と車いすを中心とした福祉用具や装具を含めた環境の活用であった．

集大成期

　頚損者の作業療法というと，BFOやスプリントの作製，書字用自助具を使った机上動作が主流であった．ところが，ストークマンデビル病院では，無謀とも思われた障害者スポーツが行われており（後にパラリンピックの起源となる），作業療法はスポーツを行う背景となっている日常生活動作（activity of daily living：ADL）や自動車運転などの全般を担当していたのだ．手芸や書字などを狭い意味での「作業」としていた時代から，生活で行っている活動も作業としてとらえ，ADLに多く介入してきたのである．

　具体的には，寝返りから更衣動作などのセルフケアから，車いす・ベッドの移乗動作や自動車運転の動作まで行っていた．そのなかで，同じ残存機能なのにできる人とできない人がいることに疑問を抱き，その両群間の差を3次元動作解析により，座位バランス能力[1]によってADLパフォーマンスに差があることを突き止めた．また，「肘伸展筋群が麻痺している頚損者が起きあがりなどの肘伸展運動ができるのは何故か？」などの代償動作の検証も3次元動作解析にて行い，大胸筋や三角筋前部線維の水平内転作用による閉鎖性運動連鎖によることを検証したことで，プッシュアップやトランスファー，ひいてはC6レベルで自動車運転が可能となるエビデンスとしてきた（**図1**）．この分析をもとに，頚損者のチェアスキーのための閉鎖性運動連鎖補助具を開発し，頚損者によるチェアスキーを実現できた（**図2**）．生活に視点を変える

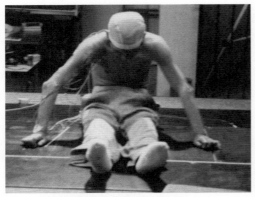

図1　閉鎖性運動連鎖の計測実験

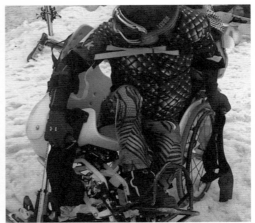

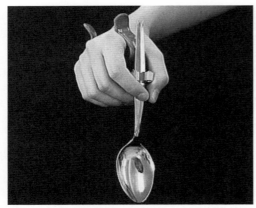

図3　ユニバーサルニューカフの開発・市販化

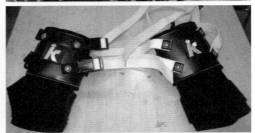

図2　閉鎖性運動連鎖（川村義肢）を応用した補助具の開発・市販化

と，食と排泄は生活の根幹にかかわる事項なので，見直しとともにアプローチを行った．食事に関しては1日3食であり，相当回数の食事動作が繰り返し行われる．しかし，従来のユニバーサルカフだと肩の外転の動きを誘発し，非効率な食事動作であったことから，健常者が用いるような3指つまみを実現したユニバーサルニューカフの開発[2]を行った（図3）．他の病院でも使用できるよう，可変性も含めて市販化まで至った．排泄について，排便は基本的に宿便である頚損者に対して，下剤をできるだけ使用しないための注水式排便促進器[3]（図4）を20年かけて市販化し，頚損者でも座位排便が出来るフロントレストキャリー（図5）や褥瘡予防のためのやわらか便座（図6）を開発し市販化した．これらはすべて，臨床において手づくりで作成した自助具を市販化まで持っていったものである．排尿に関しては，女性用の陰唇開大器や導尿用のパンツなどを開発し，兵庫リハビリテーション病院と共同で延長セルフカテーテル（図7）を開発し市販化した．また，頚損者のやりたいを実現するために，立つ機能が障害されているなら，生活で使いながら立つことができてなおかつ移動もできるを目標に，電動スタン

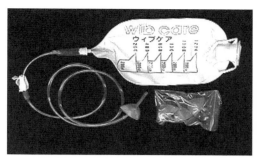

図4 注水式排便促進器の開発・市販化

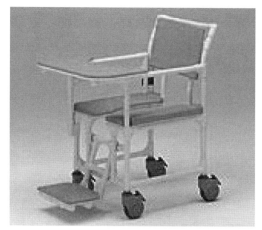

図5 フロントレストキャリー（矢崎化工）の
開発・市販化

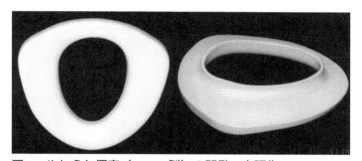

図6 やわらか便座（TOTO製）の開発・市販化

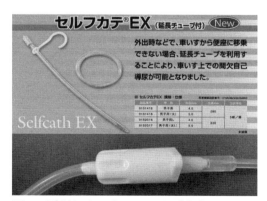

図7 延長セルフカテーテル（富士システム
ズ）の開発・市販化

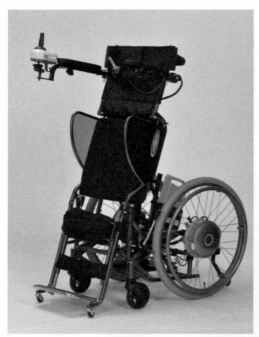

図8 電動スタンダップ車いす（日進医療器）
　　 の開発・市販化

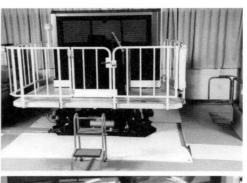

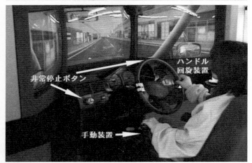

図9 3次元自動車シミュレーション（三菱
　　 プレシジョン製）の開発・市販化

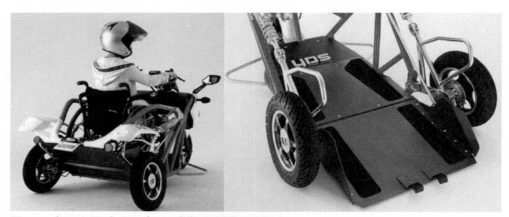

図10 車いす用バイク（YDS製）の開発・市販化

　ダップ車いす[4]（**図8**）を開発・市販化を行った．自動車に乗りたいニーズをかなえるための練
習機として3次元で動揺することが可能な自動車シミュレーション（**図9**）を開発して，手動
装置を備えて，座位バランスが不安定な頚損者に運転の可能性を提供していった．ただし，よ
り現実的に自動車が運転できるようにするために，トヨタと共同で手動装置やカーシートの電
動化や車いす積み込み装置の開発なども行った．加えて，近距離移動のための車いす用バイ
ク[5]（**図10**）も開発し，外出のための機会を増やすことを開発検討していった．

になった？”と確認され，機嫌を直した．⑦統合失調症の中年女性は，最初作業療法参加を渋った理由が“母親が亡くなったばかりで辛かった”と7年後に打ち明けた．それは，運動が苦手なはずが“運動会で走ったのよ”と自慢げに報告したり，作業療法士の性格を“優しい感じはしない”と本音で語った頃である．⑧統合失調症の30代男性には，犯罪歴があった．作業種目の希望を尋ねると，“刑務所でやった織物だけはさせないで！”と頼まれた．

　他職種発端からの処方受理とチームでの共同を経験した．①ある看護師は，作業療法士と散歩中の作業療法患者に駆け寄り，“こんなに元気になって良かったね！”と声をかけ喜んだ．②面接後に作業療法士が「作業療法参加はまだ無理」と判断を伝えたが，③ある病棟医と看護主任は，“面接で打ち解けていた”“私にはこんなに話さない．良い関係が取れている．”と作業療法開始を支持した．③ある主治医と担当看護師は，導入初期に各1回，参加を渋る患者を病棟から作業療法室へ同行し，途中退出を制止した．患者は，3回目から小集団作業療法の参加が安定した．④ある作業指導員は，作業療法士に，“こんなのあるよ”と貴重な文献・資料を読むように勧めた．⑤ある医師たちは，さりげなく“薬だけでは治らない”“自然治癒力を高める考えもある”“医療の姿とリハも作業療法も同じ”と示唆した．⑥ある精神科ソーシャルワーカーは，“今までやれてないことをやろう”と作業療法士の志気を高めた．⑦ある職員たちは，“これってOTの仕事でしょう”と職業前評価や重複障害などの個別作業療法開始を勧めた．

一人前状態と理想の作業療法システム（組織）を考える

　新人の私が，ある松沢職員に“一人前になる年限は何年？”と尋ねたことがある．答えは，“10年続けて一人前”だった．その後，逆に私が同じ質問をされたときは，“5年ぐらい続ければ”と答えた．質問者も同感だった．真偽はともあれ，続けるという覚悟と精進が大事だと思う．医療が，健康破綻の状況にある個人に対する支援体系であるように，リハも精神作業療法も症状や障害より個人の可能性と主体性・人権・能力・QOLを尊重することが基本である．対象者は本来の生命力や活動性を発揮し，無能力状態・不活動状態から脱却し，作業的存在となり，自律的に独自の自立生活を模索・創造できるようになると考えられる．

　対象者自身，家族や関係職員，地域住民もチームとなって，皆が等しく幸福を実現する共同（自助・共助・公助）体制を工夫して推進できる．昔も今も作業療法実践者はこのことを忘れず，熱意と忍耐で努めていると思う．現在の法制度の進歩が形式でなく，嫌悪（ヘイト）や格差をなくす中身の充実を図る必要がある．

■文献
1) 江副　勉：精神科OTの倫理．医学書院，pp1-7，1970（小林八郎，他編：精神科OT．総論第1章）
2) 井上正吾：OTのあり方—OT担当者の問題の分析．精神科オキュペイショナルセラピー3(1)：8-13，1970
3) 加藤伸勝：OT従事者の資格認知について．精神科オキュペイショナルセラピー3(1)：1-7，1970
4) 堀切重明：協会指定報告松沢病院における最近のOTについて．精神科オキュペイショナルセラピー7(1)：1-5，1975
5) 浜野夏子：女子入院病棟での個別的OTの試み．第4回学会論文集．日本作業療法士協会，pp142-147，1970

２）精神科救急デイホスピタルにおける作業療法士の活動

平賀昭信

はじめに

　私が精神領域で働くことは，養成校に入る前から決めていた．作業療法士という職業を紹介してくれた義兄が，精神病院で看護師をしていたことで精神病院での作業療法に興味を持っていた．入学当時より，精神病は原因不明の慢性疾患で不治の病と考えていた．自分の人生を懸けるにはこの領域しかないと考えていた．リハ学生当時は，精神病院に就職するのは，少し変わった性格の学生とされていた感がある．そんな見られ方がとても嫌だった．そのためには，自分自身が一般人の感覚と常識的であろうと考えていた．

　最初に就職した昭和大学附属烏山病院（２年９カ月），次に就職した岩手リハビリテーション学院（３年３カ月）の後に，恩師の紹介があり日本初の精神科救急医療施設である千葉県精神科医療センターに就職する機会を得た．千葉県精神科医療センター開設時のセンター長は，1975年第72回日本精神神経学会のシンポジウム「作業療法」で，精神病院で行われていた多数の収容者を対象にした作業療法を批判した精神科医であった．

当時の背景，わが国の施策

　千葉県精神科医療センター（以下，医療センター）の開所する１年前の1984年に，宇都宮病院事件（看護者による入院患者リンチ殺人事件）が起きている．宇都宮病院は，他の精神科病院で対応に苦慮する粗暴な患者を受け入れてきた病院であったが，事件以前から「看護師に診療を行わせる」「患者の虐待」「作業療法と称して石川院長一族の企業で働かせる」「病院裏の畑で農作業に従事させ収穫物を職員に転売する」「ベッド数を上回る患者を入院させる」「死亡した患者を違法に解剖する」などの違法行為が行われていた．

　翌年1985年に厚生省から「精神病院患者の通信・面会に関するガイドライン」の通知がされた．同年の精神科病床数は33万床であった（ピークは1993年の36万床）．

　1987年には，宇都宮病院事件を契機に，社会復帰と人権擁護が盛り込まれた精神保健法が公布された．

千葉県精神科医療センターの特徴[1]

　私が1985年から1994年まで勤務した医療センターの紹介と実績を報告し，その後にデイホスピタルにおける急性期リハについて私見を述べる．

　医療センターは，千葉県内の精神障害者に迅速かつ的確な精神科医療を提供する専門医療機関として1985年6月にオープンした．

　24時間オープンシステムをとっており，特に医療が手薄な夜間，休日の対応に重点がおかれている．

医療センターは，原則として3カ月を限度とした短期入院治療の後，早期にリハビリテーションを行い，社会的機能の効果的回復，向上を図っている．

そのような観点から医療センターの治療構造は，以下の5つの構造となっている．

1. インテーク
    ——24時間電話相談システム
    ——救急受理，相談，関係機関連絡調整
    ——個別担当ケースワーク（入院者，通院者）
2. 外来
    ——24時間体制で行われる救急診療と，退院後の通院治療の継続と社会支援体制の拡充
    ——訪問看護や地域サービスとの連携
3. 第1病棟——急性期治療病棟（21床）
4. 第2病棟——社会復帰準備治療病棟（29床）
5. デイホスピタル——昼間通所施設

医療センター職員数は約70名であり，50床（開所時は40床）の病床数に対してきわめて高密度のスタッフ数といえる（※医療センターの病棟部門をモデルとして，1996年から急性期の包括入院料が保険診療に掲載されている．精神科救急入院料病棟は，2015年末現在，全国に130カ所認可されている）．

デイホスピタル9年間の実績統計[1]

次に医療センターにおけるデイホスピタルの1985年からの9年間の実績統計および役割を説明する．

デイホスピタルスタッフは作業療法士1名，精神科ソーシャルワーカー（PSW）2名，保健師1名，看護師1名の常勤職員とPSW1名の非常勤職員の計6名で構成されていた．

施設は大規模精神科デイケア承認施設として認可を受けている．

プログラムは作業，調理，レクリエーション，スポーツである．利用者には個別担当のスタッフがつき，利用者の処遇等についてはそのスタッフが中心に行う．

作業療法士以外の常勤職員は，約1年で交代となり就労・就学の長期に支援を必要とする利用者は，職員交代時に作業療法士に引き継がれた．

1. 利用者の特徴

1985年8月～1994年3月の9年間のデイホスピタルの利用者数は延べ人数300名，実人数で222名となっている．

延べ人数300名のデイホスピタル開始時のデータで説明する．

性別は，男性202名（67.3%），女性98名（32.7%）となっている．

開始時の年齢は，15～51歳と幅があり，20歳代の利用が多くなっている．開始時の平均年齢は26.3歳である（**図1**）．

疾患分類では，精神病群が258名で86%を占めている（**図2**）．

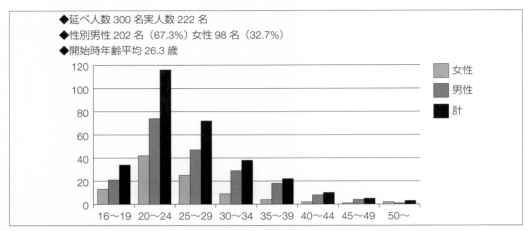

◆延べ人数 300 名実人数 222 名
◆性別男性 202 名（67.3%）女性 98 名（32.7%）
◆開始時年齢平均 26.3 歳

図 1　デイホスピタル利用者の特徴（1985.9～1994.3）

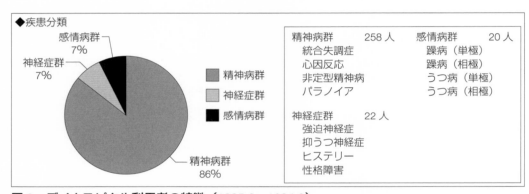

◆疾患分類

精神病群	258 人	感情病群	20 人
統合失調症		躁病（単極）	
心因反応		躁病（相極）	
非定型精神病		うつ病（単極）	
パラノイア		うつ病（相極）	
神経症群	22 人		
強迫神経症			
抑うつ神経症			
ヒステリー			
性格障害			

図 2　デイホスピタル利用者の特徴（1985.9～1994.3）

　入院歴は約 7 割に当たる 208 名が医療センター入院経験の後デイホスピタルを利用している．入院中からデイホスピタルを試し利用した者は 172 名になる．

　家庭環境は単身生活者が 10 名で他は家族が同居している．

　経済的にも比較的安定している場合が多く，例えば，生活保護世帯が実数 222 名中 7 ケース，障害年金取得者が延べ人数の 11％という点からもわかる．

　これらのことから，医療センターデイホスピタル利用者の特徴として，若年齢で，家族も若く，経済的な心配が少ないといえる．また，今回のデータには現れていないが，他の統計からは，精神科初診または入院回数が少ないという特徴もみられる．

　2.　利用期間・帰結

　1994 年 3 月 31 日までの 9 年間でデイホスピタルを終了した人は 255 名になる．

　登録期間の平均は約 350 日である．約 67％が 1 年間のうちに終了しているが，4 年以上の長期にわたって利用し終了している人もいる（**図 3**）．

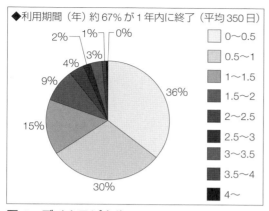

◆利用期間（年）約67％が1年内に終了（平均350日）

0～0.5 : 36%
0.5～1 : 30%
1～1.5 : 15%
1.5～2 : 9%
2～2.5 : 4%
2.5～3 : 3%
3～3.5 : 2%
3.5～4 : 1%
4～ : 0%

図3　デイホスピタル
　　利用者の特徴（1985.9～1994.3）

表1　デイホスピタル利用者の
　　　帰結時の内訳（1985.9～1994.3）

修了者		197人	77.2%
修了者の内訳	就労	87人	34.1%
	就労	16人	6.2%
	進学	47人	4.3%
	復学	11人	6.7%
	家庭復帰	17人	18.4%
	その他	19人	7.5%
中断		58人	22.8%
計		255人	100.0%

終了時の帰結で，約40％が就労・復職，約10％が進学・復学している．家庭復帰は約20％である．そのほかに，障害者職業センター（以下職業センター）・作業所等の関係機関利用で終了する人も7％ほどいる（**表1**）．

デイホスピタルの役割[1]

1. 短期入院としての機能

第1に短期入院の補完としての機能をあげることができる．

医療センターでは，入院期間が限定されているため，退院促進の役割と，退院直後の病状安定のために入院ケースが入院中の試し利用（見学参加）を経て，退院直後よりデイホスピタルを利用する場合が多い．ここでは，再発パターンの把握，病状安定，生活リズムの確立などを基本的な目標においている．外来通院と服薬のほかに日中のプログラムと担当スタッフを配置することにより，外来治療を支えている．

これはデイホスピタルだけでなく，外来部門の訪問看護やインテーク室の電話相談の機能も加わり外来治療に二重三重の厚みを作っている．

2. 早期リハの機能

第2に早期リハとしての機能をあげることができる．入院直後から継続して行うリハとしての視点から取り組んでいる．

復学・復職の場合には早くから学校・職場などに連絡を取り，場合によっては学校・職場訪問を行い復帰の調整を図る．

また，進学・就労については情報の提供や，就労の場合は，職業センター・障害者職業総合センターの利用や，通院患者リハビリテーション事業・職場適応訓練制度などを利用している．

そのほか，医療センター独自に体験就労，就労評価・訓練，また体験就労として中元期・歳暮期に地元企業で集団アルバイトを行っている（就労支援内容　**表2**）．

表2　デイホスピタル就労援助内容

1．個別援助 　就労に向けての導入面接 　能力評価 　特別プログラム（トレーニング） 　就労に必要な知識の提供 　就労に関する社会資源の情報提供 　関係機関・家族との連携 　職場定着活動
2．集団援助 　集団特別プログラム（トレーニング） 　繁忙期集団アルバイト
3．OBフォローアップ 　職場定着後の援助 　離職後の再就職へ向けての援助

活動の支えとなったこと

　①デイホスピタル職種間の関係が，医者をトップとするピラミット型でなく，患者を中心に置いたフラット型であったこと．

　②新しい支援方法や治療構造に対して防衛的でなかったこと

　③対象者のニーズに沿って目的志向的に支援できたこと

　④頻回にスタッフ移動があり，運営がマンネリ化しなかったこと

　⑤関係機関の関係職員が精神障害者の支援に熱心であったこと

　⑥対象者や家族が若く，社会参加に積極的であったこと

作業療法士として今後に望むこと

　医療センターのデイホスピタルで行われる作業療法（活動）が，いかにその対象者のその後の人生に影響を及ぼすのかよくわからなかった．それは，病院・施設内で行う作業療法は，入院中だけの関わりだけで終わってしまい，退院後は医師やケースワーカーに託して何も知らないままでいたからだと思われる．ほとんどの場合，退院してからもフォローアップしてください，との依頼もされなかったし，依頼がきたとしても何もできないと思っていた．しかし，医療センターのデイホスピタルで施設外に出る機会を与えられ，関係機関との連携や就労支援をして感じることは，作業療法士だからこそ，患者の治療だけでなく社会に対しての活動が必要であり，その活動があってこそ病院・施設内での作業療法の目的や効果が具体的になるということだ．

　医療センターデイホスピタルではデイホスピタルスタッフとして働いてきたが，やはり対象者の治療構造についての考え方や進め方は作業療法士であったと思っている．どの対象者に対しても過去と未来の両方向を見据えながら，対象者の能力やニーズに応じて具体的に到達目標を定め，作業と集団と治療者自身を治療の道具として使えるのは作業療法士であると思ってい

る.

　今後，精神科救急医療の作業療法士に期待するのは，作業療法を通じて，対象者のどの機能にどのような問題があるのか，対象者や家族，他の職種にわかりやすく説明する機能診断を洗練してもらうこと，および，機能再建や機能再開発に向けて希望の持てるプログラムを開発してほしい．作業療法への期待でなく，作業療法士に期待するのは，作業療法士個人のスタンスや疾病観が治療効果に大きく影響すると考えているからである．

■文献

1）平賀昭信：他機関との関係作りについて─千葉県精神科医療センターでの実践から．第3回精神障害者リハビリテーション研究会報告書，pp95-105，1996

３）川崎市リハビリテーション医療センターから法務省保護局社会復帰調整官の行政官としての取り組みから（司法精神科作業療法の創設）

湘南医療大学リハビリテーション学科教授　鶴見隆彦

時代背景

　川崎市社会復帰医療センター（後の川崎市リハビリテーション医療センター，以下「センター」）の開設された当時の精神科は，戦後の精神科治療の影響が残遺し，精神科リハの実践は入院治療が主体であった．当時の精神科リハ活動は，作業療法・生活指導・レクリエーションなどを包括した形の「生活療法」が主体であり，精神科リハ活動は精神病院内に限られて実施されていたといっても過言ではない．そのため，現在のように地域での支援サービスがないため，院内治療により，疾病（当時は統合失調症が主）が軽快し退院したとしても，多くの患者さんが再入院となる「回転ドア現象」が起きていた．全国的には，精神病床の増大，入院日数の長期化，再入院問題など戦後の精神科リハの草創期の時期であり，病院内の精神科治療主体から，地域生活に向けた精神科リハビリテーションの模索期であった．

　作業療法の状況は，筆者が入職した1980年の有資格者は約1,000人，精神科関連分野が約10％程度であった．有資格の作業療法士が精神科作業療法を実施する精神病院は非常に少なく，精神病院内に作業療法士が入職しても，「作業療法は何をするもの」という他職種からの圧力に直面した．精神科作業療法を展開し構築すると同時に，病院内や地域の他職種に対し，精神科作業療法の普及啓発を実施する必要性があった時代でもあった．

国の施策

　1964年のライシャワー事件を契機に，1965年に精神衛生法が改正され，地域の保健所の精神衛生相談が強化された．しかし，上記のように患者にとって病院と地域との溝があり，病院と地域をつなぐ新たなサービスが必要であり模索されていた．

　1969年に，厚生大臣が中央精神衛生審議会に対し「精神障害回復者社会復帰センター設置要綱案」を諮問，翌年予算化された．それを受け，川崎市において1971年9月に全国で初めてのセンター開設につながっていった[1]．開設以前から，川崎市は保健所への精神衛生相談員の複数配置や地域活動が活発であり，これら保健所を含む地域活動を基盤に，具現化されていったのである．これを契機に，全国的に，世田谷リハビリテーションセンターなど自治体立の多機能型の精神保健医療センターの時代が到来した．1987年には12施設からなる公設精神科リハビリテーション施設連絡協議会がスタートした[2]．本センター事業は自治体に財源を必要としたため全国に広がりを見せなかったが，センターによる多様な精神科リハビリテーションサービスによって，精神障害者が地域で生活し，働き，人生を謳歌することができることを全国に実践的に示した功績は大きい．

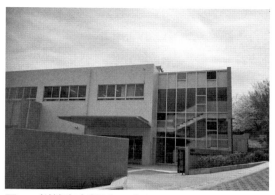
図1　川崎市中部リハビリテーションセンター

センターの作業療法の展開

　センターには，開放病棟のリハビリテーション病棟，2つの精神科デイケア，生活訓練施設，研修等の普及啓発，さらに就労支援部門など精神科リハの多くの機能を有していた．センターのデイケアを含む作業療法の中核を創っていったのは，内藤清氏の功績が大きい．内藤氏は，精神障害者が地域で単身生活を継続し，「賃金を得て働くこと」で得る自己有用感・自己存在感のストレングスの重要性を日本のなかで実証したと筆者は考えている．過渡的雇用（付添つき集団アルバイト），賃金管理を患者自身が行う内職型福祉就労（作業デイケア）を積極的に実践した[3][4]．筆者入職時は，内藤氏が構築したデイケアやその他の支援プログラムを実践し，拡大すればよかったことを記憶している．

　現在，全国の多くの精神保健福祉センターの機能は，直接処遇型から地域をバックアップする間接処遇型に変遷している．その流れのなかにおいても，センターは川崎市中部リハビリテーションセンター（図1）に変わり，その他の南部・北部のセンターと連携して触法精神障害者への処遇を含めた3障害を対象にした直接処遇サービスを川崎市全域に実施している．

現状から今後に向け

　筆者は，センターの臨床のなかで，触法の精神障害者を支援し，単身生活と就労につなげていった事例などを経験した．また多職種型訪問支援チームを実践していた折，国立精神衛生研究所と包括型地域生活支援プログラム（Assertive Community Treatment：ACT）チームの設立や研究に微力ながら関与していた．それら経緯から，厚生労働省内でのACT勉強会のなかで医療観察法の施行準備が報告され，法務省側との接点が生まれた．これを契機に，触法精神障害者，いわゆる重度精神障害者の社会復帰，地域支援，ケアマネジメント，司法精神科作業療法の構築に関わることとなった．

　法務省保護局横浜保護観察所を起点に，厚生労働省社会援護局，法務省保護局において，触法精神障害者の制度である医療観察制度の構築，知的障害や高齢者（触法障害者等）の刑務所からの社会復帰制度の構築，ひきこもり支援制度の構築に関与した．

現在は大学教員として人財育成の立場にある．また，非常勤であるが京都大学などで講義を行っている．筆者が強く今後に思うことは，作業療法士として臨床で精神科リハビリテーションなどを実践することも重要であるが，自治体や国レベルで制度設計にかかわる作業療法士が多く輩出されていくことが重要と考えている．重度の精神障害者も地域で住みやすいサービスや制度を作業療法士の視点で構築していくことが，より質の高い制度設計につながっていくと考えている．行政官の作業療法士来たれ．

■文献

1）反町　誠，山中達也：川崎市リハビリテーション医療センターの設立経過と活動の実際に関する研究．山梨県立大学人間福祉学部紀要 6：77-84，2011
2）栩澤直美：地域における作業療法の可能性．OT ジャーナル 44(11)：1133-1138，2010
3）内藤　清，岡村宮子，渡邊恭一，他：前職業的評価．理・作・療法 16(6)：388-389，1982
4）内藤　清，岡村宮子，渡邊恭一，他：社会復帰施設における作業療法士のかかわり．作業療法 4(1)：23-25，1985

統合失調症，うつなどの精神障害

1）福岡での精神障害作業療法の実践

福岡市早良区保健福祉センター 地域保健福祉課

地域包括ケア推進係 認知症サポートチーム　飯塚惠津子

はじめに

　私が九州リハビリテーション大学校（以下，九州リハ大）を卒業し，九州リハ大の精神障害学担当の故矢内伸夫先生が院長をされていた，医療法人共和会　南小倉病院（北九州市）に就職したのは1975年4月であった．1954年の精神衛生法の改正後，精神科病院設置の国庫補助により昭和30年代に雨後の筍のような精神科病院建設ラッシュがあり，1968年のクラーク勧告があったにもかかわらず精神科病床は増え続けていた．1964年のライシャワー駐日米国大使刺傷事件を受け，1965年の精神衛生法改正，措置入院の増加．また，1970年の朝日新聞の「ルポ精神病棟」の影響を受け，世間の非難の目が精神科病院に注がれ，良い意味でも悪い意味でも注目を集めていた．1974年に精神科作業療法，精神科デイケアの診療報酬点数化が実現した直後であったが，矢内先生をはじめ心ある精神科医は患者の人権を守り，薬漬けでない治療，収容することが優先された治療環境を改善するため，精神科病院の開放化を積極的に推し進めていた．

福岡県精神病院協会の流れと作業療法士数[1]

　日本の精神科病院の特徴として，その80％以上が私立であることが挙げられるが，その中心的な組織として1949年に日本精神病院協会が設立された．その流れを受け，1953年に福岡県精神病院協会（以下，福精協）が野村寿一郎を初代会長として設立された．1955年に2代目会長として大村重人氏を迎え，1973年までの18年間は福精協の組織の基礎作りの期間で，その体制の骨格は民間の精神科病院批判が吹き荒れている1970～1973年に出来上がり，現在ある各委員会も新設された．まさに「雨降って地固まる」ように，世間の精神科医療への批判を受け自律していったと考える．

　1974年の調査では私立病院1,142病院のうち，作業療法士がいるのが35病院（全体数の3.1％），病床数218,859床に対して作業療法士が51名，実に入院患者5,000人に1名の作業療法士であった．この少なさが根拠となってデイケアの作業療法士は業務独占ではないという状態に結びついた．

医療法人共和会　南小倉病院での精神科作業療法の始まり

　就職後すぐに作業療法の仕事は始まらず，各部署を1～2週間単位で合計3カ月の院内研修を

行った．最初の部署は栄養科の現場で，ほとんど調理経験のない作業療法士は1週間毎日たくあんの薄切りとの格闘であった．場を共有するということから相互関係が生まれ，お互いを理解しようとする動きが生まれ，それが信頼関係に繋がるというグループの発達段階を踏まえ，病院のなかでの新職種の認識，理解に大いに役に立った．病院のなかでは対患者であれ他職種であれ，チーム医療の名の下に常にグループワークを行っている状態だった．

　南小倉病院は私たちが就職した1975年4月にリハ課を作り，作業療法士3名，理学療法士1名，臨床心理士2名，精神科ソーシャルワーカー1名の計7名での立ち上げとなった．177床の定床に7名のコメディカルがいる病院は福岡県内にはなかった．その年12月には内科病棟26床を新設し，精神科は106床に減床，1976年に基準看護I類適用となった．開かれた病院作りを目指す院長の思いどおりに組織作りが行われ，その原動力となったのがリハ課だった．

　病院の開放化とともに患者の人権を守るために私が変えたかったことは，職員の都合で何かにつけて並ばせられる日常生活の在り方，精神科だけでしか通用しないさまざまなルールの廃止だった．作業療法を実施するために治療は患者と治療者が平等な立場の下に進むという大原則を構築したかった．行きたい時に行きたい場所へ行ける自由の保障があっての治療契約だと考える．服薬のために並ぶ患者たちにベッドにいていただき，看護が薬をベッドサイドに配りに行くという，一般科では当たり前のことを行うのがどんなに難しかったことか．ほかには食堂に患者のウェイター，ウェイトレスを置き各自のテーブルまで食事を運ぶサービスを始めた．そのため患者と作業療法室で食札を作り，ロールプレイをし，一緒に「自分たちの」病院を作っていく体験をした．

　院長の開放化を目指すという考えに共感し，まず組織を作り上げようと考えたのは，九州リハ大時代から参加していた児童を対象としたボランティアグループ「サークル案山子」のなかで培われた意識だった．子どもたちを安全，安心に遊ばせるにはまず，環境作りが必要であったし，その土台ができ子どもたちとの信頼関係を築いてから，障害児との遊び，キャンプを行っていった．この活動は南小倉病院に就職した後も，学習障害児の治療，障害児キャンプ，水泳教室などとして継続していた．これらを自由に行わせてくださった院長の度量に感謝したいし，その自由な雰囲気が何でもありの南小倉病院の作業療法に繋がっていった．

　院長からは「点数を取らなくてよいから，まずは自分たちのスキルを伸ばすように．そして自分たちが何をしようとしているのかを周囲の職員，患者さんに理解してもらうように」と言われ，前述の職場研修の後，患者会の集まりに出て行って精神科作業療法とはこういうもので，自分たちが何を目指しているのか，そこでの治療費の負担などについて説明会を行った．また，外来患者のインテークを取ったり，診療報酬を気にせずゆったりとした時間のなかで個人作業療法を行い，患者に教えてもらうことがなんと多いことかと毎日が発見の連続だった．

　病院全体として組織立った治療形態を作ろうと約100名いた患者を精神状態，身体能力，日常生活動作の能力により3グループに分け，集団としての作業療法活動を始めた．患者が自分たちの力でものごとを遂行していくために，どんなサポートが必要か作業療法士3名で考え，リハ課のなかで検討し，病棟に協力してもらい，それを院長に報告する．そんな状態がしばら

く続いた．3グループの一番自立的なグループには，それまで看護が主体となっていた年間行事を患者の手で運営できるように，行事ごとの実行委員会を作り，患者・職員合同で運営を行った．

おわりに

　現在10年振りに入院患者を対象として精神科作業療法に携わっている．時間が経過していても25名を標準とする診療報酬は何ら変わっていない．日本の精神科作業療法は良くも悪くもこの診療報酬体系に縛られてきた．社会資源の充実や認知行動療法などの治療法の発展に合わせて，この旧態依然とした精神科作業療法の診療報酬体系が変化していくことを願ってやまないし，変えていく努力をこれからも続けていかなければならない．

　私が通算43年間精神科作業療法士として業務に従事できたのは，ほかでもない私が関わらせていただいた1,000名は超えると思われる患者，利用者の存在によるところが大きい．ある時は疾病について教えていただき，またある時は，障害を抱えながらも本来の自分を取り戻そうと，必死にリハを行い努力する行為に寄り添わせていただいた．それらさまざまな人と人との交流が現在の私を形作っているといっても過言ではない．そのことに感謝しながら次の出会いを楽しみたいと思う．

■文献
　1）福岡県精神病院協会：福岡県精神病院協会25年史．1978

２）沖縄・鹿児島における精神障害作業療法の実践

築瀬　誠

はじめに

　筆者が作業療法士の資格を得たのは，1985年であった．母校である九州リハビリテーション大学校での精神科作業療法の教育は，アイリーン山口先生と佐藤裕司先生が担われており，その内容は主に精神力動理論に基づくものであった．フィドラーの「精神医学的作業療法」が教科書とされてはいたが，多くの講義は両先生の作成された資料を用いて行われた．学生時代の筆者自身の興味は，個人精神療法や集団精神療法，投影法などにもあったが，最も魅かれたのは生活臨床であり，江熊要一先生や臺弘先生らの書かれた論文を手に入れ，寮生活でのあり余る時間を利用して読んだ．生活臨床は，日本独特の地域精神医療の実践だととらえていた．最終学年の臨床実習では，北九州市立デイケアセンターで大丸幸先生に，一本松病院で飯塚恵津子先生に指導を受け，卒業後は沖縄県にある国立療養所で精神科の作業療法士として働くことになった．母校での教育，臨床実習での経験は，その後の筆者の臨床，大学での教育・研究に大きく影響を与えていたように思う．ここでは，国立療養所琉球病院での臨床と鹿児島大学での精神障害者家族会に対する支援活動について紹介する．

琉球病院での臨床

　1. 時代的背景

　琉球精神病院（後に琉球病院に名称変更）で作業療法士として働き始めた頃の精神医療を取り巻く状況はどのようなものであっただろうか．当時は，1950年に公布され，1965年に改正された精神衛生法の下で精神医療が行われており，戦後増え続けてきた精神科の病床数は1985年の時点で約33万床に達していた．1984年には，無資格者による医療行為や看護助手らによる暴行で患者が死亡したなどとされる不祥事，いわゆる宇都宮病院事件が起き，この事件に対する内外の批判を受け，1987年に精神衛生法から精神保健法に改正された．主な改正の内容は，精神障害者の人権に配慮した適正な医療および保護の確保であり，さらに精神障害者の社会復帰の促進を図るというものであった．精神衛生法で規定された入院形態は，本人の意思によらない措置入院と同意入院（保護義務者の同意による入院）であり，本人の意志による入院は規定されておらず，一般的に自由入院と呼ばれていた．このことは，精神科病院への入院は非自発的入院を前提としており，人権意識の醸成が進みつつあった時代にはそぐわない法律の下で精神医療が営まれていたといえるのかもしれない．

　2. 入職当時の琉球精神病院

　1985年に筆者が入職した国立療養所琉球精神病院は，1949年沖縄民政府立沖縄精神病院として発足し，1972年沖縄の日本国復帰により厚生省に移管され，さらに1986年には国立療養所琉球病院に名称が変更された．当時の病床数は，精神科病棟350床，重症心身障害児（者）病

棟80床，合計430床であった．

　琉球精神病院は，沖縄本島中央部の東側に位置する金武町にあり，アメリカ合衆国の海兵隊の基地であるキャンプハンセンに隣接し，目の前に金武湾が望めた．基地内での演習時には実弾射撃の音が聞こえ，屋上からはその様子を見ることができた．当時，病院の建物は建て替えられたばかりであり，古い病棟からの移転が進められていた．作業療法棟も新しく，あとは備品をそろえればよいという段階であった．筆者にとって嬉しかったことは，図書室が充実しており，主な雑誌のバックナンバーがそろい，当時シリーズとして発行されていた「分裂病の精神病理」など主な書籍が備えられていたことであった．

　3．作業療法部門の開設

　作業療法士の入職は筆者が初めてであり，作業療法部門の開設が当面の大きな目標であった．開設に向けて取り組むべきことは，既存の活動と新たな活動とを含んだプログラムの作成，看護部門からの協力の確保，病院組織の中での作業療法部門の位置づけ，部門運営のための帳票の作成，その後の作業療法の実績作りであった．開設には大きな努力を要し，特に病棟との連携には多くのエネルギーを注いだ．時間を見つけては病棟に行き，看護スタッフと話した．詰所の奥にあった休憩室でお茶を飲みながら雑談をすることも重要な“仕事”であった．そして，医局，看護部，事務部などからの協力が得られ，数カ月後には無事に認可を得ることができた．

　4．作業療法の展開

　作業療法の主な対象者は，男子開放病棟と女子開放病棟の患者であった．筆者が赴任する以前から男子開放病棟の患者には農作業が，女子開放病棟の患者には手芸が作業療法として提供されており，全員参加が前提となっていた．農作業は，サトウキビの栽培と山羊の飼育が主なものであった．サトウキビの栽培では，畑の除草と枯葉取りを日常的に行い，冬には育てたサトウキビを収穫し，製糖会社に出荷した．山羊の飼育は，餌になる草を病院の周囲で刈り取り，山羊小屋に蓄え，糞で堆肥を作った．手芸は，毛糸での編み物であった．手芸は「日課」としてとらえている患者が多かったが，農作業に対しては「病院の仕事をなぜ患者がやらなければならないのか」と表だってではないが話す患者もいた．いずれも病棟単位の大集団の作業療法であった．

　これらの作業も残し，新たに集団力動を治療的に用いやすい構成人数を10人以下とした集団を複数立ち上げた．それらは，絵画や粘土細工を用いた自己表現を目的とした集団，退院後に必要となる調理の技能を習得するための集団，さらに地域での生活に必要となる知識を得るための集団などであった．特に印象に残っているのは，「自由活動」と名づけた知識を得るための集団であり，ほとんど病院から出たことのない男女の患者で構成されていた．作業療法室で話し合い，病院外の行きたいところを決め，実際に出かけた．出かけた先は，スーパーマーケット，銀行，保健所，職業訓練校などであった．スーパーマーケットでは，レトルト食品や惣菜を見て，レジに並んでコーラを買った．院内の売店では定価で買っていたコーラがスーパーマーケットでは安く販売されていることに喜ぶ患者の姿は微笑ましくもあったが，社会から離

れているのだと痛感させられた. 銀行では, 入金や出金の伝票をもらい, キャッシュカードの使い方を練習した. 次の週には作業療法室で伝票の記入方法を練習し, 一人の患者が出金伝票に 1,000 万円と書いたユーモアに皆で笑った. 保健所では, 退院後の保健所の活用法などについて, 職業訓練校では, 障害者の職業訓練について説明してもらった.

その後, 以前から行われていた農作業に対する患者の不満が頻繁に聞かれはじめ, 何らかの対応が必要になり, 男子開放病棟の患者, 看護職員, 精神科医長, 筆者で話し合いをすることになった. 患者からは「農業で社会復帰させるのなら, 職員はもっと農業を勉強しなさい」という意見が出され, 職員は「僕は農業ではなく看護を勉強してきた」などと答えた. それぞれが思いを吐露する初めての話し合いであった. 後も数回の話し合いを重ね, 結果的に山羊は手放すことになった.

5. 作業療法導入の手続きの見直しと行き詰まり感

男女開放病棟の患者は農作業, 手芸に全員参加することが不文律のように定着していた. そして, 患者の生活は, 作業療法も含め細かく定められた日課表に従ったものであった. 病院での生活には沖縄独特と思われるユーモアと明るさはあったが, 生活の主体は患者であるという意識はあまり感じられなかった. そこで, あらためてすべての患者に対して作業療法の説明をし, 参加の同意を得ることにした. いわゆるインフォームドコンセントである. その結果, 特に農作業に参加する患者は減ったが, 自発的な参加であるため集団の雰囲気は治療的になった. 少なくなった人数では, これまでの農地を維持できなくなったために, 地主に還し, 病院内に手ごろな畑を造ってもらった.

入職してから数年間, 患者が有している能力を発揮して主体的に生活することを理想としながら, 作業療法の在り方を変え, 同時に病棟の決まり事についてもたびたび考えを伝えてきたが, 多くの患者は変わることなく入院を続けていた. 社会復帰施設などがほとんどない当時では, 避けがたい状況であったのかもしれないが, 作業療法士としての行き詰まりを感じた. 筆者が興味を持っていた地域精神医療は, はるか遠くのもののように思われた.

鹿児島大学での教育と実践

1. 錦江湾共同作業所との出会い

1991 年から, 鹿児島大学医療技術短期大学部作業療法学科の助手として教育と研究に携わることになった. 赴任するとすぐに精神看護学の柴田恭亮教授から近くに家族会が運営する精神障害者の共同作業所があるとの話を聞き, 訪ねることにした. 訪問した共同作業所は, 鹿児島市内の家族会である紫青会によって運営されている錦江湾共同作業所であった. 錦江湾共同作業所は, 鹿児島県内初の共同作業所として 1987 年に設立され, 鹿児島市交通局の建物を借り受け, 菓子箱作りや公園の清掃業務を行っていた. 作業所の窓からは錦江湾が見え, 風通しのいい部屋での作業はのんびりしたものであった.

1995 年からは運営委員としてかかわることになった. 運営委員会は年に数回開催され, 決算書などから国や鹿児島市からの補助金の額, さらに作業収入の額を具体的に知ることができ

た. 作業所運営の金銭面は大変厳しいものであったが, 通所者の表情は一様に明るく, あらためて退院後に通える施設があることの重要性と家族の思いの強さを認識させられた.

2. 家族を講師とした勉強会

家族会にかかわり続けているうちに「家族は作業療法士のことを知らず, 作業療法士は家族のことを知らない」ことに気づいた. そしてこのことは互いに大きな損失ではないかと考えるようになった. そこで, 鹿児島県作業療法士会の事業として家族会の会員を講師に迎え勉強会を開催することにした. 2004年12月, 錦江湾共同作業所の2階の作業室を会場に, 精神科の作業療法士21人と家族会の会員11人が一堂に会した. まず, 作業療法士一人ひとりが勤務する病院や仕事内容を紹介し, その後に家族会の会員にそれぞれの体験を話してもらった. 子どもが発病したときの困惑, 入院させるときの苦悩, 病院の対応への不信など生々しい体験が語られた. 特に, 入院に同意しない子どもを入院させ, 面会に行っても拒否され続けたという家族会会員の話は, 発病と入院が家族にもたらす苦しみを痛感させられるものであった. 勉強会は2時間の予定であったが, はるかに予定の時間を超えた. この勉強会をきっかけに, 現在でも鹿児島県作業療法士会は精神障害者家族会の勉強会を後援している.

3. 理事としての家族支援

錦江湾共同作業所は精神保健法に定められていない施設であった. 安定した運営のためには法に定められた小規模通所授産施設への移行が最も可能性のあるものであったが, その運営母体がNPO法人格を取得する必要があった.

2003年2月から, NPO法人設立の準備に入った. 設立までには趣意書や定款などさまざまな書類作りと会員の意見をまとめるために多くの手続きを要した. 設立準備委員会のメンバーの誰もがNPO法人設立の経験がなく, NPO法人を認可する鹿児島県の担当部署に指導を仰ぎながら, まさに手探りの状態で進められた. 紆余曲折はあったが, 2003年11月3日付で無事に認証を受け, 2004年1月11日に設立祝賀会を開くことができた.

NPO法人鹿児島市精神保健福祉推進の会・かれん鹿児島が正式な名称であり, 筆者は理事として会の運営に携わり, 調査部の責任者を務めている. これまでに6冊の調査報告書を出し, 会員をはじめ, 行政機関や医療機関, 報道機関などに配布し, 啓発活動の一役を担っている.

理事に就任して15年弱であるが, 最も理事歴の長い一人になった. 月に1度の理事会に参加し, 主催する研修会の企画の助言, 障害者総合福祉法など制度の変更内容についての解説などを行っている. また, 運営している2カ所の就労継続支援B型施設の経営の立て直しや会員の減少と高齢化など多くの困難が立ちはだかっているが, 解決しなければならない課題である.

おわりに

琉球病院での臨床と家族会を前身とするNPO法人での家族支援の経験を述べた. これまで担当する大学院生の多くが家族支援に興味を持ち研究テーマに選んでくれた. 大学院生は, ときに陪席者として理事会に参加し, 生々しい議論を通して多くを学んでくれているようである. また同時に若い学生の参加は, 理事会に新鮮な雰囲気をもたらすものになっている.

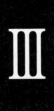

III 小児発達

1 草創期

1）発達障害児の作業療法

（前）植草学園大学，リハビリテーション学科設置準備室

鷲田孝保（学術顧問）

はじめに

　私が障害を持った子どもに関わり始めたのは，まだ，発達障害に対する作業療法という言葉が成立していなかった時代である．初めて作業療法士という専門職が法律に登場し，その養成が国立療養所東京病院附属リハビリテーション学院（以下，清瀬リハ学院）で始まり，国家試験に合格して第一期生が作業療法士として日本の社会に出ていったのは 1966 年であった．

　発達障害児の草創期の作業療法の状況を書くように依頼されたが，私の体験はごく限られた範囲で，草創期全体を書くにはあまりに狭すぎると固辞した．文献を調べるのではなく，自分の体験したことをありのまま書くようにと依頼された．作業療法士という専門職がわが国に法的に登場する以前の体験と，登場した後の体験に分けて報告する．その境界は確かに衝撃的なパラダイム・シフトであった．

　作業療法が，発達障害児に対して，新しいものの見方，考え方の枠組み（パラダイム）として，いかに魅力的なものであったかを伝えたい．今日の若きセラピストが，作業療法の魅力を再確認し，発達障害に対する作業療法がさらに輝きを増すように頑張ってほしいと願っている．

　とにかく毎日ががむしゃらの連続であった．

作業療法士の出現以前

　焼け残った校舎で，午前の部と午後の部に分かれて授業を受けた終戦後の混乱した小学生時代，重い障害のある子どもは，「就学猶予，免除」され，学校に行かず，自宅で寝ていたり，ぶらぶらしていた．生徒数は 1 クラス 60 人以上で，その中には軽度の知的障害児（当時は精神薄

弱児と呼ばれていた）が在籍していたが，違和感はまったくなかった．中学校時代でも障害を持った子どもはクラスの中に一定数おり，それがごく普通であった．できることは競争し，できないことは皆でカバーしていた．高校に入学すると，入試で選抜されたのでクラスに障害を持った子どもは皆無であった．

　その後，障害児者に関心を持つようになり，大学で障害児教育（当時は特殊教育と呼ばれた）を学んだ．大学生の時に，文京区の教育委員会から依頼され「就学猶予・免除」の判定資料として数種類の知能検査実施のアルバイトをしたことがあった．判定会議に出席し，結果を説明し，それを参考資料として判定が決まった．今考えるとぞっとする．

　大学時代（1959年〜），後にジャーナリストとして活躍する筑紫哲也さんたちと一緒に，フレンズ国際ワークキャンプ（FIWC）という組織で奉仕活動をし，障害者の福祉問題に取り組んだ．肢体不自由児の施設（福島県平整肢療護園他），精神薄弱児施設（茨城県万蔵院，群馬県はるな郷他），重症心身障害児施設（島田療育園，秋津療育園他），孤児や混血児を集めた施設（千葉県ベテスダ・ホーム）などを訪問するようになった．平整肢療護園では，日中は，ツルハシでがけを崩し，トロッコで谷に土石を運び，運動場を作った．重労働で肋骨にヒビが入り，しばらくは呼吸するたびに胸が痛んだ．島田療育園（園長　小林提樹先生）では，施設内に泊まり込んで労働奉仕をし，夜に，小林先生から講義を受けた．病棟で，重症心身障害児の療育を体験し，進行性筋ジストロフィーの兄弟に初めて接して，衝撃を受けた．万蔵院やはるな郷では施設の子どもたちと道路整備や農作業などの外作業をしたが，作業療法という言葉はなく，作業を通じて障害児と交流し，多くの体験をしたことが，その後の作業療法士としての仕事に反映された．

　私は，FIWCの活動に飽き足りず，他大学の仲間（早稲田大，慶應義塾大，国際キリスト教大，東京女子大，日本女子大，津田塾大，東京都立大，他）に呼びかけてセツルメント活動を開始した．足立区のスラム街と呼ばれていた地域の隣保館（館長　種田あい）を拠点として，近隣の住民と交流し，学齢期の子どもたちの勉強を指導した．その中に非行少年の卵（当時は不良と呼ばれていた）などが混じっていた．当時，大学生は社会的にはステイタスは高く，親に代わって，小学校の担任の先生から不登校，学業不振，問題行動などの相談を受けたり，親に対しては養育上の問題を話し合うことも多かった．

障害者と人権

　大変ショッキングな出来事があった．スラムの子どもたちを引き連れて，西新井大師での恒例のお祭りを見に行った時のことだ．子どもたちは親からもらったわずかなお金を握りしめ，お祭りに話が弾んだ．太鼓や笛が鳴り響き，おもちゃやお面，ヨウヨウや綿あめ，金魚すくいなどの屋台が並んでいた．しばらく，はしゃぎまわって遊んだ後，境内の一角に見世物小屋を見つけた．ろくろっ首の女，蛇娘などとオリに看板がかけてあり，グロテスクな風貌の障害者たちが入れられていた．それを見た子どもたちは，急に無口になり，「もう帰ろう」と誰からともなく，喧騒としたお祭りの会場を後にし，家路についた．行く時とはうって変わって，誰一

人はしゃぐこともなく，地面を見ながら，うつむいて黙々と歩いた．「かわいそうに」と小学生の女の子がつぶやいた．また，沈黙が続いた．当時は，奇形は見世物であり，それで生活をしていた時代．それが社会的に黙認されていた．あのころ遊んだり勉強したりした当時の子どもたちは成人し，結婚し，子どもを育て，今は，平和な毎日を送っている．その後も交流を続けていた仲間から連絡があり，60余年ぶりに上野の町で再会した．お互いに当時の面影はないが，すぐに打ち解け，食事をしながら昔話，子どもの話や孫の話を楽しんだ．

障害児の兄弟姉妹

障害児とその家族との交流は，仲間と「全国心身障害者を持つ兄弟姉妹の会」（現在は，「全国障害者とともに歩む兄弟姉妹の会」）を立ち上げた時（1963 年）から始まった．朝日新聞の声欄に，私が短い散文詩を投稿したのがきっかけで，知的障害，視覚障害，聴覚障害，精神障害，不適応，脳性麻痺，自閉症，重症心身障害，筋ジストロフィーなど多くの障害児の兄弟姉妹が集まった．会員の弟が所属していた知的障害のある全盲の子どもたちの「青い風楽団」との交流も活発に行った．「青い芝の会（脳性麻痺者の団体）」の女性のＡ会長と交流があり，その活動に協力した．当時，アテトーゼタイプの脳性麻痺者のその奇妙な身体運動や表情にびっくりして，街の人は避けて通った．Ａさんと一緒に新宿のすし屋に行ったり，喫茶店に行ったが，当時としてはかなり大胆な行動であった．

兄弟姉妹の会の機関紙に「国立療養所東京病院付属リハビリテーション学院が開設され，理学療法士，作業療法士という専門職の養成が始まった」という会員の記事が掲載され，初めて作業療法士という専門職との深いつながりがあることを知り，関係性が深まり，以後の交流のスタートとなった．

作業療法士誕生の後

資格を持った作業療法士との初めての出会いは衝撃的だった．私が桐友学園の創設者森岡永吾，菊地燿一，河本肇先生に誘われて，北海道の精神薄弱児収容施設「美唄学園」（定員 169 名）の創設（1964 年）に関わった．知的障害以外にも，痙直型四肢麻痺，痙直型両麻痺，痙直型片麻痺などの脳性麻痺を合併した子ども，接枝分裂病の子ども，クレチン病，結節性硬化症，てんかんなど多くの障害児がごちゃごちゃになって児童相談所から措置されてきた．私は，大学で障害児や障害者の専門の勉強をしてきたということで，指導部門の責任者を任された．入所を希望する障害児はすべて受け入れた．「われわれは子どもを選ばない．親が施設を選ぶ」が入所時の原則であった．朝早くから，夜遅くまで，がむしゃらに働いた．その当時，脳性麻痺を中心にした障害児にどのような指導をすればよいかは，暗中模索であった．歩けないなら，一生懸命歩かせばよい．「なぜ脚が突っ張ったようになるのか」などの理由も十分にわからなかった．材木を買入し，はしごを作り，そこをまたいで，歩く練習に取り組んだ．必要と思うものは何でも工夫して作った．はしご，つり具，バルーン，その他カタログの写真も参考にした．

作業療法士との出会い

　そこに現れた救世主が理学療法士，作業療法士という専門職であった．すでに近隣の美唄労災病院には理学療法士と作業療法士がおり，主に脊髄損傷の患者に対するリハを行っていた．施設の脳性麻痺児を外来受診させ，リハの専門家の診察と療法を受けさせた．それは衝撃であった．筋肉や関節の名前と異常な運動を反射の用語を使って説明されると，とても新鮮でアカデミックな感じがして，感銘を受けた．このような障害児は医学の治療対象である．医学的な知識と技術がなければ治療できない．世界にこのような知識と技術があるにもかかわらず，自分が不勉強で知らないために，いい加減な指導をし，せっかく大事な発達の時期に間違った指導を行うことは許されない．「知らないことは犯罪である」と思った．

　私はこの新しい療法にすっかり魅せられ，その資格をとるために勉強を始めた．障害児・者指導の臨床経験が5年以上あり，国が指定する講習会を受ければ，養成校の卒業生と同じ国家試験の受験資格が得られるという「特例法」が施行された．私は札幌医科大学と北海道大学の医学部に通って講習会を受講した．当時，リハ学院の卒業生以外の有資格者は，外国で資格を取得した作業療法士と，この特例法で合格した作業療法士であった．

　北海道で何十人も試験を受けたが，その年に合格したのは私の他わずか2人であった．

行動変容技法の研修

　作業療法士の免許の取得後，私を取り巻く状況は一変した．民間団体の奨学金で，自分で調整することで，4カ月間自由に海外で研修する機会が与えられた．ハワイ州で行動変容技法を学び，施設長から「全米行動変容技法の研修会（アトランタ）」の情報を得て，参加を申し込んだ．開催までの間，カンザス州のパースンズの研究所を紹介され，3週間研修を受けた．そこの研究者たちは専門誌「AJMD」に発表している著名な人たちであった．その研究所で，実験，研究の紹介，臨床での治療などの研修を受け，その経験をもとに，全米行動変容技法研修会に参加した．その研修会では，行動変容技法の治療計画の立て方，実際の指導法，記録法などを学んだ．パースンズでの研修が非常に役立った．

鈴木明子さんと障害児の訪問リハ

　その後，ボストン大学の大学院博士課程に留学していたOT協会初代会長の鈴木明子さんにお会いし，セガン（Seguin）が仕事をしていたファーナルドという知的障害児の施設で働く作業療法士のMoya Kineilyさんを紹介してくれた．その施設は知的障害児の施設「滝乃川学園」の創始者石井亮一先生が訪問して学んだところで，日本の知的障害児の教育や福祉に大きな影響を与えた（石井先生が訪問した当時Seguinは死去し，その未亡人がいた）．その施設に数日通って作業療法士の臨床を見学した．鈴木明子さんは，そのころすでにボストンで地域の障害児の訪問リハをしており，一緒に家庭に出かけ，貴重な体験をさせていただいた（1972年）．

　ボストンの後，内村鑑三がドイツ人教師の助手として重症児の世話をして働いていた（1885年）ペンシルバニア州の知的障害学校（現在のElwin Institute）に1カ月間滞在して，作業療

法の仕事を手伝った（1972年）．どちらも日本と関わりの深い施設であった．

ボバース法との出会い

　米国の後，カナダのトロントで病院や施設を見学した．カナダのモントリオールでは，勉強に来ていた木村信子さんと小川恵子さんにお会いした．英国のロンドンではボバースが働いていた病院に2週間滞在し，小児科医の紹介でボバースセンターの訪問の機会を得た．同センターではボバースご夫妻に会った．ベルタ・ボバースは，ヨーロッパからの研修生に実技指導を行っていた．カール・ボバースは日本の小池文英先生からのボバース法研修会の招待状を見せ，この先生は有名な人かと聞かれ，脳性麻痺の臨床では日本一の方だとお話をしたのを覚えている．早期療育（early treatment）がいわれていた時に，very early treatment について話され，それが，その後，日本では「超早期療育」と訳されたことを後から知った．夫妻と一緒に玄関前で撮った写真は今はない．ロンドンでの研修の折に，日本から勉強に来ていた山田貞雄さん（吹田療育園）にお会いした．おそらく，日本で初めてボバース法を勉強された作業療法士ではないかと思う．私はロンドンの後にデンマークに渡り，Vangede の小児病院（コペンハーゲン）で摂食嚥下の指導方法の研修を受けた．帰国後，昭和大学歯学部の金子芳洋教授によって「バンゲード法」として紹介されていることを知った．その後，金子先生たちと，摂食嚥下の研修会の講師などをさせていただいた．これら一連の米国，カナダ，ヨーロッパでの研修はその後の私の作業療法の教育や臨床での見方のベースになり，財産になった．

行動分析・摂食嚥下の日本での臨床

　北海道での臨床と海外研修の後，当時，東洋一といわれていた「神奈川県総合リハビリテーションセンター」（厚木市）に作業療法士として赴任した（1974年）．そこでは頭部外傷，脳卒中片麻痺が中心であったが，事故による上肢切断の義手の患者を担当する貴重なチャンスがあった．同僚作業療法士の原和子さんの指導でスプリントを作る機会が与えられた．材料費がかからなかったので，指導を受けながらとにかくたくさんのスプリントを制作した．併設されていた知的障害児者の施設や，重症心身障害児施設などでも臨床の機会を得た．米国のカンザス大学の研究所で学んだ行動変容技法を応用し，重症心身障害児の食事や排泄のセラピーを行い，その介入の効果を数量化し，視覚化して発表した．当時は行動分析の理論と方法は目新しく，注目を集めた．排尿と同時にセンサーが働いて，別の場所で失禁の状況を受信できるような器具を，同センターのリハビリテーション工学科の人たちと作成し，知的障害児のセラピーを行った．重症心身障害児の病棟に設置し，ナースステーションでモニターできるシステムも制作した．

　麻疹後遺症の多動児にクルックシャンクの研究を応用し，ブースを作り，stimulus-control をしたブース空間の中で動作学習の指導をした．中途失明者の訓練用として作られた訓練室を利用し，壁が無音で移動する空間で，どのように空間認識をしているのだろうかと実験したりした．つま先歩きの子どもを観察し，2種類のつま先歩きがあることを発見し，その治療法を検

討した.

職場に申請したボバース法の研修会（大阪）参加の受講許可が得られなかったので，同セン
ターを退職し，すべて自費で受講した（1976年）．紀伊克昌先生，今川忠男先生の指導を受け
た．同期の受講生に古澤正道先生などがいる．ボバース法の研修会は10週間コースだった.
「知識は文字を通して学べるが，技術は先輩の手を通してしか学べない」と紀伊先生から教わっ
た．その後，清瀬リハ学院に作業療法学科の教官として赴任した（1976年）．大谷藤郎先生が
創設してくれた奨学金で，清瀬リハ学院に席を置いたまま，米国の大学院で勉強する機会が与
えられた．私の学んだPuget Sound大学の大学院（米国ワシントン州）は，私の後に小西紀一
さん，岩崎清隆さんが卒業した．卒業後，エアーズクリニックを訪問し，エアーズ先生のセラ
ピーを見学させてもらい，その貴重な映像を8mmの映写機で写した．エアーズ先生との数多
くのスナップ写真を撮ったが，度重なる引っ越しで今はない.

留学最後の旅で，ロサンゼルスにある佐藤剛さんの実家に泊めてもらい，帰国後に，日本で
感覚統合の研究会をスタートさせようと話し合ったことが思い出される.

帰国後2つのことを行った．1つ目は，摂食嚥下に関する仕事であった．渡米中にシアトル
のワシントン大学での実習の時に紹介された，S.E・モリスの著書を「障害児食事指導の実際：
話しことばの基礎訓練」（協同医書出版社）として翻訳出版した（1979年）．当時，類書がまっ
たくなく，作業療法士が最初に紹介し，取り組んだ分野としてちょっと得意であった．ボバー
ス法の摂食嚥下の技術は今川忠男先生から教わった．摂食嚥下の臨床研究は武蔵神経センター
で行った．平山義人小児神経科医，高木昭輝RPT，放射線技師たちと多職種連携で，臨床研究
を繰り返した．正常児と脳性麻痺児を比較し，嚥下時の口唇の閉鎖，顎の咬合の重要性を表面
筋電測定，呼吸曲線を使って報告した（1983年）．ボディモールを使用し，セラピストが下顎
のコントロールをして，ガストログラフィン（造影剤）をスプーンで経口投与し，X線透視下
でビデオに録画し分析した．これは後に一般化したビデオフルオログラフィーと同じ方法で
あった．重症心身障害児の姿勢と誤嚥の関係を学会報告した（1985年）.

その後，摂食・嚥下の領域では，バンゲード法をベースに金子芳洋，向井美恵の昭和大学の
グループが中心になって「日本摂食・嚥下リハビリテーション学会」（1995年）が発足した.

感覚統合の実践

2つ目は，感覚統合に関する仕事であった．宮前珠子さんの紹介で，Ayres（エアーズ）の著
書「Sensory Integration and child」を宮前珠子，佐藤剛，中川万里子，渡辺直美，鷲田孝保で
翻訳した．「こどもの発達と感覚統合」（1983年）という題名にしたのは，清瀬リハ学院の官舎
に泊まりに来た佐藤剛さんと西武池袋線の池袋のホームでひらめいて2人で意気投合してつけ
た書名である．余談であるが，ある日，清瀬リハ学院の宮前珠子さんが私の部屋においでにな
り，「今，ジェフ・ロビンスという米国人が面会に来て，エアーズさんと一緒に本を書いたとい
うので，エアーズさんに会った鷲田さんも一緒に会ってくれない？」というので，教員室に出

かけてその米国人にあった．作業療法士でも理学療法士でもない．アシスタントとしてエアーズさんと一緒に働いていたとのこと．「出版されたら1冊持ってきますよ」と言って帰っていった．その後，何日かして1冊の本をもって現れた．それがこの本である．彼の言うように表紙に「with assistance from Jeff Robbins」と書かれていた．

その後，学習障害研究の第一人者である上野一彦さん（東京学芸大学教授）の指導するNHKの教育番組に呼ばれ，コメンテーターとして出演した．その時，心がけたことは「それは作業療法士が行っていることで…」「それは作業療法の専門分野で…」と作業療法という言葉をたくさん使うことであった．それほど，作業療法という言葉は世間には知られていなかった．この全国放映の後，障害児の親が，「うちの子どもに作業療法を受けさせてください」と施設に要求するようになったと子ども病院の小児科医から聞いた．「子どもの発達と感覚統合（ぼくらをわかってほしい，ぼくらはぐぁんばる）」（上下2巻　メディアパーク　ビデオライブラリー（株）新宿スタジオ）でビデオ教材を作成した．これは作業療法士の臨床家中山修さんと監修を引き受けていただいた小児神経科医の有馬正高先生の功績が大であった．感覚統合療法研究会の発足と同時に「感覚統合研究全10巻」（1984年〜1994年）の編集委員長として編集に打ち込んだ（編集委員は，中山修，槇美佐子，石井正己，竹谷志保子他）．

まだまだ，エピソードは尽きないが，行動分析，ボバース法，感覚統合，摂食嚥下など，小児の作業療法のスタートの時代に関わらせていただいたことを貴重な体験として思い出す．障害児への取り組みの創成期は，「教育・福祉」から「医療」へのパラダイム・シフトであった．現在は，「医療」から「地域・福祉」への流れであろう．しかし，医療的な土台は不変である．

仕事は，ただただ面白くてたまらなかった．毎日が工夫と発見の連続であった．よく疲れないなーと思うほど身体が動き，新しい発想がひらめいた．許されるのなら，あと，一つだけ，作業療法のために，あとに続く作業療法を志す後輩のために，役立つ仕事をしたいと思っている．

2 運動発達

1）兵庫県での肢体不自由児に関する草創期の体験や取り組み

森下孝夫

精神科病院で作業療法士に

　1966 年，私は精神科病院在職中に県主催の国家試験受験資格取得講習会を受講して，1967 年の国試で作業療法士免許を取得した．当時，精神科病院における作業療法は，症状の軽度な患者は病室内外の清掃，洗濯，配膳などの手伝い，手工芸のほかに中庭での体操，遊戯，スポーツ，院外の散歩や買い物，そして中等度の患者には体操や娯楽のほかに内職的な手作業が多かった．今思うと，それらの活動が「作業療法」から最も隔たっていたのは，個々の患者の症状の評価，治療目標や作業内容，経過の記録などを一切行っていなかったことだった．これが私の受講資格「5 年以上の作業療法の実務経験」の中身であった．

肢体不自由児施設へ転職

　伝統のある精神科病院では作業療法士のヒヨッコは動きにくく，1 年間悶々と過ごした後，1968 年に作業療法とは何か，肢体不自由児とは何か，まったく無知のままで，ただやみくもに本当の作業療法ができるところを求めてのじぎく園へ転職した．兵庫県立整肢施設のじぎく園は，1958 年に県内の肢体不自由児療育の中核施設として，同時に小児整形外科病院および肢体不自由児養護学校とともに開設された．理学診療科は，鍼灸師，教師らが訓練員として従事していたが，1966 年の第 1 回国家試験で合格した 3 名の理学療法士がすでに活動していた．

作業療法室を開設して，理学療法と作業療法の役割分担

　就職して 1 年間は理学療法室で肢体不自由児への機能訓練全般について教えてもらった．次いで，作業療法の研修に九州労災病院と北九州市立足立学園へ 1 カ月間行かせてもらった．この実地研修で，作業療法と同時に人間関係をつくることの大切さを学んだ．「人生至る処に青山あり」を実感した．

　のじぎく園に戻ってきてから，空き部屋に，九州労災病院と足立学園で写しまくった写真やノートを片手に道具類や遊具などを取り揃えて作業療法室らしく体裁を整えた．1969 年に訓練室の話し合いで，訓練の担当を大まかに理学療法は下肢と歩行，作業療法は上肢と日常生活動作（ADL）に分担することを決めた．この分担のしかたについての可否はともかく，一応作業療法が認められた気がしてうれしかった．"自分の立ち位置が定まった" という気がした．

　訓練室長同伴で園長室や各部署へ，これまで支援していただいたお礼と，医局へは作業療法が独立した報告と処方箋を出してほしい旨の依頼をして回った．

兵庫へ大喜多 潤 OTR がやってきた

1970 年，大喜多 潤 OTR が兵庫県立リハビリテーションセンターで作業療法室を開設した．このことは，のじぎく園の作業療法にとって実に大きなできごとであった．

大喜多 OTR の発案で兵庫リハ作業療法士とのじぎく園作業療法士との合同の定期勉強会が始まった．また，「OT 協会の関西支部を組織しよう．合同して研究会等をやろう」などと，のじぎく園の作業療法しか念頭になかった私に，地域社会や日本の作業療法についての，現状認識と将来に思いを拡げることを教えてくれた．

新職員が入職して二人三脚，作業療法室が明るくなった

1970 年，九州リハビリテーション大学校 2 期生の片井良江さんが入職．やっと相談相手ができて心強くなった．求めていた本当の作業療法への窓が開けたと思った．片井さんに学生時代のノートを借りて作業療法について学んだ．作業療法室の子どもたちも，お姉さん先生が来てくれて笑い声が響くようになった．

1972 年，念願だった新しい訓練棟ができ，片井さんとの二人三脚で評価用紙や記録用紙を作り替えるなど内部は漸次充実，外部からは県立リハビリテーションセンターからの大きな刺激などにより，作業療法部門として順調に動き始めた．すると，以前お世話になった高松鶴吉先生の教えがよみがえり，全国肢体不自由児療育研究大会や作業療法学会などに関心が向き始めた．

高松先生の教えは，「経験と知識を共有してお互い切磋琢磨して知識技術を高めるために，担当した事例はきちんと評価，アプローチ方法，期間，経過を記録すること．研究大会や地域研修会等へ発表し，すぐに論文にすること」などであった．

初めての実習生受け入れ

1973 年，九州リハビリテーション大学校の佐藤 剛先生が実習生の受け入れを申し入れに来られた．「私は，今やっと片井さんのノートなどで小児作業療法の勉強中なので学生指導などとんでもない」と固辞したが，教員曰く「のじぎく園にはしっかりした医療組織がある，片井さんや池田さん（九州リハ大 5 期生）もいるし，何より対象の子どもが大勢いる．私もときどき指導に来るから大丈夫」

実習生が来るようになって，学生から新しい知識を取り入れることができ，指導者であるはずの私のほうが勉強になるという大きなメリットがあった．しかも，実習施設になると就職希望者が増えるかもしれないとの胸算用もあった．

対象の変化と治療法の変遷，そして小児作業療法のアイデンティティに悩む

当初，作業療法の対象は，ポリオや上肢の奇形など小児整形外科疾患が多数を占めていたので，いわゆる機能訓練や装具，自助具などで対応できたが，1973 年頃にはポリオの入院児は激減し次第に脳性麻痺児が主な対象になっていった．すると，従来からの機能訓練では対応でき

ないことが大きな悩みとなってきた.

脳性麻痺の治療法としてボバース法が伝えられた時には驚嘆した. ハンドリングで姿勢反応が変わる. 運動パターンが変えられる.「これこそ治療だ」と思った. しかし, やがて自分がやっていることは理学療法と同じかそれ以下ではないかと思いはじめた. 片足を作業療法士に残したままのハンドリングでは到底理学療法士には敵わない. 遊ばせ方は保育士のほうが上手. 食べさせ方や衣服の着脱は看護師のほうが手際がいい. 心理, 言語, 生活指導, 精神科ソーシャルワークのどの領域も本職には敵わない. 一体, 作業療法の本領はどこにあるのか?

しかも, 療育の形態も早期発見・早期治療, 入院から外来通院へと変化した. 結果的に空きベッドが多くなり重症心身障害児病棟に変わってきた.

これらの変化は, 社会の趨勢としてノーマライゼーション思想の浸透と, 一方, 神経発達学的アプローチへと治療法の発展によるところ大であった.『のじぎく開設25年周年記念誌』には,「作業療法部門における最近の特徴は, 脳性マヒ児の作業療法にボバース法を応用する方向に進んでいることと, 微細脳損傷児（当時, 学習障害やアスペルガーなどをひっくるめてこう呼ばれていた）に感覚統合療法を取り入れようと試みていることである. そして, 外来の作業療法が急増した」と報告した. ちなみに, このころ外来では中枢性協調障害（生後早い時期の姿勢反射の異常性を脳性麻痺へ進む可能性と捉える）への超早期治療ということで乳児期からボイタ法やボバース法での母親指導が多くなった.

当時の兵庫県内の通園施設の状況

保護者の声の高まりと運動が市政を動かし, 地域福祉への取り組みが進んできた. 兵庫県では阪神間と瀬戸内沿いの中堅各都市に市立肢体不自由児母子通園施設が相次いで開設された. それぞれの通園施設へのセラピストの入職状況には共通性があった. 開設早々には, まず, 保育士や看護師が入職し, 母子一緒になって集団遊びや摂食, トイレ, 更衣の指導, そして育児相談をしていた. 数年のうちに遂次理学療法士が入職して機能訓練を, やがてボバース法やボイタ法を取り入れての発達訓練を始めた. 作業療法士が入職したのは, さらに数年後であった. 作業療法士は入職直後には, 理学療法士や指導員や保育士と一緒に集団遊びや食事の介助などをしていたが, やがてボバース法習得後は遊びや摂食の際の姿勢の保持や咀嚼・嚥下のテクニックを, そして母親指導と, 就学準備などを実施していた. しかし, かなり後年になっても作業療法士を採用している通園施設は少なかった.「PTかOTのどちらか一人を選ぶとすればOTの方がいい. 人当たりが良いし, 一応何でもできるので」と言ってくれた人も何人かはいたが現実は理学療法士最優先であった.

一方, 県の日本海側や中山間地などの郡部では, 近隣の郡や町が合同で通園施設を開設し, 医師会の支援などで看護師や保育士が指導にあたっていた. のじぎく園からは, 医療スタッフによる年に数回の巡回相談と, 理学療法士, 作業療法士交代での訓練指導を月に1回, 数カ所に出向いていた.

石が叫ぶであろう

当時に垣間見た母親の状況のいくつかを列挙する.

例1. よい先生がいると聞いてはその病院へ, 遠近を問わず東へ西へ.

例2. 生まれた子どもが脳性麻痺だと知った父親は, 子どものことは妻に任せっきりで会社勤めに逃避してしまう.

例3. 離婚に至った例も少なくない.

例4. 母親は勤めに出て祖母が子育て, 病院の外来に子どもを連れてくるが訓練の仕方が覚えられない.

例5. 化粧もせず髪振り乱してボイタ法だのボバース法だのと熱中し, 廊下での待ち時間にも子どもの手足をさすっている母親.

例6. 嫁ぎ先の姑に「うちの家系にはそんな子が生まれたことはなかった. 連れて帰ってくれ」と責められて実家へ戻った.

例7. 横を向いて,「もう, 疲れました」とボソッと言う顔色のすぐれない母親.

こんな例は枚挙にいとまがない. 児童福祉法とかノーマライゼーションの理念とか, 地域福祉を, と言われても現状は悲惨. "この人たちがモノを言えなければ石が叫び出すであろう".

諦観? 達観? 漂い着いたところ

小児の作業療法とは3段階あると思う.

第1段階は, 家庭への支援. 子どもが幸せになるには温かい家庭が必須. 最初に父親も兄弟も家族一緒に作業療法室へ案内して子どもたちが楽し気に訓練している様子を見てもらう. 父親が前向きになってくれたなら, 療育は半分以上成功だろう.

第2段階, 障害を軽減する治療的役割. 理学療法士とも家族とも協力してボイタ法, ボバース法, その他あらゆる手段で心身の発達を促進する.

第3段階, 障害を抱えながら幸せに生きていく力を育てていく支援的役割. このためには, さらに多くの人脈や職種との協業が必要である.

小児の作業療法のまとめを列挙

・作業療法の核は, やはり『作業, 活動』そして『人間関係づくり』.

・資質または働き方は, 協調性, 柔軟性, 協働.

・目的は, 可能な限り心身の発達促進, 機能, 動作, そして, 友達づくり, 楽しい家庭生活を送れる環境づくりの手伝い.

・課題は, 有効性の追求. 介入による変化が見えるように, 測れるように, 説明できるように.

・協会主導で研究プロジェクトを. 全国の作業療法士が担当している脳性麻痺児の作業療法データを統一したフォームで逐一集めて解析することを, 10年か20年くらい続ければ, 効果のある作業療法が見えてくるのではないか.

２）1970年代のBobath夫妻来日ごろの肢体不自由児の作業療法とその後の発展，地域支援・特別支援教育に関する取り組み

田村良子

神経発達学的治療（NDT：Neuro Developmental Treatment　ボバースアプローチ）との出会い

　私は1973年に肢体不自由児施設に就職したが，当時は各県に公立の肢体不自由児施設があり，療育を受けるためには施設に入所し，併設の養護学校に通い，幼児は園内で保育を受けるシステムであった．授業では「小児の作業療法」はなかったため，とにかく先輩の見よう見まねで，治療用の玩具などを使って，上肢機能訓練や着脱などのADL訓練をしていた．しかし脳性麻痺児の多くは痙性を有するためうまく遂行できないので，上司にこの痙性をなんとかする方法はないのか尋ねると，「それがわかればノーベル賞ものだ」と言われた．1973年9月にBobath夫妻が日本肢体不自由児協会の招聘で初来日し，わが国最初のNDT認定講習会が50名の理学療法士を対象に開かれ，それを受講した園の理学療法士から伝達講習を受けたが，そのときは理解できないままにいた．

　2年後に大阪に転居し，出産し家庭にいたところ，聖母整肢園訓練科長である理学療法士の紀伊克昌先生（1970年に日本人で第一号のロンドンボバース講習会の認定セラピスト）から「仕事をしながらボバース講習会を受けることができる」と誘われ1976年4月より勤務した．作業療法士は私1名で「OTは体のことを知らないから1年目はPTとして修行し，2年目からOTを確立しなさい」と言われた．確かに作業療法士が木工や革細工など基礎作業学を学ぶ時間に理学療法士は運動学，運動療法を学んでいただろうし，1年先輩の理学療法士がすでに聖母整肢園で働いており，学院で紀伊先生から3日間の特別講義を受け，聖母整肢園で臨床実習もしたとのことであった．毎日午後から講義（神経生理学，正常発達と脳性麻痺児の運動発達，類型別特性と治療原則等）と評価・治療の実技指導があり，乾いた砂に水がしみこむように「あれはそういうことだったのか」と思うことばかりであった．また教育体制も整っており，新人数人を3年目ぐらいのセラピストが指導し，その人たちをさらに上の人が指導するという体制が取られていた．当時通称ボバース法と呼ばれていたが，正確には中枢神経系の機能の解明とともに発展するボバースコンセプト（概念）であり，単に治療技術ではなく脳性麻痺を有する子どもを家族，地域社会でどう育てていくかという理念であることを年月をかけながら実感していった．

　ロンドンボバースセンターのR. N. Finnie RPTによる「脳性まひ児の家庭療育」（日本語版翻訳出版1970年）は両親の育児指導について聖書のような存在となり，子どもの療育に関わる多職種とのチームアプローチの要となるものであった．また，ボバースアプローチは当時の脳性麻痺児の機能訓練が肢体不自由児施設に入所する6歳ごろから始まるというものを，0歳から始め，外来で訓練をし，在宅・地域生活を基盤とした療育体系を作り，日本の肢体不自由児

の療育に対して大改革をもたらすものであった.

作業療法士の確立に向けて

　1976 年より聖母整肢園にて「ボバースアプローチ認定卒後 8 週間講習会」が開催され, そのときの受講生であった作業療法士の森田早紀子氏を誘い, 新卒 2 名を加えた 4 名で 1977 年度から作業療法士の確立を目指し論議を重ねていった. 第 2 子が誕生したので 8 ミリ映写機を買ってもらい, 毎週発達の様子を記録し, 夜中に集まって資料を分析し, 上肢機能の発達には生後 6 カ月の抗重力伸展, 抗重力屈曲が重要であることを確認した.「Pre-skill」という用語を造り (当時ボバースセンター ST の H. A. Mueller が「Pre-speech」として発語の基盤となる摂食における口腔機能の治療を行っていた), 頭頚部や体幹の安定性や重心移動に対応する可動性, 肩甲骨の安定性, 前腕や手掌での体重支持とその中での重心移動なども基盤になることを理解した (1978 年 OT 学会発表).

　しかし私自身がそれを子どもが取り組む作業活動の中でハンドリングとして組み込むことができるようになったのは 1979 年に聖母整肢園を退職し 10 年ほどたってからであり, CP セラピストという名のもとに頭頚部や体幹, 肩甲帯の安定性という基盤の治療に終始していた. Vojita 法などの治療手技も出てきて「OT のアイデンティティは」と批判を受ける時代でもあった. その間森田氏をはじめとしてボバース研究会を通じ, 遊びや ADL の発達について, また感覚-知覚-認知過程の発達について研究がなされ作業療法士の確立に向け歩みが進められてきた. 1985 年にはロンドンボバースセンターの作業療法士 Ms.Murray が日本ボバース研究会と OT 協会の共催で招待され, 一般作業療法士の公開講座と NDT の作業療法士のためのリフレッシャーコースが開催され, 作業療法士だからできることを目にし良い刺激となった.

　その後米国の NDT の Regi Boehme OTR の「上肢—上部体幹機能の改善」(日本語版翻訳出版 1992 年), 同 R. P. Erhardt の「手の発達機能障害」(日本語版翻訳出版 1989 年),「視覚機能の発達障害—その評価と援助」(日本語版翻訳出版 1997 年) が出版され, 姿勢-目-手の関連から治療するようになり, ようやく巧緻運動技能の獲得を援助する専門家である作業療法士といえる仕事ができるようになったように思われる.

感覚統合療法との出会いと脳性麻痺児の運動障害の捉え方の変化

　紀伊先生 (1973 年の米国での研修の際に Ayers の感覚統合講習会を受講) から作業療法士は感覚統合療法についても学ぶように言われ, 1978 年に OT 協会と九州リハビリテーション大学校 (佐藤 剛 OTR) の共催で日本で初めて開催された感覚統合療法講習会を受講した. 脳性麻痺児はボバースアプローチで, 学習障害児は感覚統合療法でという分けた考えで長く仕事をしていたが, 感覚統合理論の中で中枢神経系の機能や Ayers のいう最終産物 (学業) に至る触覚・固有覚・前庭覚の胎児からの感覚統合発達の過程, 感覚-知覚-認知機能 (Ayers は認知機能とは言語・視覚認知・行為機能としている) の発達, 身体図式, 身体の正中軸の形成, 感覚調整障害などについて学ぶ中で, 脳性麻痺児の運動障害や情緒, 行動面についてその視点から

理解するようになった.

　また1990年代に入り, 周産期医療の進歩から早期産による脳性麻痺児が増加し, 正中位筋群の未発達や脳や器官が未成熟のまま出生し, 感覚爆撃といわれるほどの強い刺激にさらされることによる障害を示すことから, さらに理解しやすくなった. 2000年に入り, 感覚統合療法入門講習会　実践コース（肢体不自由児）が開催されるようになっている.

　一方, 成人の脳血管障害の知覚-認知障害についても研究・治療が盛んになり, F. D. Affolter著「パーセプション　発達の根源から言語の発見まで」（日本語版翻訳出版1993年）では, 学習し適応するためには周囲の環境との相互作用が不可欠であり, それができる感覚として触-運動覚が学習や発達の根源としている. これを受け脳性麻痺の治療においても, 行為に必要な触-運動覚を経験させ視覚や聴覚と統合させていくようになった. そういう意味で脳性麻痺は運動障害ではなく, 行為機能障害ととらえ治療していくようになっている.

地域支援・特別支援教育への取り組み

　作業療法士は子どもの日常生活, 遊び・余暇活動, 学業・職業関連活動の遂行について, 障害種別を問わず感覚, 運動, 認知面とその関連から分析・評価し, 具体的な作業活動の中で支援する方策を提案できる. 特別支援教育への関わりにおいても当初は作業療法士は肢体不自由と思われていたが, 知的障害や視覚・聴覚障害でも運動機能や感覚統合の問題をもつので作業療法士から助言できることを理解してもらえるようになってきている. 支援級も増え, さらに発達障害の子どもは普通教室に何人かおり, 実際の学校現場に出向いて学校環境の評価をし助言する必要がある. 児童デイサービス, 放課後デイサービスも増え, 家庭・学校・医療機関とのスムーズな情報交換が求められる.

　幼児の知的障害通園施設においても福祉型児童発達支援センターとなってからは, 肢体不自由児も含めての通園施設となり, ますます作業療法士が期待され療育等支援事業により保育所, 学校などに訪問するようになっている. 脳性麻痺児の早期治療は当たり前となっているが, ダウン症などの運動発達の遅れに対して歩行の獲得を目指しての理学療法が開始されることはあるが, 姿勢-目-手の機能の発達から早期に作業療法が開始される必要がある.

3) 茨城県での肢体不自由児作業療法の経験と
地域支援・特別教育支援への取り組み

愛生会記念茨城福祉医療センター リハビリテーション部長　根本哲廣

県内4人目の作業療法士として茨城県で勤務

　1978年4月，私は肢体不自由児施設の茨城県立ひばり学園機能訓練科に臨時職員として入職した．当時の国家試験は3月に筆記試験，4月に口頭試問，5月に合格発表であったため，正式職員となったのは6月であった．その年は大人気であったキャンディーズが後楽園で5万人を集め異例の長さの解散コンサートを行った．

　茨城県立ひばり学園は小児の整形外科疾患を中心とした，110床ほどの病院であり施設であった．かの高木憲次先生が療育や肢体不自由児施設の必要性を訴えるために巡回相談や講演を始められたのが1949年で，最初の巡回先が水戸であった．それから12年を経た1961年に開設された．

　当時，茨城県内には私の入職以前に3名の作業療法士がおられ，私が4人目であった．民間には在籍がなく，全員が県立の病院・施設に勤務していた．所属していた機能訓練科は，理学療法士3名，マッサージ師1名，非常勤の柔道整復師1名，非常勤職員1名で私を含めて7名であった．入所者は80名ぐらいで，午前に理学療法と作業療法の時間があり，午前は4時限に分けられ，作業療法は1時限に約10名くらいの患児を私が一人で担当した．午後は水治訓練で科の職員全員が温水プールに入った．水治訓練後は睡魔との戦いで，記録と気力の戦いでもあった．施設は市内にあったが中心から外れており，交通の便が悪かった．自家用車も今のようには普及しておらず，遠くから電車を乗り継ぎ，遠いバス停からおんぶで通われる方も多かった．

　ひばり学園の隣には開設時から地続きで養護学校が併設になっており，施設内に4クラスがあった．養護学校は生徒のほとんどが入所児であり，学校へ通うために入所する児も多かった．学校と施設は密接な関わりがあったが，学校は徐々に家から通う生徒の割合が増え，施設の学校から地域の学校に変わった．

　県内の療育機関は乏しい状況ではあったが，市町村の通園施設が県内には3カ所ほどあり，療育相談と称してひばり学園の医師と理学療法士や作業療法士が通園施設や保健所などへ出向いて，診察とリハのデモンストレーションを行うシステムがあった．

　翌1979年，施設は診察棟，管理棟，乳幼児棟が完成し，新たに小児神経科医を招き名称を茨城県立こども福祉医療センターに変更した．多くの施設がこの頃名称を園からセンターへと変えた．

仲間が加わり，新しい技術を学んだ

　当時の関連学会や研修会では早期発見・早期治療が叫ばれており，BobathとVojtaをテーマ

としたシンポジウムや特別講演が取り上げられていた．県内でも検診を行う保健師向けにVojtaの反射を取り入れたスクリーニングの研修会が開かれていた．

　小児神経科医が来られてから作業療法は，ダウン症やてんかん，微細脳損傷（MBD），自閉症などの児が少しずつ増えていった．同じ頃，OT学会で話題になっていた感覚統合障害研究会が設立され，当センターの大きくはない作業療法室にも感覚統合の訓練器具が鎮座するようになった．当時小児の作業療法について県内では指導を受けられる状況ではなく，週末に栃木の福田恵美子先生や千葉の松下登先生のところへお邪魔させていただき，大変お世話になった．

　1982年に新卒の作業療法士が加わり，2人体制となった．それまで，丁重にお断りしていた実習生も引き受けることとなり，4校の実習を開始し，年間を通して学生がいるようになった．学生が来るようになり，かつて自分も実習中に経験した英文抄読を開始した．抄読文献のテーマとして「feeding」が取り上げられることが多くなり，これは作業療法の領域であるという認識を強めた．タイミング良くOT協会でfeeding therapy（当時摂食ということばはなかった）なる研修があり，受講を機に作業療法士がfeedingを積極的に行うようになった．個人的にはBobathの考え方に触れることができ，その後の8週間のコースを受講することにつながる大きな転機であった．その年の1985年には，茨城県のつくば市で科学万博が開かれ，国の研究機関が先に移転していたが，民間も移転するきっかけとなり「つくば」の名前が全国に知られることになった．

県士会，養成校の設立

　翌1986年に新卒の作業療法士が入職し，3人体制となった．外来や母子入所など業務が広がり，部門として体裁が整ってきた．同じ頃，協会から各県で士会を設立するよう働きかけがあり，当県も当初のメンバーが8人と記憶しているが，少ない人数での設立となり当センターからも役員を送り出した．

　1991年に県衛生部医務課から，各県の作業療法士数について問い合わせがあった．県内の作業療法士の人数は30人ほどになっておりワースト1は免れたが，人口割の作業療法士数にすると，当時トップの石川県は1万人に1人に対し，茨城県は10万人に1人でワースト1であると報告をした．会議では人口が約300万人ほどであったため，トップ並みにするためには県内に300人の作業療法士がいなければならないことと，ワースト1の理由は，養成校が県内に無いことであるとの意見を述べた．

　その後，養成校設立の委員会が立ち上がり，自分も委員として意見を言える機会に恵まれ，リハの拠点として4年制大学とリハビリテーション専門の附属病院の必要性を説明した．委員会はその後茨城県立医療大学設立準備委員会となり医療大学と附属病院の設立へつながった．その1991年はバブルの象徴とされたジュリアナ東京が開店し，以降大きな建物の建設が抑制されるようになったが，バブルの波がなければ，大学と病院は実現しなかったかもしれない．

附属病院での慣れない事務と，医師のいないリハセンターで責任者

　1996年に医療大学の附属病院準備室が開設となり，必要性を述べた自分がそこに異動することとなった．慣れない通勤と事務仕事が重なり生活は一変したが，養成校付属の成人と小児のリハビリテーション専門病院は夢のようでもあり，病院の開設に関われることは光栄であった．作業療法を行う場に教育スタッフと病院スタッフの作業療法士がいることが新鮮であったのと，3人以上の作業療法士と仕事をするが初めてであった．

　院長の大田医師により回復期リハビリテーション病院間のネットワークが作られ，地域リハへと発展した．小児のリハも成人と同様にシステムが必要とのことで，小児リハを行っている病院間のネットワークが構築された．

　2006年に医師のいない県立リハビリテーションセンターへ異動となる．この頃福祉制度は措置から総合支援法を経て総合福祉法となり，機能訓練を行う福祉施設となった．作業療法士としてよりは，サービス管理責任者の業務について医療モデルのない福祉職への説明に時間を費やした．折しもワールドカップドイツ大会の開催年で，日本は決勝リーグへ進めず，イタリアのセリアAでプレーした中田英寿選手が大会の10日後，現役引退を表明した．

　2012年に定年退職となる際に，最初に入職した県立こども福祉医療センターが民間に委譲されることとなり，その準備室に勤務となった．2013年に愛正会記念茨城福祉医療センターが開所となった．仕事の対象は患児から若いスタッフに変わったが，成功体験を如何に増やすかという点で一致している．二度の開設に関わったが，どちらも成功体験になりえなかった．その年，ヤンキースのイチローが日米通算4,000本安打を達成した．

　振り返ると，リハの状況は医療費に対する国の施策に影響を受けながら，年々厳しさを増してきた．施策がエビデンスと同期することになり，施策がエビデンスを超えるかもしれないことを危惧している．

3　知的発達遅滞領域

1）東京都での肢体不自由児に関する草創期の体験や取り組み

日本リハビリテーション専門学校非常勤講師　大西麓子

　現在，資格を取得している作業療法士は 94,241 名（2019.4. 現在）である．

　筆者が卒業した時には，資格を取得した作業療法士が 100 名ほどで各地に分散し活躍していた．国立療養所東京病院付属リハビリテーション学院（1963 年開校，2008 年閉校）を卒業した 1 期生，2 期生，3 期生，海外で資格を取得し帰国した作業療法士，特例措置で取得した作業療法士たちである．うち発達障害児分野に就職した作業療法士は 1 割程度ではないかと記憶している．

　東京都内にはすでに民間主体の柏学園（わが国最初の肢体不自由児施設）をはじめ整肢療護園（半官半民），多摩緑成会成育園，秋津療育園，島田療育園が開園されており，有資格者が実際に作業療法を展開していた施設は 1 カ所であった．東京都が運営する小児専門病院は都立清瀬小児病院（主に小児結核の子ども），都立梅が丘病院（主に小児精神科診療を行う）が開設されていた．その後，都立北療育園（1962 年 7 月），都立府中療育園（1968 年 4 月）が開園される．しかしまだ有資格者は不在であった．

　筆者が卒業後，最初に就職した職場は東京都立北療育園（現　都立北療育医療センター）である．開園から数年経過，主に脳性麻痺の子どもの療育を実施している園である（当時は脳性麻痺の子どもがほとんどであった）．診療科目は小児科，整形外科，歯科（週 1 日，現在は常勤），眼科（週 1 日，現在は常勤），訓練科（理学療法，作業療法，言語聴覚），指導科（臨床心理，児童指導員），X 線科，薬剤科，相談室（ケースワーカー），栄養科などが子どもたちや親御さんに関わっているところであった．週 1 日，装具の業者が来園し，主に長下肢装具や短下肢装具の製作依頼に応じていた．現在のように，子ども用の車いすが自由にオーダーできるようになったのはだいぶたってからのことである（素材・色・機能・個数など）．

　外来は小児科と整形外科が同室にあり，ベッドも設置されてたが，フロアー式になっていた．

　筆者が所属した訓練科は，外来，通園，入園部門と 3 部門に関与し，筆者が就職した時には巡回指導（理学療法士，看護師，ケースワーカー）を開始する準備中だった．作業療法士は入園部門のみ関与していたが，外来そして通園と関与の幅が広がっていった．

　外来では各作業療法士が週 1 回午前中（ある時から午後にも関わるように），対象は脳性麻痺の子どもばかりではなく，軽度発達障害の子どもたちにも関わった．通園では各作業療法士が週 1 回の昼食指導も含め，午前中関わった．

　診療報酬新設前は（1974 年に診療報酬点数化開始），1 日に何人の子どもの作業療法をという課せられたものはなく，入園している子どもたち全員に作業療法を実施していた．入園児，幼

児の個別作業療法や集団作業療法は午前中2コマ（1コマ90分），午後2コマは学童に指導をしていた．昼食時は主に幼児，夕食時は主に学童に対して食事の観察，指導を行っていた．

　両親と離れ，訓練に頑張っている子どもたちにとっての楽しみの一つは，1日3回の食事と1回のおやつである．

　筆者が入職した時使用していたイス・テーブル（姿勢保持用）や食器は今では見ることができないが，記憶している範囲で紹介していく．

　自力でスプーンを持って食事摂取でき，立位の練習をしている子どもは，スタビライザーを着用し，3人ほどが対面になって作業ができるテーブルを用いて食事をする．食器はプラスチックのどんぶりを使用（食器が動かないようにどんぶりを固定する箱型の台でセメントで形作られている）．食事介助が必要な子どもには，座面や足台の高さが調節可能な，頭部まで背もたれのある，少し傾斜ぎみのイスを使用していた．スプーン・フォークは，少し柄の太い物（柄は竹でできている特注の物……数年後には手に入らず）を使用していた．

　食べ物がこぼれて，衣服が汚れないようにハンドタオル付きエプロンを着用．

　私たちの仕事は，子どもたちに直接作業療法を実施すること（家族指導・援助も含む），と同時に環境を整備するということも課題の一つであった．また，子どもたちを日常的に療育する職員への教育も課題であった．

　私たちが中心になって取り組んだいくつかの実践を紹介する．

　食事時のイスとテーブルに関して，以前から作業療法士として検討し実践してきた課題でもあったが，作業療法時以外にも子どもたちに合ったイスとテーブルを日常化できないかと考えていた．すでに亡き訓練科長の依頼を受け，イスとテーブル（姿勢保持用）に関しての研究である．本来の仕事をしながらの研究，締め切りが近づくにつれ毎晩10時頃まで作業療法室に残りまとめた．そのことが基盤となり，今では，当たり前になっている．高さや奥行きを調整できるイスや，高さを調節できるテーブルを考案し使用することになった．骨盤周辺を安定させるパットも考案して使用．子どもの体型にあったイスやテーブルを病棟に持ち込むことは「誰々ちゃんのイス」となり，自分の椅子に座り食事をすることになる．

　また，イスの高さやテーブルが低くなるということは，援助する職員の姿勢に無理が生じるということになる．当初は抵抗もあったが徐々に職員の考えも変化し，子ども一人一人にあったイス，テーブルという考え方が定着していった．さらに取り外しのできる翼盤（カットアウトテーブル様になる）の考案……，取り付けるテーブルの板の厚さ，取り付ける金具の位置等業者との打ち合わせ．抑制帯の代わりに椅子の座面に取り付ける外転棒の提案などなどである．

　子どもが入園してくると，まず食事の時のイスとテーブルを検討することが，私たち日常業務となった．営繕の方，病棟や通園の職員とのコミュニケーションを大切にしながら，時には業者に無理を頼み，支えられながら仕事をしてきた．

　また食事時には，自分で上手に食べてもこぼしてしまうので，必ずエプロンをすることになる．職員がいろいろ工夫し汚れを取るが，長い間使用しているとエプロンの裏側にカビが生えることになる．現在はさまざまな素材が出回り，汚れが取りやすく，形状も変化に富んだもの

4 情緒・社会性能力遅滞領域

1）草創期の情緒・社会的発達遅滞児の作業療法に関する臨床時代の体験や取り組み

福田恵美子

理学療法と作業療法の認知度の違いの時期

東京都清瀬市にリハビリテーション学院が開設された頃の小児領域のリハは，療育施設における運動機能障害児の機能回復訓練が主たる目的の時代であった．体育館のように広い理学療法室でROM訓練や運動療法が行われていた．かたや作業療法は大変狭い室で，上肢機能の回復訓練でADLの自立を目指し，苦手な動作を改善または獲得するために対症療法を行っていた．「リハ＝ROM訓練と運動療法」との誤認識が当たり前になっていた時代であったため，作業療法士が机上動作とADL訓練を行っていたのを見ていた理学療法士から，「理学療法のお手伝いをして欲しい」とか「水治訓練をして欲しい」などと，理学療法以外の方法は意味のないことのように扱われ，リハに関する誤認識も甚だしい状態であった．

1968年ごろからは，地域支援の発想で肢体不自由児の通園施設が全国各市に開設され始まった．理学療法士，作業療法士に協力依頼が来たものの要望に応じられる有資格者数が少なく，協力可能な頻度が月1回くらいの非常勤体制で賄っていた．対象児の検査を実施し，施設職員や親御さんに，施設や家庭で可能な訓練方法を指導するにとどまっていた．

このような状況下であったため，医師の処方においても，知的発達遅滞や情緒発達に偏りのある対象児まで手を差し伸べてセラピーを実施することは大変少なかった．

知的・情緒発達遅滞児の療育環境

知的・情緒発達遅滞の幼児たちの幼児教育の場は，保育所や幼稚園が主体で，健常児と共に生活することで，社会性が身につき，見て覚えるのではないかと判断されていた．見て覚えられるのであれば環境に適応していけるはずであるが，適応困難な対象児は，お客様扱いをされて十分な手当てを受けられず，親御さんたちの不安や不満が高まっていた．通常の環境で適応できなかった対象児は，情緒障害児施設で生活をしていた．

学童期には，通常学校の特別支援学級や養護学校（現在の特別支援学校）で，小集団や個別指導を受けて学業に励んでいた．作業療法に処方される児は，身体機能と知的・情緒的課題を抱えた児や，集団活動の困難な児であった．地域に肢体不自由児の施設が開設されると同時に，各市に情緒発達遅滞児の通園施設も開設され，保育士，児童指導員などが小集団生活の適応能力を高めるべく取り組んでいた．1995年ごろから情緒発達遅滞児の通園施設からも作業療法士の協力依頼があり，非常勤で頻度少なく協力していた．また全国作業療法士人口の約1割弱し

か小児系に関わっていない時期でもあったため，協力したくてもしにくい状況でもあった．

自閉症児との初めての出会い

筆者の経験であるが，上記のような状況の中で，北関東の片田舎においても1970年代ごろから不思議な現象が生じ，筆者にとって第1号自閉症児との出会いがあった．

小学校2年生の男児であった．外来診療で担当の整形外科医に軽い脳性麻痺（以下，CP）の診断を受け，理学療法に処方された．県や市町の行政で，早期発見に関する事業が動こうとしていた時期に，健診医や保健師の観点で何故2年生になるまでに気づかれなかったのか，不思議でならなかった．

健診事業の健診医は，医師会で年度交替の順番性をとっていたようで，肢体不自由児の早期発見が主流をなしていた関係で，整形外科医が担当している場合が多かった．実際に健診業務に関わっていて，知的・情緒的発達遅れの早期発見には，小児神経科医，小児精神科医の専門特化した診方の重要性を感じていた．

2年生の男児は，常時尖足で歩いたり走ったりしていて，理学療法士が対象児に近づくとスルッと逃げ，足関節に触れるどころではなかった．対象児と理学療法士は追いかけっこの状態で作業療法室まできた．作業療法室まで来た理学療法士が発した言葉は，「全然触らせてくれない！　OTさん，何とか上手に遊んでくれないか．遊んでいる間に検査をしたいから」と必死であった．

ちょうどその頃，故佐藤剛先生がAyres著のSensory Integrationを紹介してくださっていて，難解な原著を読み漁っていたときであった．その中に，「尖足で歩く児で，足関節のROMがhyper-range，触れられることを嫌う，低筋緊張状態の児がいる」という表現を見つけ，CPではないかと主治医に疑問を投げかけた．対象児が筆者との接点を持っていて手遊びに誘導できたので，筆者が足関節と下腿の筋緊張状態を検査し，マジックミラー越しに主治医にその状態の観察をお願いした．主治医は整形外科専門であったため，「歩いていたときはかなりの尖足であったのに，足関節のROMは問題なく，逆に低緊張状態だなんて信じられない！」の一言であった．結果的に，作業療法に処方され，状態の報告をすることになった．

佐藤先生に紹介された難解な書籍を読んだり，文献を入手したりしながら，CPではなく広汎性発達障害であり，感覚系の調整不十分さが特異的な行動になっていることがわかった．当然治療法も異なり，当時わが国には感覚統合検査道具が4台しかなく，その1台を分けてもらって指導を受けて感覚統合検査を行い，よく理解しないまま評価結果をまとめて報告していた．それ以来，整形外科医も作業療法士の判断に耳を貸してくれるようになり，学びを深めることができた．

パイオニアの苦しさと面白さ

全国の作業療法士人口が8万人を超え，その1割が小児系で活躍している今であれば，日々の臨床で苦しむようなことは少ないのではないかと思う．認定講習会が開催され，学会が開催

され，小児系の研修会は医療面，教育面，福祉面など，年間に多くのテーマで開催され，学びたいと思えば，自己選択していくらでも学べる．何よりも先輩たちが近くにいて，臨床を共にして疑問や reasoning を聞くことが可能である．また PC の普及で e-mail や SNS の活用で，即時対応が可能な時代になっている．

このような現象は当たり前に理解されるが，CP や乳幼児の早期発見，早期療育が叫ばれ始めた時期には周囲に理解されることはなく，寂しい思いをした．寂しさは自分自身のみでなく，子どもたちを理解するための情報不足に関してでもあった．

地域支援の現在

2005 年に発達障害者支援法が施行され，発達障害の定義が示され，障害が一元化された．2012 年には，長年改正されなかった児童福祉法が一部相談支援事業支給決定過程の見直しで，障害児支援利用計画書の作成が義務づけられ，2015 年には義務化した．2013 年には，障害者自立支援法の名称が変更され障害者総合支援法が施行された．障害者に対するサービスも，自立支援給付事業と地域生活支援事業の二本立てとなった．自立支援．給付事業は，介護給付，訓練等給付，自立支援医療，補装具が含まれ，市町村が実施主体で行われるようになった．地域生活支援事業は，相談支援，移動支援，成年後見制度利用支援，コミュニケーション支援，福祉ホーム，地域活動支援センター，日常生活用具の給付または貸与，その他の日常生活または社会生活支援などが，市町村が実施主体となって行われるようになった．

小児系も，今までは医療支援が主体で行われていた療育が，医療から地域支援にシフトして福祉の色合いが濃くなった．障害児支援利用計画書は相談支援専門員が作成するが，相談支援専門員の職種により，計画書の内容の異なりも生じてしまい，対象児のサービス支援の質の担保が難しくなっている．放課後等デイサービスガイドラインが示され保育所等訪問サービスも策定され，対象児が所属している教育機関や福祉施設に出向いて生活上の困難を軽減するような対策が講じられるようになっている．地域支援事業が市町村主体となってから，サービス提供の地域格差が生じているのは否めない．

２）北九州での情緒・社会的発達遅滞児の作業療法に関する臨床時代の体験と地域支援・特別教育支援に関する取り組み

渡邊直美

施設の変遷

「肢体不自由児施設から総合療育センターへ」

私が入職したのは，1974年4月で，養成校が全国に3校（清瀬，府中，九州）しかない時代だった．九州リハビリテーション大学校卒業後，多くの同級生は，全国の労災病院に就職をしたが，私は実習中に就職を勧められたことがきっかけで発達分野に進むことを決めた．

「北九州市立総合療育センター」の前身である「肢体不自由児施設足立学園」では，高松鶴吉先生を中心に安藤忠先生，佐竹孝之先生が活躍をされていた．当時理学療法士，作業療法士，言語聴覚士は，医師と同じ部屋で席を並べていた．入って間もなくから就業時間前の勉強会があり，海外の文献を読んでいた．特に印象に残っているのは，Ayres博士が書いた「Sensory Integration and Learning Disorders」の原本を読んだことだ．出て来る単語が難解でどのように訳したらよいかわからなかった．作業療法士が書いた本だから，作業療法士に尋ねられることが多く，先輩の作業療法士も困られたことと思う．しかし医師やセラピストに関係なく，自分の専門分野に関しては高い知識と技術が求められ，必死でそれに応えようとした．今思えば，1975年前後からすでに「総合療育センター」の構想が始まっており，職域を越えたチームの体制づくりがなされていたのだと思う．

高松先生は，常に時代の先を読み，最先端を切り開かれる先生であった．全職員を集めて「療育センター」の構想を話された時，若かった私にはその構想を具体的にイメージし，理解することが難しかったことを覚えている．

1978年10月に「北九州市立総合療育センター」が開設された．内容は，①入院部門（長期入院，短期入院），②通園部門：総合通園（精神遅滞児通園，難聴児通園，肢体不自由児通園），療育通園（年長の肢体不自由児通園），③外来部門が整っていった．センターへの変遷に伴って作業療法の対象児も広がり，広い知識と技術だけでなく，他職種との学際的な連携，協力が求められた．各部門に作業療法士が参加し，2～3年ごとにローテーションをした．

北九州市立総合療育センターでは，北九州市の養護教育部門が養護教育センターとして同じ建物内に設置された．管轄が異なる医療と教育が同じ建物にあり，連携していることは，当時では画期的なことであった．

作業療法の変遷

1. 足立学園時代

私が入職した1974年は，対象は脳性麻痺がほとんどを占めていた．入院部門，肢体不自由児通園部門，少しの外来部門があった．入院部門，肢体不自由児通園部門での作業療法の内容は，

「上肢機能訓練」「知覚運動発達の訓練」「ADL 訓練．特に食事訓練，更衣訓練，書字訓練」が行われていた．「上肢機能訓練」では，全身のリラクゼーションを行った後，不随意運動や異常反射の抑制を図りながら，reach，grasp，release の基本動作を大小さまざまなペグ棒やペグボードを用いて行った．ペグ棒やペグボードは，手作りのものが多かった．「食事訓練」では，Rood のテクニックを使って口腔器官への働きかけを行った．上肢機能の代償として Feeder の開発も手掛けていた．「書字訓練」では，書字の実用化が難しい場合には，ドラム式タイプライターや電動タイプライターの適応が検討された．今ではパソコンの使用が普通になっているが，このような時代があり，今に至っていることを考えると感慨深い．

外来部門では，脳性麻痺児の早期発見・早期治療が始まり，神経生理学的治療法が多く用いられ，ボバース法，ボイタ法が積極的に導入された．早期治療に関しては理学療法士，作業療法士の区別がなかった．これらの療法を習得するためにセラピストは研修を受け，施設に戻っては，それをみんなに伝達講習した．私も先輩セラピストに教えてもらいながら，これらの治療法を臨床で使った．就業時間が終わり夕方から先輩方に実技指導を受け，練習したことが懐かしく思い出される．

2．足立学園から総合療育センターへ

外来部門では，対象が増加し，低年齢化した．早期治療が定着し，対象が脳性麻痺児から，精神発達遅滞児，学習障害児，情緒障害児，行動異常児へと拡がっていった．

1976 年，アメリカの作業療法士である Mrs. Violet Huerta が来日し，Ayres 博士の感覚統合療法について研修会を全国各地で開催した．北九州で開催されたのを契機に足立学園でも感覚統合療法を取り入れた．1977 年 4 月から臨床的な有効性を検証するためのパイロットスタディのような取り組みが行われ，3 年間の外来訓練の効果判定で有効であると判断され[1]，以後「感覚統合療法外来」として定着した[2]．

このほかに外来訓練では，「Therapist Clinic」（理学療法士，作業療法士が運動発達を主体に対象児の子育て全般を指導する），「赤ちゃん体操」（出生時にリスクがあり，運動発達の遅れがある，または遅れが予想される乳児へ理学療法士，作業療法士が体操を指導する），「ダウン症グループ」（理学療法士，作業療法士，言語聴覚士，臨床心理士，保育士などがともにダウン症の全般的発達を促す），「食事訓練グループ」（理学療法士，作業療法士，言語聴覚士が共同して食事指導を行う），などの特殊外来があり，他職種と共働して専門性を発揮することが必要であった．

入院部門では，長期入院の対象には，「上肢機能訓練」「知覚運動発達の訓練」「ADL 訓練．特に食事訓練，更衣訓練，書字訓練」が行われた．短期入院は，母子による短期入院が主体で，神経生理学的治療法による集中訓練を実施した．

3．施設内から地域へ

足立学園の頃から，主治医による養護学校特別健康診断に同行したり，北九州市内の養護学

校に教員研修の講師として参加する機会があった．精神発達遅滞児の巧緻動作の改善や運動・動作の訓練，重複障害児への感覚統合アプローチなどを教員にわかりやすく話す工夫をした．

1980 年，厚生省の通達で「心身障害児者施設地域療育事業」により巡回相談が始まった．作業療法士と臨床心理士が北九州市内の保健センターに行き，地域の小児科医と保健所に相談に来た乳幼児の発達検査や発達促進のプログラムを実施した．

1996 年の厚生省の通達では「障害児者地域療育等支援事業」により，保育所，幼稚園，養護学校への協力や支援が始まった．加えて地域リハの普及とともにそれまでは肢体不自由児は養護学校に行くことが多かったが，徐々に地域の幼稚園や小学校を希望する親が増えた．2000 年頃から入院や通園をしていた対象児が退院や退園し，地域の幼稚園や小学校に行く場合は，幼稚園や学校を理学療法士やリハビリ工学士と一緒に訪問し，教室の位置，教室内外の段差，特別教室への移動，姿勢のための椅子・机の工夫，トイレの改善などの環境調整を行った．

養護教育センターでは，1999 年頃から「学障害児等支援事業」が始まり，相談のあった対象児について，養護教育センター指導主事，通級指導教室教諭，学級担任教諭と専門家チーム（小児科医，作業療法士，言語聴覚士，臨床心理士）が検討会を持つようになった．検討会では，問題点の整理，医学的な背景などを探り，解決のため学校での教育的指導が計画された．検討会後は，通級指導教室や児童が通う学校へ見学に行き，その時の状態を基にさらに検討を深める会議を持った．この結果は，児童が通う学校の校長や教頭，学年主任に伝え，学校全体で取り組む協力体制づくりに役立てられた．

おわりに

私は，1974〜2002 年の 28 年間，臨床で作業療法の実践に携わった．小児分野の作業療法が定着し始めた時期から充実してきた時期だと思う．多くの先輩や同輩の方々が頑張って築き上げてきたものだと思う．次の世代の作業療法士には小児分野の作業療法をさらに発展させていただきたいと思う．2018 年の今は障害をもつ子どもが地域で生活し，地域の幼稚園や学校に通う時代である．そのためには，子育て支援を行う行政や特別支援教育に作業療法士が職域を拡げる必要がある．アメリカでは 20 年以上前から作業療法士が学校現場で活躍している[3]．日本もその道を切り拓いていく必要がある．そのためには，作業療法を教育機関にもっと知ってもらい，作業療法が役に立つことを啓蒙し，立証しなければならない．特別支援教育における作業療法士の活躍を期待したい．

■ 参考文献
・「足立」10 周年記念誌，20 周年記念誌，30 周年記念誌
・北九州市立総合療育センター年報

■ 引用文献
1）渡邊直美：学習障害児への感覚統合訓練の実際．理・作・療法 15（3）：353-360，1981

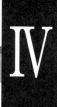

Ⅳ 高齢期関係

1 地域包括支援

1）老人領域の作業療法士から介護会社を起業し 30 年

総合病院における作業療法

　筆者は国立療養所東京病院附属リハビリテーション学院，作業療法科を卒業し，福島県の竹田総合病院に就職した．恩師である上田 敏先生が指導した東北屈指のリハビリテーションセンターであった．私の仕事は助手の人たちに「リハビリテーションとは」「作業療法とは」を教えることであった．何百人の患者さんを対象にしていたので直接作業療法をする機会はなかった．就職後半年ほどして上司の医師より，整形外科を退院して家庭に復帰した脊髄損傷，脳卒中後遺症，リウマチ，切断などの患者たちが障害とどう向き合って生活しているか調査してほしいとの依頼があり，日常生活動作（ADL）を中心に 6 カ月で 50〜60 人くらいの調査を行った．調査の結果は驚くことばかりであった．障害をものともせず逞しく生活している人，障害に打ちのめされて希望を持てず寂しい人生を送っている人，さまざまな人間模様を垣間見た．ほぼ 50 年前の時代なのでバリアフリーの概念もなかったし，障害者に対しての根強い偏見が残って，多くの障害者は肩身の狭い生活を強いられた姿が印象に残っている．このような現実を目の前にして何もできない自分の無力さを痛感した．恩師の上田先生が講義のなかで「リハビリテーションは人間尊重の哲学」と言われたことがその時自分なりに共感でき，私の作業療法士としての原点になっているように思う．今は高齢者の方々に「励まし」の言葉を送っている．

老人ホームにおける作業療法

　大阪府下羽曳野市にある四天王寺悲田院の施設長より，老人ホームの入所者を対象にリハビリの指導をしてくれないかとの依頼を受けたのが，老人の作業療法との出会いであった．
　老人ホームは特別養護老人ホーム 60 名，養護老人ホーム 300 名の規模で，それぞれのホーム

の寮母さんに指導してもらいたいとの依頼であった．当時は病院に勤務していたので週1回の嘱託として引き受けた．

老人ホームはクラブ活動を中心に全国的にも先駆的に活動をしていた．そのようななかで作業療法士として何をなすべきかを考え，まず，身体障害のある老人を選択し評価した．その結果，加齢による機能低下があり，ADLなどの生活障害や，障害による意欲低下が顕著であることがわかった．

まず，機能改善，機能維持を目的に棒体操・レクリエーション・革細工・織物などを導入して実施した．そのうちに多くの老人がリハビリを希望するようになり，2名の助手で片手間にやるには限界が出て来たので，老人ホームの経営責任者に「これからリハビリを発展させるなら人と財源が必要になるので，診療所を作る必要がある」と進言すると，今，休眠中の診療所があるので君が責任を持ってやってくれるなら復活させてもよいといわれ，迷った末，引き受けることになってしまった．

診療所における作業療法

診療所の開設により財源の確保ができたので，リハビリテーション室を開設してセラピストの確保に着手するもまったく得られず，ようやく私の後輩のパート作業療法士と，病院で私の助手をしていた者が理学療法士の資格を取得したので，何とか開業することができた．

ようやくリハビリテーションも少しずつ軌道に乗りかけた時に，特別養護老人ホームを60床から100床へと増床するので施設長としてやってくれないかと頼まれ，結局引き受けざるをえなかった．

リハビリと特別養護老人ホームの二足の草鞋を履くこととなった．

特別養護老人ホームにおける作業療法

作業療法士として特養を見る目と，施設長として特養を見る目を図らずも経験することができた．つまり，医療面と生活面の二側面で見ると，何よりも必要なものは「自立」であると思った．身体的にも精神的にも加齢による不自由さもさることながら，老人ホームでの生活が依存的になりがちになり，結果として「自立」が阻害されていると思った．

リハの技術は自立に向けた有効な手段と考え，作業療法のプログラムとして，各種のクラフト（革細工・織物・手芸）などを取り入れ，老いてもまだ生産活動が可能であることを実証した．作業療法に参加することにより，自信と生活のハリが生まれ，結果として笑顔を生み，入居者が活き活きとしてきた．介護保険の理念として「自立支援」を唱えているのもよく理解できる．

作業療法で作成された作品が相当量になったため，老人パワーを知ってもらいたいと思っていたところ，近鉄百貨店に協力を得て「わてが作りまし展」として大阪府下の老人ホームから作品を持ち寄って百貨店が商品として3日間販売した．数年間続けたので作品作りと準備に忙しかったことが今も懐かしく思い出される．わが社においてはデイセンター（通所介護）で作

い」に畏敬の念を捧げたい．リハが地域リハとなり，北九州市に種まきされた「医療保健福祉連携に貢献する多職種連携の地域づくり」が，もうすぐ花開く時の訪れが聞こえてくる．

■文献

1）大丸　幸：日本の精神科作業療法 40 年の導入・定着・刷新．作業療法 25(5)：417-422，2006
2）Owen C, 大丸　幸：精神科作業療法マニュアル 1．九州リハビリテーション大学校，1974
3）Boles E, 大丸　幸：精神科作業療法マニュアル 2．九州リハビリテーション大学校，1977
4）阪本健二：人間関係の病―分裂病論．弘文堂，1979
5）Theodore Lidz（著），三浦岱栄（監），阪本良男，他（訳）：分裂病・家族・個人．国際医書出版，1976
6）大丸　幸，山下秀一：地域ケアとしての保健所とセンター OB 会の役割．病院・地域精神医学 37(1)：30-33，1994
7）大丸　幸：公的デイケアから他機関に提供できる情報とは？　公設精神科リハビリテーション施設連絡協議会報告集（8）：17-21，1994
8）大丸　幸：地域作業療法学（作業療法学全書　別巻）．協同医書出版社，pp113-117，2001
9）大丸　幸，吉田隆幸：ノーマライゼーション実践学―凡人から達人をめざす作業療法士道．青海社，2003

3）環境をつくる作業療法

介護老人保健施設せんだんの丘施設長　土井勝幸

私にとっての作業療法

　作業療法の原点を振り返る際に，1985年初版の「作業―その治療的応用」（協同医書出版社）という書を開く．日本初となる“作業”をとりまとめた，作業療法の書であるが，この「序」において，矢谷令子氏は「人間は素朴な作業も，複雑化した作業も，みな生活の中に利用して，働くこと，遊ぶこと，生活することに生かしている．作業療法は，その作業を用いて，療法（therapy）とする．つまり，生きる生活技術を工夫し，利用して，その個人の生活復帰に供するというものである．」，また「作業療法士の仕事は，人間が親しく，考え，つくり，育ててきた生活に行き続ける，この作業を人間の健康生活に役立てていくことである．」と記している．

　ここに私の作業療法の考え方，捉え方の原点がある．

　作業療法士として30数年の時が過ぎた今でも，作業療法とは何か？　を常に考え続けているが，あえて表現するならば「環境調整」と答えている．その持つ意味を作業療法士として取り組んできた私自身の歩みを振り返りながら述べてみたいと思う．

「環境調整」とは

　生活とは多くの作業で構成されているが，人の生活において，日常生活動作（ADL）が占める時間は2割程度であり，多くはその人の主体性を維持するための手段的日常生活動作（IADL）が占めている．したがって，対象者に必要な生活支援はIADLに目が向けられるべきであるが，作業療法が提供される多くの場面は，院内・施設内などの模擬的な空間でのADLを中心とした指導に当てられ，かつ制度的にも単位数という時間の枠で縛られている．実際の生活環境での直接的な支援が行いにくい仕組みのなかでは，ADLの定着，ましてやIADLの支援にまで手が届かないことを，幾度となく経験しているのが臨床の作業療法士である．

　近年の医療保険・介護保険制度では，入院・入所中における訪問指導なども認められており，ある程度は具体的な生活環境への介入も行えるようになったが，本人の持つ機能を生活環境に定着させるには，目的の環境で繰り返し実際の作業を行う必要がある．本人の主体的な努力に加え，家族や支援者と課題を共有し，再現性を高めることができて，初めて“本人が望む作業”が定着する．これを私は“連携”と考えるが，本人が行うこと，支援者が行うこと，それが安全に遂行できる環境整備など，課題に対し「何を，どこまで…」を含めた5W1Hを明確にするための作業分析がこの連携を機能させる上で有効となる．

　これらを総合的に評価し，提示し，実行させるためのマネジメントを行うことが，私の考える作業療法「環境調整」である．

「生活の連続性」を知る

　新卒時の就職先である重症心身障害児施設で担当した7歳の最重度の障害児との出会いが「生活の連続性」の意味を考える大きなきっかけとなった．極度の過緊張状態から，呼吸障害が重篤であったが，作業療法士として個別に行う徒手的なアプローチで一時的に呼吸状態の安定を図ることは可能であった．いわゆる個別訓練の時間は苦痛から解放されるが，一時的に得た安定をどのように保つのかに大きな課題を感じていた．ポジショニングなどの工夫は行うが，吸引やオムツ交換などの処置による体動で過緊張状態に戻ってしまうことの繰り返しであり，さらに人手の少ない夜間帯など，個別訓練の延長線上には解決しなければならない課題が山積しているのである．作業療法士として関わる一時的な時間で得た効果の再現性・継続性を担保するには，多職種間で同じ課題に対処できる同じ視点のアプローチが必要となるが，それをいくら伝えようとしても伝わらない経験を繰り返した．理由は至って単純であり，担当児の課題は共有できても，解決に向けた手段を共有できておらず，各々の専門性からのアプローチのすれ違いがチームとしての機能を阻害し，支援内容の再現性・継続性に繋がっていかなかったのである．生活とは，途切れることなく続くものであることからも，「生活の連続性」を常に意識しなければならず，作業療法に限らず，専門職の持つ知識や技術の伝達，共有は，お互いが必要としない限りは意味のないものであることに気づかされた．

　ここから作業療法士として一貫して取り組んできたことが「場の共有」である．対象者の生活支援には多くの職種の知識・技術が必要となるが，それらが融合するためには，場面を共有し，同じ目線で語ることが最も効率的であることを経験的に学んできた．それは，職種の持つ専門性を理解しあうことや，家族などの支援者との関係構築にも役立つこととなり，作業療法士が関わる「本人が望む作業」の支援が「生活の連続性」のなかで幾度となく再現できる環境へと繋がることになるのである．

介護老人保健施設を基盤とした環境づくり

　私が施設長をしている介護老人保健施設（以下，老健）では，作業療法士を軸に据え，「生活の連続性」の支援を多職種で機能させる環境づくりに，約19年の歳月をかけ取り組んできた（**表1**）.

　すべての事業に作業療法士が関わり，施設内では，生活空間で常に多職種と場面を共有する環境とし，地域生活支援では，多職種による同行訪問の機会を可能な限り頻度多く作る体制としてきた．共通するのは，日常的に繰り返される作業の定着に向け，実際の生活場面での共同作業を通じて再現性や継続性を高め，結果として本人や家族，支援者が連携しやすい環境となっていることである．

　この連携を前提とした，複合的なサービスの提供が可能となる体制は，対象者のおかれているさまざまな状況や課題に対応でき，多様な支援の切り口を持つことができる．例えば，パーキンソン病のような日内変動などによる体調の波がある利用者の様子を通所リハ利用時間のみで把握することが難しい場合，老健の入所や短期入所療養介護を活用し，日中や早朝，夜間な

表 1　介護老人保健施設せんだんの丘　関連事業

平成 12 年 4 月 1 日　介護保険施行日に下線事業を開設	
○介護保険事業 　・介護老人保健施設 　・短期入所療養介護 　・通所リハビリテーション 　・指定居宅介護支援 　・指定介護予防通所介護（30 名定員） 　・指定訪問リハビリテーション 　・指定訪問看護 　・指定訪問介護 　・指定定期巡回・随時対応型訪問介護看護 　・指定福祉用具貸与 　・指定特定福祉用具販売 　※サテライト事業所 　・介護予防・日常生活支援総合事業 　（生活支援通所型）併設：指定居宅介護支援	○医療保険事業 　・予防福祉クリニック ○自主事業 　・オムツ宅配サービス 　・介護予防サロン ○受託事業 　・仙台市地域支援事業　など リハ専門職など　総数　34 名 内訳　○作業療法士　24 名 　　　○理学療法士　　5 名 　　　○言語聴覚士　　2 名 　　　○歯科衛生士　　2 名 　　　○管理栄養士　　1 名
仙台市青葉区国見ヶ丘地域における地域包括ケアシステム構築への貢献	

どの様子の観察や服薬に伴う体調変動，ADL・IADL などの諸動作の評価を多職種で行うことができる．この情報を在宅生活における支援内容に反映できるよう，介護支援専門員へ情報提供することで，効率的・効果的なケアプランの策定に貢献でき，退所後のさまざまな居宅サービスの連携や家族支援に生かすことができている．

　また，老健は併設で通所リハや訪問リハを持つ利点を生かし，入所中から利用者の情報共有を図ることで，在宅復帰後に連続性を持った支援が可能となる．入所中から通所リハに参加し，在宅生活を想定した環境に慣れる機会や，入所の担当作業療法士を退所後はそのまま訪問リハとして継続支援し，ヘルパーや家族に繋ぎながら，在宅生活への適応を効率的・効果的に行うなど，地域生活移行の視点から，柔軟で層の厚い支援体制を組むこともできる．

　これらの背景となっているのが，当事業所全体のリハ提供体制であるが，2018 年度現在，作業療法士（24 名）・理学療法士（5 名）・言語聴覚士（2 名）・歯科衛生士（2 名）・管理栄養士（1 名）の 34 名体制としている．リハビリテーションの視点による生活支援の実践を目的に，安全に安心して地域生活が送れるシームレスサービスを構築し，これらサービスの普遍化と普及を通じた地域貢献を理念に掲げる施設である．自立支援に向けた施設内でのさまざまな取り組みの実践は，各種居宅事業の組み立てに反映し，作業療法士を中心に据え，「場の共有」を前提としながら，おのおのの職種の専門性を踏まえ，相互に情報を共有し，必要な内容を補完しあう形で機能している．現在では，要支援・要介護などの介護保険対象者に留まらず，介護予防・日常生活支援総合事業も含めた，地域の高齢者の予防から看取りまで，地域生活支援を総合的に担うことができる体制としている．

　これらの体制は，地域包括ケアシステムに十分貢献できる仕組みであり，地域の支援者との

有機的な連携を機能させ，「本人が望む作業」を繋ぎ，継続して支援ができる「生活の連続性」を支援する作業療法を具現化させる環境であると考えている．また，国の施策に貢献できる仕組みであるからこそ，事業としての相対的評価も高く，健全な収益を確実に得る形で収益力のある強固な組織体系となっている．

このような発想を持ち，支援を必要とする人も支援を行おうとする人も，すべての人が主体的となる環境を作ること，それが私の作業療法であり，作業療法とは"環境調整"であるとした根拠である．

今，「作業療法を取り出す」

今，作業療法は"作業"を用いて，どれだけ具体的な生活支援ができているだろうか，運動器を中心とした基本動作訓練が中心になってはいないだろうか．それが作業を通じた支援に結び付けられ，当たり前に繰り返される日常の生活に繋がっているのであろうか．

2015年の介護保険制度改定時に，国は「活動と参加」に向けた支援を行うのがリハビリテーションである，と示しているが，それまで作業療法は何をしていたのであろう．

（一社）OT協会が策定した，第一次5カ年戦略（2008〜2012）に策定責任者として深く関わり，その後も常務理事・副会長を歴任し，協会役職者として約12年間作業療法の普及のために奔走してきたつもりである．しかし，そのなかで，具体的な生活支援を行う職種として制度上，作業療法が認知されていたとは思えない事実と向き合うことも多かった．少なくとも作業療法士として働き始めた30数年前はそんなことはなかったと感じている．いつの頃からだろう？介護保険が始まる前後当たりぐらいからそうなり始めた印象はあるが，時の流れとともに，確実に作業療法はその役割を失いかけている．その責任の一端は私たち作業療法士にある．

作業療法の必要性を作業療法士自らが示し，リハビリテーション専門職という一括りから，「作業療法を取り出す」．その作業もまた作業療法士の役割であると，使命感のように感じている．

1）地域での高齢・認知症作業療法

長野保健医療大学　松房利憲

離島で「地域リハ」の走り

　今でいう「地域リハ」を初めて経験したのは，伊豆逓信病院（現：NTT伊豆病院）に入職した年，1977年である．まだ「地域リハ」という言葉も生まれていなかった時代であるが，現在地域リハで著名な大田仁史先生が入職時の部長であった．当時，大田先生が伊豆逓信病院の作業療法士・理学療法士をつれて毎月伊豆大島の特別養護老人ホームを訪れていた．熱海から連絡船で土曜日の午前中に伊豆大島に渡り，午後地域の高齢者を集めての集団体操やゲーム，在宅訪問などをし，翌日の午前中にホームの入所者を指導，午後の便で島を離れる日程であった．当時のホームの施設長が地域の医療・保健・福祉に熱心な方で，伊豆大島管内の離島（利島，新島，神津島）にも，施設長が音頭をとって年に一度集団検診と在宅訪問を行っていた．それが筆者の「地域リハ」への関わりの始まりである．

　離島での集団検診のほとんどは膝痛の訴えであった．島にも車が走るようになり，坂道が舗装されたことが原因であろう．在宅訪問は島の役場の職員と民生委員が訪問先を組んでくれていて，リハ職と看護師が1組になって家庭を訪問した．筆者が訪問した対象者のうち，専門外の医療の必要なケースは後で大田先生が診察した．なぜなら島に医師がいなかった．そして夜は地域の人たちを集めて，健康教室や脳卒中のリハについての講演などをしていた．このような事業を毎年続けられたのは大田先生と施設長の想いが強かったからに違いない．この仕事は，途中職場を異動したため3年ほどブランクがあったが，足かけ20年程度続いた．もっとも大田先生は多忙になり，伊豆大島にはたまにしか来られなくなったため後輩の医師にバトンタッチしたが，訪島の際は必ずホーム職員に対して講演されていたと記憶している．島に行き始めた当初は「地域リハ」という言葉もなく，訪問リハに関する情報もないなかでどうすればよいのか悩んだものである．最初は病院でのやり方しかできなかった．しかし，病院と在宅ではまったく条件が異なる．病院は毎日自分が対応できるが，在宅はたまにしか会えない．試行錯誤であったように思う．

　1983年に伊豆逓信病院を離れ，母校である都立府中リハビリテーション専門学校の教員となった．ちょうど老人保健法が施行された時期であり，都立八王子保健所で都の機能訓練モデル事業に兼務で携わった．その後，都立大塚病院に職場を移し，1992年に都職をやめてしばらくフリーになった時期がある．フリーの間は，大田区・文京区の訪問指導などに非常勤で関わった．その頃はちょうどバブル期の最後．自宅を群馬県に移していたが，新幹線を使って東京まで往復しても十分な報酬をもらえる時代であった．区の訪問指導は1日4件，公共交通機

関と徒歩で回ったが，地域により利用者のサービスの利用感覚が違うことに驚いた．あまり裕福ではなさそうな下町の住人は「御上のお世話になる」という家が多かったし，田園調布の裕福そうな住人は区の情報をよく知っていて，「利用する」という印象であった．住民の層により，行政サービスに関する「知識の差（情報収集力の差）」を感じたものである．

在宅では「よりよい生活」を考えることが重要

筆者が作業療法士になったときは「高齢期（老年期）の作業療法」「高齢期（老年期）のリハビリテーション」という言葉はなかった．「高齢期領域」という言葉も生まれてなかった．当時65歳以上の高齢者は人口の10人に1人程度だったものが，今や4人に1人の時代になった．医療の進歩により平均寿命が延びたことなどから，病院の対象者も高齢化が進んだ．こうした対象者の変化により，一般身障の領域から高齢者領域に足場を移すことになった．フリーの後，群馬大学に籍を置くことになったが，同時に群馬県作業療法士会の老健委員会の所属となった．当時の老健は作業療法士の一人職場がほとんどで，みなそれぞれの悩みを抱えていた．悩みの解消や知識の共有を目的に委員会がつくられたが，近県の作業療法士会でも同様な動きがなされていたと思う．群馬大学に所属してからしばらくして，新潟県の老健での非常勤の話があり数年関わることになった．老健に関わると認知症は避けて通れない対象であった．

在宅訪問を経験して感じたのは，在宅は病院と異なり対象者と家族の生活の場だ，ということである．また対象者は適切な医療を受けられなかったケースや病院を退院しても家庭環境に適応できず廃用症候群に陥ったケース，人手がないと外に出られないケースなどである．当然のことながら，対象者によっては歩行訓練や補装具の調整なども必要になる．また，訪問をしていると対象者だけでなく，家族の話を聞くことになる．介護者の苦悩をいかに少なくできるかの相談も多かった．そこではその家の屋内環境，屋外環境，対象者の生活，介護者の生活・思いなどすべてを含んだ一つのユニットとして考える必要がある．どうすれば今よりも対象者および家族がよりよい生活が送れるかを考えると，身体の管理方法，自助具・福祉機器，行政サービス，家族負担の軽減などを対象ユニットに提供できることが重要であろう．直接，対象者の生活に関わることでしかできない援助がある．それが地域包括支援システムが叫ばれている今，まさにこれから必要とされる作業療法だと思われる．

２）保健センター，デイサービスセンターでの activity を利用した経験と取り組み

デイサービスセンターあおぞらケア・リハビリ　大熊　明

老人保健法における機能訓練事業の時代

1983 年に老人保健法が施行され，筆者は 1991 年より埼玉県吉川市の保健センターに常勤として勤め，機能訓練事業，訪問指導事業に携わった．保健センターは以前より，非常勤の作業療法士が配置されていたが，保健師などの強い要望もあり，地域保健に重点をおくべく常勤化が図られた．セラピストが医師の処方によらずに活動できた，という点では，地域リハビリテーションの先駆けであったと思う．

訪問指導では，建築士など多職種との協働により住宅改修や福祉用具の活用にもあたった．こうした活動は，行政施策のなかにも反映され，「健やか住宅改造費補助事業」が市の独自事業として制度化された．この事業は介護保険制度が始まる以前のことであり，全国の市町村のなかでも画期的なものであった．

通所機能訓練は，市の送迎バスを使い保健センターで行われた．同事業は，"概ね 1 年 6 か月を目途に終了，卒業すること"を謳っているため，それ以降も地域で自主的に訓練が継続できるよう，保健センターでは"自主訓練グループ"の育成，支援も業務としていた．自主訓練グループは，地域の公民館や老人福祉センターにてボランティアの協力を得て，「革細工」などの生産的な作業を中心に活動していた．

行政に勤める作業療法士として，ふり返ると，個別の治療・訓練に終始せず，できるだけ外に向かって活動することを目標に，バリアフリーの"町づくり"を目指して実践していたといえる[1]．

しかし，高騰する老人医療費への対応と政策転換により，社会保障制度のあらたな潮流が生まれ，2000 年には介護保険法が施行された．これにより，老人保健法による通所や訪問にかかわる事業は，介護保険制度によるサービスが優先されることとなった．

介護保険法における通所介護事業の時代

介護保険制度が施行され，市町村の機能訓練事業は衰退し，通所介護や通所リハビリテーションが民間レベルで推進されることとなった．この頃から，作業療法士でも起業して事業を始める者が少しずつ現れ始めた．筆者も，2004 年に自分の住んでいる地域にて起業し，「あおぞらケア・リハビリ」という通所介護施設（以下，デイサービスセンター）を開設し，現在に至っている（**図 1**）．定員を 10 名とした小規模の施設であるが，利用者一人に対する職員の比率は 1.8 と個別ケアの充実を図っている．また，小規模ながらも常勤の作業療法士（筆者），介護福祉士，非常勤の看護師，理学療法士，音楽療法士と職種の層を厚くした．"作業活動を大切にして，一人一人のニーズにあったケアとリハビリを行う"ことを開設の理念とした．施設の

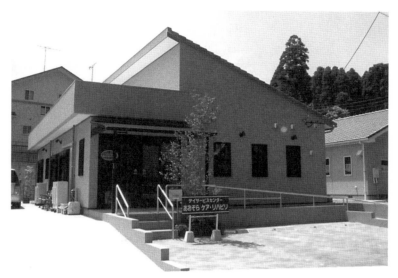

図1　デイサービスセンターあおぞらケア・リハビリ

規模や一日のプログラムは，かつての保健センターでの機能訓練事業を基本とし，作業活動には手工芸を多く導入している．作業療法士は主に通所開始にあたっての心身機能や作業活動の評価，初期の作業活動の導入を中心に行っている．送迎にもかかわり，家屋の状態や家族の状況，屋外での移動状況などを把握し，本人，家族，担当ケアマネジャーを中心とした担当者会議などにより，情報提供や支援を行っている．

　今日，介護保険制度は目まぐるしい変化がある．また"地域包括ケア"が提唱されているが，地域ケアの重要性は老人保健法の時代から叫ばれていたことであり，短期的に制度が変わることの原因は，社会保障の制度設計の不十分さにあると感じている．

地域におけるアクティビティ（activity）の活用

　保健センターやデイサービスは，医療の場ではないため，直接的あるいは短期的に療法としての効果を得ることが困難であった．そのため，アクティビティの効果や作業療法の"核"とは何かを問うことも多かった．そうした臨床での活動の支えとなったのは，アクティビティに関心を持った，OT協会認定のSIG（Special Interest Group）であるアクティビティ研究会の存在であった．現在，研究会での発表数は200例以上になっており，発表された多くのアクティビティが臨床でも活用されている[2]．

　今まで，多くの作業活動や住環境整備に関わってきたが，最近は，とくに"地域における作業活動"に重きをおいている．評価はできるだけ簡便で，利用者が馴染みやすいものを考え導入している．図2は，当施設で考案し用いている，作業活動のスクリーニング検査である[3]．高齢者にはなじみがある"井桁に組む"をモチーフにし，縦と横に棒を積み上げて構成能力を把握するものである．また，"作業活動の広がり"にも視点を置き，地域の社会資源を活用した

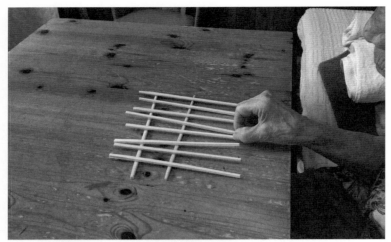

図2　作業遂行スクリーニングテスト（Activity screening test：AST）
認知機能が低下して，交互に積み上げていくことが出来ない例.

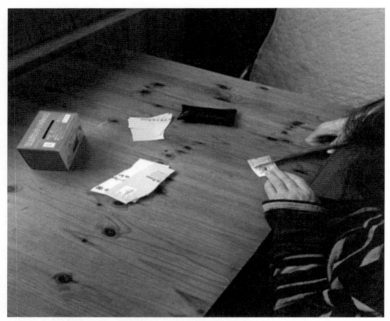

図3　使用済み切手収集のボランティア活動
左片麻痺のある利用者が切手を切り揃えている.

活動と社会参加を組み込んでいる．これは，今まで治療や訓練を受けていた"受け身的な存在"
から，活動や参加により"主体的な存在"へと変わっていくことを意図している．**図3**は，左
片麻痺のある利用者が行っている，切手収集のボランティア活動である．集めた切手は，作業
療法士が同行して地域のボランティアセンターに持って行く．こうした活動により歩行の機会

が増え，他者との交流も増え，今ではケアマネジャーも使用済み切手を集めてくれるようになった．

　作業療法士が作業を使わなくなった，という話を聞くことが多くなったが，作業療法士は"作業を療法として用いる"ところに，その「核」があると考え，現在も実践している．

■文献 ─────────────────────────────

1) 澤村誠志（監）：地域リハビリテーション白書'93．三輪書店，pp195-197，1993
2) アクティビティ研究会（編）：アクティビティと作業療法．三輪書店，2010
3) 大熊　明，山本美愛：作業遂行スクリーニングテストの作成―第1報―．第17回千葉県作業療法学会抄録集，p36，2016

3) 老人施設における認知領域の作業療法

京都橘大学　健康科学部　作業療法学科　小川敬之

はじめに

　私が認知症の人の作業療法に携わったのは，厚生省（現厚生労働省）に認知症対策室ができた3年後のことであった．まだ，認知症の人に対する医療・福祉はほぼ何の力も発揮することができず，モデルになる関りも周囲では見つけることができず，目の前の大変な状況に右往左往していた時代だった．

認知症の作業療法の世界に足を踏み入れた時代

　「たくさん時間があるので，うまく遊ばせてくださいね」

　作業療法士になって4年目，それまで身体障害（整形外科，脳外科中心）のリハビリテーションを行っていた私だったが，縁があり老年病センターの病院へと移動し，その病院で配属された病棟が認知症治療病棟だった．ちょうど今から30年前のことである．その病棟に行き，それまで病棟で運動やレクを担当していた准看護師さんに，引き継ぎと称して最初に言われた言葉だった．

　30年前といえば，身体拘束は簡単に行われ，薬剤も向精神薬，眠剤など症状抑止を中心として使用されていた．またリハの世界でも認知症（当時は痴呆）に対するモデル的な取り組みは皆無に等しく，当時，全国の作業療法士は手探りのなか，認知症の人に対する作業療法を行っていた時代だといえる．

　准看護師さんから言われた言葉に何の反論もできずに悔しい思いを胸に，「まずは認知症を患っている方たちがどのような方たちかを知ろう！」という思いで，時間があれば病棟に行った．食事の介助，入浴介助，排泄介助に病棟内レク，朝，夕方の看護の申し送りへの参加，ときには病棟の夜勤に付き合い，空いているベッドがあればそこで仮眠をとることもあった．そうしているうちに，それまで周辺症状（behavioral and psychological symptoms of dementia：BPSD）が顕著で生活支援が大変な方ばかり目についていたのが，記憶の障害はあり混乱することはあるが，きちんとした対応や環境整備をすることで，何の問題もなく生活できる方がたくさんいることがわかってきたのである．自分のなかにある「偏見」や「固定観念」に気づくことができた瞬間であった．それからは認知機能の低下により混乱をきたしているのは確かなことかもしれないが，その混乱を緩和する環境づくりや対応がほとんどできていないことに視点がいくようになったのである．つまり認知症の人は食べられないものを口に入れてしまう，カーテンがあれば破いてしまう，という固定観念により，病棟にはカーテンもなく，殺風景な病室にベッドと化粧台が置かれているだけ．一律に病衣を着て，決まった時間に食事という環境は，自分の状況が理解できなければなおさらのこと混乱を助長する環境ではないかということである．非日常でない病棟の環境を少しでも日常的にするための取り組みを作業療法として

行う．准看護師さんから言われた「遊ばせてね」の言葉も，それも日常に必要なこととして入院されている方たちが楽しめ，社会とつながる機会を作ることから始めようと思ったのである．しかし，少人数（当時は2名）の作業療法士だけで環境調整や日頃の生活環境のコーディネートはできない．看護部との連携が必要である．幸いにも，それまで病棟に入り浸ったり，申し送りにいつも顔を出す，食事や入浴の介助にADL指導と称して介入していたことで，レクをするだけではなく，生活全般に関わっていく職種なんだという認識が看護部にも少しずつ浸透していたようであった．またその経験により看護師が病棟で実際に行っている看護の大変さ，素晴らしさに実感を持てたことは，連携をとるうえで大きな経験だったといえる．それからは病棟外の活動や院内で季節を感じさせるイベントの提案など，快く賛同を得て，さまざまな活動を実施することができたのである．そのなかでも一番印象に残っているのは，年に一度，入院している認知症の人全員（60人）を連れて出かけるイベント（忍者村，民宿での食事など）で，会場の下調べ，準備など看護部と一緒に一丸となって実施したことである（**図1**）．入院されている認知症の人をほぼ全員病棟外に連れ出すのは，今思えばよく実施できたなと自分ながらに思うが，これも病棟看護部，精神科医と長い時間をかけて試行錯誤し，準備を行う関係性があってのことだと思われる．チーム医療の大切さはよく言われることであるが，チームを組むためにチームメイトの仕事や動き・考えを実感を持って知るという過程が必要であることをこれらの経験を通して学べたことは大きなことであった．

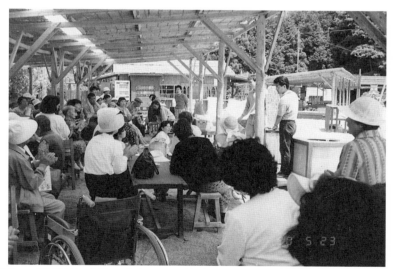

図1　忍者村に全員で出向いて，休憩中にみんなで歌を歌っている場面

生活感の持てる環境の必要性を感じて

　病棟において認知症の人に向けた作業療法を行うなかで，認知症の人の在宅支援を行うための準備も進めることになった．重度認知症デイケアの実施である．病棟でBPSDが沈静化して，家に帰った方たちの在宅支援という意味合いも大きかった．しかし，病棟での生活形態と

家に戻ってからの生活はあまりにも違いがあり，再度入院という方も少なくはなかった．しかし，病院という環境では「管理」という治療，ケアが中心であり，それを生活感のある環境に変えていくこともできず（どうすればよいかわからなかったというのが本音である），挫折感を感じることが多い日々のなかで，同じ法人が認知症専門の特別養護老人ホーム（以下，特養）を建設するという話を聞いた．特養は終の棲家，生活の場といわれている．認知症の人と生活感のある場で関わることができるチャンスだと思い，その施設への移動願を院長に申し出たのが，介護保険施行3年前（1997年）のことであった．

　特養では生活指導兼訓練指導係長として生活環境整備や身体機能維持のリハを中心にかかわっていた．介護保険施行も見越しながら，ユニットケア（10人単位で個室生活）を2ユニット作り，看護，介護職，事務職一丸となって入所された方々のケアを考えていった．しかし，あるところで妙な違和感を持つようになったのである．ミーティングなどで話し合って決めたことが実施されない，それは決して職員がさぼっているわけではなく，一生懸命働いていてのことだった．ケアワーカーと議論した結果，コミュニケーションに原因があるとわかってきたのである．つまり，「半側無視があるので，食器はこの位置に置いて…」「手続き記憶を活用して…」などリハ分野で多用される言葉を，何の説明もなく使って指導していたのである．働く分野が違えば，使用する言葉が違ったり，同じ言葉でも意味が違ってきたりする．言っていることはなんとなくわかるが，実際の生活支援にそれらの言葉を落とし込めておらず，具体的にどうやってよいのかわからなかった，ということだった．そこで，それぞれの専門用語をできるだけ省いて，目の前に見える状態像で認知症の人の混乱や生活動作を表現する評価を作成しようと考えた．それで完成したのが「認知症アセスメント」[1]，現在（一社）日本作業療法士協会出版の「認知症アセスメント Ver.3」の原型になる評価であった．

　こうして，職員との連携も少しずつ整っていくなかで，やはり苦労したのは生活感のある環境の構築であった．入所されている方たちのそれまでの生活環境はそれぞれ違う．それぞれに感じる生活感も違う．100名入所されていて，認知症の度合いも違うなかで，どうやればよいのかとても悩んだ．しかし，最終的に行きついたのは，一人一人個別の状態像を病気とそれまでの生活史を踏まえたうえで把握し，「人との関係性」，「物との関係性」，「環境との関係性」を整理していく，つまり認知症により混乱をきたしているという一方向の見方ではなく，職員側の関わり方，物理的環境が認知症の人の混乱を助長していないかなど，双方向性の関係性をきちんと整理し，一人一人違う関係性があるということを自覚して関わることが大切であるということであった[2]．それは今でもさまざまな実践を行う際の基本的な考え方になっている．

最後に

　その後，介護保険が施行された年に教育の場（大学）に働く場所を変えた．いまでも空いている時間は地域や施設に出向き，臨床感を持ちながら学生の教育に携わっている．超高齢社会に突入して久しいわが国．認知症の人の予測値も2025年には700万人である．生活を支援する作業療法の技はとても必要だと思うが，必要とされるその時，その瞬間に作業療法士がそこに

居るか．必要とされる動きができるか．それにはチャンスがあれば，能動的に動くことにしか
その答えはないように思う．

　Thinking Outside Box（既成概念にとらわれないアイデアを考えよう）！　これまで学び，
実践してきた作業療法の既成概念を打ち破ることもときとして必要かもしれない．

■文献 ───

　1）小川敬之：在宅痴呆高齢者のアセスメントの現状と課題─臨床状態に対応した類型化を利用して─.
　　　精神認知と OT 1(3)：191-197，2004
　2）小川敬之：認知症の QOL．九州神経精神医学 55(1)：3-8，2009

3　在宅ケアの視点から

1）都立神経病院での神経難病の在宅ケアを含めた地域，訪問作業療法の臨床経験と研究・提言

東京都作業療法士会会長　田中勇次郎

神経難病の在宅ケアと作業療法

　神経難病患者の多くは中高年の発症で進行性の経過をたどり，手段的日常生活動作（IADL）や日常生活動作（ADL）の障害が漸次重度化する．診療形態も病初期は外来と入院を繰り返すが，後期は通院が困難になり在宅診療となる．この頃にはADLの大部分に介護が必要になる．病気が進行した神経難病患者も地域住民であり，医療・介護・予防・住まい・生活支援が包括的に確保されなければならないが，神経難病は稀少疾患であるがゆえに，ケアプランを策定するケアマネジャー（以下，ケアマネ）が，リハを含めたケア体制の構築に苦慮する状況がみられる．

　作業療法士は，神経難病患者が興味・関心を示す作業を聴取し，現状の心身機能で作業が遂行できるように心理面，環境面の両面から支援して達成感や満足感が得られるようにする．そのための手段として，福祉用具や道具が必要になることが多く，作業療法士はこれらの適合と活用に向けた練習の指導が重要な役割になる．地域包括ケアシステム構築に関わる職種として，このような作業療法士の役割をケアマネへ啓発する必要性を感じる．

都立神経病院の在宅診療

　都立神経病院（以下，神経病院）は1980年に開設した神経系疾患に関する高度専門医療機関であり，入院診療専門病院である．外来診療はないが，専門病院の病床の有効活用と円滑な在宅療養援助などの目的で在宅診療事業がある．外来受診が困難な神経難病患者は在宅診療適応審査会を経て，転院，当院在宅診療，地域移行の3つに分けられた．在宅診療対象者は多摩地区在住の患者に限定される．

　開設当初，在宅診療は在宅診療室（現，患者支援センター）の看護職が中心になり運営し，神経難病患者が安定して療養生活を送ることができるよう，かかりつけ医，保健所，ヘルパー事業所などとのネットワーク構築のための事業も実施した．

　1981年の国際障害者年を契機に，IL運動（independent living movement）の理念である，「身辺自立や経済的自活の如何にかかわりなく自立生活は成り立つ」という新たな自立観が芽生え始め，リハにおいてもQOL向上の考えが重要視されるようになった．

　1987年，神経病院で人工呼吸器を装着したデュシェンヌ型筋ジストロフィー（DMD）患者の在宅診療を開始した．作業療法部門ではこの患者に入院中に実施していたコンピュータグラ

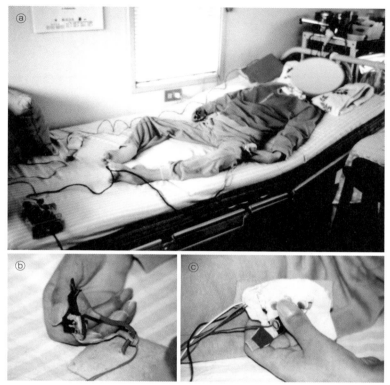

図1　自宅で CG に取り組む在宅診療 DMD 患者

　a：CG 作業時の姿勢．作業中に家族を呼び出せるように，右足母指に紐を括り付けてそれを屈曲させて紐を引っ張ることで，室内コールが作動するように工夫した．

　b：右拇指の外転動作で操作できるようにマイクロスイッチを利用して製作したトリガースイッチ．

　c：左拇指の外転と対立動作で操作できるようにタッチセンサーを利用して製作した方向スイッチ．

フィックス（CG）を在宅診療においても継続できるように環境設定し，在宅診療で訪問した際に活動を支援した（**図1**，**図2**）．

介護保険導入と地域リハスタッフとの連携

　2000 年に介護保険制度が導入され，神経病院周辺でも訪問看護ステーションなどが訪問リハを実施するようになった．これらのリハスタッフと連携することで在宅診療患者のリハの充実を図ることを考えた．稀少疾患である神経難病に対応できる地域リハスタッフの育成と施設間連携を推進するために，神経難病地域リハビリテーション研修会を開催した．その内容は，神経内科医の疾患や症状に関する講義，リハ医のよろず相談・交流，そして，作業療法士，理学療法士，言語聴覚士，各々のハンズオンセミナーなどであった（**図3**）．この研修会は現在も継続して実施している．

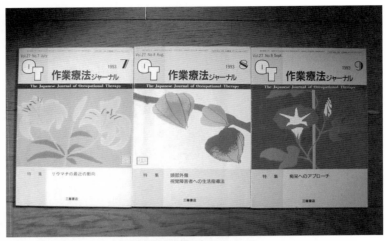

図2　OTジャーナルの表紙に採用された作品

小さい頃から絵を描くことが好きで，小学校から中学校2年生頃まで油絵を描いていましたが，だんだんと筋肉が萎縮して，自力で筆を持つことができなくなり，現在では指の先をほんのわずかしか動かせない僕に，コンピュータによって絵を描く楽しみを与えてくださった田中先生に心から感謝しております．（表紙のことば—作者紹介—．OTジャーナル27（7）：523，1993より引用）

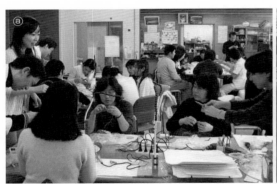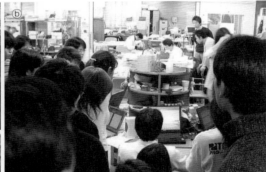

図3　神経難病地域リハビリテーション研修会作業療法部門研修会風景（2005年）
a：操作スイッチ製作実習場面
b：重度障碍者用意思伝達装置等のコミュニケーション機器体験場面

　2001年5月，WHOは国際障害分類（ICIDH）を国際生活機能分類（ICF）に改訂した．障害を生活機能障害ととらえ，心身機能障害の改善が活動・参加促進のための絶対条件ではないと考えるようになり，生活機能障害を改善させる要因として環境要因が影響することが明記された．この環境要因にはパーソナルコンピュータ（以下，PC）も含めた情報通信技術（ICT）を活用した機器やインターネット環境なども含まれていた．
　ブロードバンドインターネット接続が可能になった時期でもあり，在宅診療患者のなかに

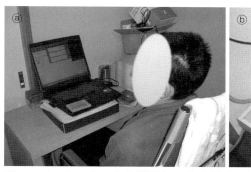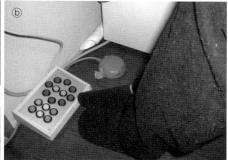

図4　インターネットを活用して在宅勤務を継続した在宅診療 ALS 患者

　a：PC 操作に上肢障害者向け Windows 入力支援ソフト「オペレートナビ」を利用している場面.

　b：障害者仕様のマウス「らくらくマウスⅡ」を足で操作する場面.　傍に家族を呼ぶホームコールの押しボタンスイッチを設置した.

PC 操作を足でできるように工夫したことで在宅勤務を継続できた筋萎縮性側索硬化症（ALS）患者もみられるようになった（**図4**）.

臨床研究とこれからの作業療法士に望むこと

　筆者が神経病院開設に伴う採用試験で面接官から，「病状が悪化し障害が重度化する神経難病患者に何ができるのか？」というような質問をされ，「やってみなければわからない」と答えた.　このこともあり，事例報告を主体に現場で実践した内容をまとめては東京都衛生局学会（現，東京都福祉保健医療学会）に発表し，行政職の方や都立病院の関連職種の方々に神経難病患者の作業療法の啓発に努めた.

　時代の流れとともにリハの知名度も向上し，障害者を取り巻く社会情勢も変化した.　また，PC やインターネットの普及などが追い風となり，進行した神経難病患者でも ICT 機器を活用することで，友人との交流，買い物，趣味，学習などさまざまな活動が可能になった.　インターネットを介した社会参加だけでなくバリアフリー化も進み，当初に比べて人工呼吸器をつけた状態でも外出しやすくなった.

　テクノロジー発展は日進月歩であり，AI（Artificial Inteligence：人工知能）や IoT（Internet of Things）などの進化は，今までは不可能と思われたことを可能にするであろう.　作業療法士はこれらの情報収集と，それが神経難病患者に応用できるものか，常に考えることである.

　神経病院初代院長の椿 忠雄先生（故人）が寄稿した「リハビリテーション初期の思い出と作業療法への期待」から抜粋したものを紹介する.

　「OT は一人ひとりの患者にきめ細かい指導を要請される筈である.　若し，ほんとうに難病に悩む患者への福祉を行うことを考えるならば，おざなりのリハビリテーションではすまされない筈である.　私が診療した患者で，作業療法により人生の希望を見出し，性格も明るくなった患者を何人も経験するに及び，この感を深くしている.」

そこで，次の三点についておたずねしたいと思う．

①患者が OT に何を望んでいるかを考えているか．

②一人一人の患者にリハビリテーションのやり方が違うことを考えているか．

③機能訓練のみでなく人間関係全体としてのリハビリテーションを考えているのか．

もちろん，このようなことを作業療法の専門家は常識として考えておられることだと思う．

しかし，私があえておたずねしたのは，作業療法の重要性を骨身にこたえて知っているからであり，特に神経難病患者に対し作業療法がどれほど希望を与えているかを感じているだけに，あえて問いたいと思う．

一般的に作業療法は理学療法に比し，一般の認識が充分でないと感じる昨今，特にこのことを申した次第である（作業療法 4 巻 1 号 1985. 2）[1]．

次代を担う作業療法士にも，このように語ってもらえる存在になることを期待したい．

■ 引用文献

1）椿　忠雄：神経学とととともにあゆんだ道　第 2 集. 制作協力　医学書院，1988，pp333-336

２）特別養護老人ホームでの経験

訪問看護ステーション住吉　河本のぞみ

施設と地域

　施設に入るということは，家では暮らせない事情があるということだ．入所者は介護が必要な事態となり，その手が家にないということで施設に来る．入所するということは，地域生活をあきらめることを意味する．筆者が，特別養護老人ホーム（以下特養）で仕事をしたのは1977年から10年ほどだが，当時東京の23区内に特養は少なく，西多摩エリア（青梅市，八王子市など）に多く建てられていた．入所するためには，長年住んでいた地域から離れざるをえなかった．

　立川市にある至誠特別養護老人ホームは1977年に開設，筆者はその直後から，週2，3日の非常勤勤務で仕事をした．多摩川と甲州街道に挟まれて建ったその特養はマンションや住宅が近隣にあり，開設時から“地域に開かれた施設”をうたい文句にしていた．それは，積極的にボランティアを受け入れ，祭りに地域住民を招くといったことだけではなく，開設年にショートステイと入浴サービス，1978年にはデイサービスを，何の制度もないなか始めたのだから，看板に偽りはないし，とても先駆的な試みをしていたといえる．

　施設が地域住民に開かれておりサービスが提供されるということの重要性は否定すべくもないが，施設入所者がその地域の住民として暮らせるかというと，それはまた別の話だ．自分の住む地域から切り離されて入所してくるお年寄り（入所者のことをそう呼んでいた）は，自分をそこに適応させるために何かをつぶし，何かをあきらめ，多くを手放していた．

　忘れられない光景がある．独り暮らしが危うくなったということで入所した女性がいた．彼女は，荷物をロッカーに入る分だけに整理するために，たくさんの家財道具を処分しなければならなかった．ある日，今まで普通に自分の家でしていたように，ひょいと外出しようとして玄関でスタッフに見とがめられた．玄関先で年若い園長に一人で無断で出かけてはいけないことをこんこんと注意されていた．声を殺して泣いていたゆがんだ顔．彼女は何かをあきらめ，誇りをなくし，やがて弱っていった．

　入居者が地域住民になることは可能だろうか．地域住民になるとはどういうことだろうか．それは，筆者にとって済ませていない宿題の課題のようだ．

特養での作業療法士の役割

　100人の入居定員（のちに140人に増床）で始まった特養だが，今だったら在宅生活を送っているレベル（要支援から要介護2）の人も少なからずいた．訪問介護も福祉用具も住宅改修も，公的サービスとしてほぼ無いに等しかったから，家族に支援の力がなければ特養に入るか，家でぐちゃぐちゃになるかだと思われていた．

　福祉施設である特養で作業療法を提供しても，医療保険点数はつかないし，医師の指示が必

要とされることもない．だが，クラブ活動とは違う文脈での活動提供をするにあたって，併設の診療所の医師から指示箋をもらう形をとった．

作業療法士としては，二つの役割をとった．日常生活動作（ADL）へのかかわりと，作業の提案だ．

ADL に関しては，移乗と食事にかかわった．離床，おむつはずしがいわれ始めたころだ．

今，福祉用具レンタルで欠かせない移動バーにあたるものが，ぜひともほしかった．はじめは営繕のスタッフにヤザキのパイプで作ってもらい，後に工業デザイナーに制作してもらった．1982 年に多比良商会が出した移動バーが席捲する前のことだ．

食事は，テーブルの高さとスプーンなど食器の工夫，嚥下も含めて介助の方法への摸索を介護職とともに行った．介護職（資格はなく寮母，寮父と呼ばれていた）に作業療法士の役割を知ってもらうために，彼女たちのお茶の時間（申し送りの時間）に混ぜてもらい，日常生活でどういうことが必要なのかを探った……とここまで書くと，あまりにできすぎではないか？若い作業療法士が特養という生活施設（そのころはまだ収容施設という言葉も処遇という言葉も生きていた）に非常勤で入って，百戦練磨の寮母と渡り合えるものか．

いくつかの好条件が重なっていた．開設間もない新しい特養で一つのモデルとなるという志向があったこと，介護職は若い人が多く意気込みがあったこと，施設長がフィンランド留学をしてきており作業療法士の役割に理解があったこと，筆者自身も若く怖いもの知らずでいろいろ試せたし，その試行はさえぎられなかったことなど．

作業の意味

「人は作業をすることで元気になる」というのは，近年 OT 協会がスローガンとして掲げていることだが，まさにそのように作業を使える場が，特養にはあった．今記録を見ると 1977 年 6月〜1982 年 3 月の間に 65 名に心理的支持の目的で作業療法を行っている[1]．心理的支持というのは，ADL とか身体機能とかではなくて，作業そのものがその人を支えるという意図で作業を使うという意味だ．何らかの疾患，障害があるため既成のクラブ活動などに参加できない入居者を対象としたが，その状態像を**表1**に示す．片麻痺くらいで特養に入っていたのだといまさらながら思う．また協調運動障害というのはパーキンソン病や症候群，多発性脳梗塞や診断名はよくわからないが歩行が不安定で ADL が低下している人をひっくるめている．

作業の目的は「本人に適した作業活動を見つけ出し，それが本人の生活の核を成すものとして生活パターンに組み込まれていくこと」としている[1]．そしてそこに，「仕事」くらいの意味合いを持たせていたが，それは役割活動ではなく，表現活動という位置づけだった．

作業は基本的に一人で行うものにしており，同時間に 10〜15 人の利用者が同じ空間で作業して自然な交流はあった（パラレルな場は形作られていた[2]）が，それぞれが別の作業をしていた．また他に，グループワークとして音楽療法士と行った活動，介護スタッフとフロアで行った認知症に対する活動があるが，ここでは一人で行う作業のことに焦点を当てる．まさに，それが大事なことだったからだ．

表1　対象者の主たる状態像

身 体 症 状	人 数
片麻痺	29
協調運動障害	12
骨折後遺症による下肢障害	5
失　語	3
内科疾患による活動制限	3
長期臥床による機能低下	2
失　認	2
失　行	1
視力障害	2
聾	1
筋疾患による筋力低下	1
痴　呆*	20

症状は多くの場合重複している.

*痴呆は痴呆度検査による.

（文献1より引用）

　スタッフは筆者と助手の2人で，作業種目はおおよそ思いつく限りのことを行った．革細工，絵画，編み物，織物，粘土，版画，木工，竹工，かご編み，縫物，紙細工，ひも細工，染色，俳句，書道，タイルモザイク[3]．たとえば昔，大工の手伝いをやっていたと聞けば木工で，次から次へと傾いたベンチや，箱や楽器まがいのものができていった．植木屋だったと聞けば，竹で垣根のようなものを作ってもらったり盆栽の手入れをしてもらった．実際は竹垣はできあがらず，盆栽は切りすぎて枯れた．また，昔やっていたこととはまったく違うことも提案した．例えば絵画．油彩，水彩，アクリル，鉛筆，色鉛筆，フェルトペン，ポスターカラー，ペンキ，墨，顔料，パステル，クレヨン，木炭，筆者に絵の素養があるわけではなかったが，絵なんか描いたこともないという彼らの作品ができるのが面白くて仕方なかった．市民展に出品し，現代アートと思われてたびたび入賞したが，アーティストに取材にきた新聞記者は作者（失語症の爺さん）に会って面喰った．そこには宝の山があり，私はコレクターだった（**図1**）．

　なんらかの作業に彼らが従事し，それを自分固有の作業とするということ，それは「仕事」であるということを，作業従事形態として5ステージに段階づけしてみている（**表2**）．ステージⅤの「生活パターン完成期」に出てくる「生活の核」と「仕事」は，当時自分で次のように定義づけた．17名がステージⅣとⅤに至っている．

生活の核——日々の生活を送る上で原動力となる要素．「自分の生活の中心を形づくり，自分を
　　　　　　真に自分たらしめるもの」（「　」内はヘミングウェイの言葉）[4]

仕事——本人の欲求に基づいて行われ，生活の核をなすものとしてある程度習慣化され，創意
　　　　工夫の余地があり，独力で行え周囲からも認められた活動[5]

　（人の手を借りる自立というあり方を知っている今は，「独力で行え」という部分は削除した

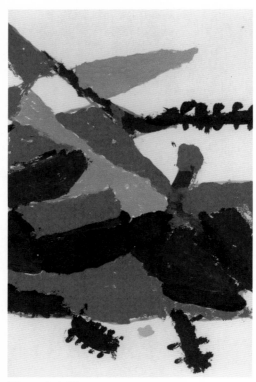

図1　自由画

表2　作業活動従事形態

ステージ	内　容
Ⅰ	〔活動困難期〕 　ほとんどの作業にも従事することができない．OTの積極的介入により，さまざまな活動が設計されるが，それが本人に影響を与えることはなく，本人自身にとって活動する必然性がない．
Ⅱ	〔受動的活動期〕 　受動的態度ではあるが，提案された活動には従事できる．
Ⅲ	〔習慣的活動期〕 　ある活動を選び，それを続けて行っており慣れてきている．
Ⅳ	〔動機づけられた活動期〕 　ある活動を自分の活動として捉え，上達をみせている．
Ⅴ	〔生活パターン完成期〕 　ある活動が「生活の核」となり，本人の「仕事」となる

（文献1より引用）

いところだ）．

　特養という，入居者の個人としての顔が見えにくくなる場所で，作業療法士として行いたかったのは，一人一人固有の意匠を作るということだったように思う．そのようにして，たく

さんの作品が生み出されたが，個性的すぎてバザーでは売れ筋ではなかったことも付け加えて
おこう．

■引用文献
　1）河本のぞみ：老人における作業活動の意義―その効果と限界．理・作・療法 17（2）：119-126，1983
　2）山根　寛：パラレルな場（トポス）の利用．作業療法 18(2)：118-125，1999
　3）河本のぞみ：老人片麻痺患者への手工芸の適用．理・作・療法 17(2)：89-95，1983
　4）シモーヌ・ド・ボーヴォワール．朝吹三吉（訳）：老い（上）．人文書院，p305，1972
　5）河本のぞみ：老人のデイ・ケアにおける作業療法．理・作・療法 15(8)：713-717，1981

4 　生活機器とテクノエイドの視点から

1）横浜市総合リハビリテーションセンターでの都市型の地域作業療法士に関する臨床経験と今後の課題

横浜市総合リハビリテーションセンター地域リハビリテーション部長　渡邉愼一

横浜市総合リハビリテーションセンターの地域支援システム

　横浜市総合リハビリテーションセンターは1987年に横浜市における障害児者のリハの中核的施設として開設された．医療・保健・福祉分野の25以上の専門職を配置し，障害者更生相談所，知的障害者通園施設，肢体不自由児通園施設，難聴幼児通園施設，身体障害者更生施設，身体障害者通所授産施設，補装具製作施設，有床診療所などからなる文字どおり総合リハ施設である．

　横浜市（1987年人口306万）は他市に比べて福祉・保健分野の社会資源が多く，市内方面別の基幹病院にリハビリテーション科を整備する計画があったため，医療中心のリハビリテーションセンターではなく，障害児者の住み慣れた自宅での生活を支援するための地域リハの中核施設となった．障害児者，高齢者に対する保健所の保健事業への支援，児童相談所の療育手帳診断，施設入所の判定，障害児者の補装具や施設入所の判定およびこれらのサービスをマネジメントする機能を有している．また，これらのサービスを実際の利用者宅で提供する訪問リハとリハビリテーション工学技師の研究開発機能を備えたのが特徴である．

　横浜市は人口が密集して交通機関が発達しており，当センターから効率的に利用者宅に訪問できたため，リハ専門職を当センター1カ所に配属し，情報の共有と教育ができた．これらの特徴は「都市型の地域リハビリテーションシステム」といわれた．

　私は開設当時から作業療法士として訪問リハビリテーションの部署に配属された．横浜市では1975年に主に寝たきりの高齢者に対する訪問看護事業を開始しており，老人保健法（1983年2月施行）による40歳以上の障害者を対象にした保健所の「機能訓練教室」，福祉事務所の福祉用具の給付や家屋の改造などの相談・指導事業があった．訪問リハは，当センターのリハビリテーション科医師，ソーシャルワーカー，保健師，作業療法士，理学療法士が，前述の事業を担う保健所の保健師，福祉事務所のソーシャルワーカーなどからの依頼に対して，チームアプローチで対応する仕組みである．当時は，居宅を訪問して行う作業療法の教科書はなく，試行錯誤の毎日であった．われわれリハスタッフは医療機関の経験を頼りに居宅の障害児者に対して機能訓練とADL・IADL訓練を行った．居宅の方はどのような障害であれ，廃用症候群を有しており，機能訓練である程度の心身機能の改善はあり，実際の生活の場でのADL・IADLの指導は効果的であった．しかしながら病院や施設で使用していた福祉用具が自宅では

使えないことが多く，居宅で使用できる福祉用具や住宅改修の方法論を検討し，積極的に実践した．住環境へのアプローチの有効性を明らかにした結果，1993 年に段差解消機，階段昇降機などの福祉用具の導入，住宅改修費を助成する横浜市住環境整備事業を開始できた．

この事業で福祉用具や住宅改修の適用判定や使い方指導などを訪問リハチームが担い，より一層，環境整備のノウハウが蓄積された．個人的には，これらの臨床の経験が認められ，2002 年に作業療法士として初めて，厚生労働省老健局に福祉用具・住宅改修指導官として勤務することになった．

作業療法士と福祉用具

1950 年の身体障害者福祉法の「補装具」の交付から，わが国での福祉用具の公的供給が本格的に始まった．老人福祉法（1963 年）により，高齢者の生活上の便宜を図る「日常生活用具」として車いすや電動ベッドなどの給付が事業化され，これが介護保険制度の福祉用具サービスになり，今では街中で福祉用具をみるのが珍しくないほど普及した．また，老人保健法の機能訓練事業，訪問指導事業，老人保健施設の創設などを契機にリハが地域で萌芽した．2000 年には医療保険において回復期リハ病棟，介護保険での訪問・通所リハが創設され，高齢者，障害者などを地域で支える地域包括ケアの推進により，自立した生活のために生活機能を向上させるリハ技術の重要性が広く認識されつつある．

作業療法における福祉用具は，障害によって困難な動作を補うという意味から代償的アプローチと呼ばれ，機能回復アプローチとともに生活機能を向上させるための重要な手段である．人の「作業」は用具を使うことがほとんどで，福祉用具も用具の一つと考えると，作業療法は福祉用具を内在する療法といえる．急性期や回復期では疾病や障害により低下した身体機能を向上させるため，回復期から生活期への移行期では日常生活を再構築するために義肢，装具，自助具等の福祉用具が利用者の状態像に応じて使用される．また，先天性の疾患や進行性の疾患では，就学・就労などのライフステージや疾患の進行状況に応じた福祉用具が活躍する．病院・施設，自宅等を含む生活圏域を対象とした地域包括ケアの推進の流れのなかで，実際の生活者を対象とする作業療法士には福祉用具や住環境整備の知識はなくてはならないものである．

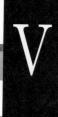

V これからの作業療法

1) 大学院での研究―質的研究―のあり方

広島大学名誉教授　高知リハビリテーション専門職大学　リハビリテーション学科教授　清水　一

　国立療養所東京病院附属リハビリテーション学院(清瀬リハ学院)教育改革紛争から9年後，本邦初の文部省管轄による3年制短大での養成課程が1979年に開始され，20年間にわたり全国の国公立大学を中心に順次短大が開設された．東日本では既に看護師養成で大学教育が始まっていたが，迫り来る高齢化社会を見越し，高度な教育を受けた医療従事者の確保に日本社会は迫られていた．医師以外で保健医療の中核をなす医療職の充足と拡散のための緊急国策であった．国立大学として医療技術短期大学設置の最後から2番目に申請していた広島大学は，文部科学省の指導もあり，順番を繰り下げて四年制大学設置へ急遽，梶を切り1992年に本邦初の四年制大学保健学科を設立した．それはこの職種の長年の悲願でもあっが，開設のための4年間の運営交付金は国立医療短大設立の1年分よりも少ない経費だった．

　この分野の先進国である米国は第二次大戦終了頃に数校で大学教育が始まり，約30年かけて順次修士から博士課程をもつ大学が出現した．当然，専門職の教育はそれぞれの専門職が教員となって，医師はその専門の立場で教育協力はするが，専門職養成校の大学のポストをとることはなかった．専門職は自らの専門職養成教育に使命感をもって責務を全うしてその専門性を積み重ね成果を示してきた．これに比べると本邦は，半数以上のポストで専門職以外の教授が就任し，異様な速さで展開した．校舎の半分ができた開設4年後，第1期の学部生を送り出したその1997年に大学院修士過程を設立し，第1回の修士を送り出した2000年には大学院後期課程が始まり，第1回の博士を送り出すのが2004年3月であった．結果的に日本全体の高等教育機関の数は飛躍的に増えた．平成30年度の集計によると理学療法養成校の4年制大学は106校，その中で博士課程前期と後期の過程を持つ大学は40校，作業療法養成校で4年制大学教育は84校におよぶ．理学療法関連大学より少し少ないが類似した高等教育機関が展開されている．

　学士教育と教員養成機関の『器』だけでなく，この業種の学術的知識母体の洗練と発展が当然に求められることが必要である．大学設立の経緯で質的研究は量的研究よりも劣っているという間違った判断も少なからず蔓延している．これは，にわかに大学教育の形を作るため，形成されていなかった作業療法学関連ではなく，医学や理工学系の教育機関で博士号を取得して大学教育に関係している教員や専門職以外の教授が多く占める状況から，彼らの馴染んでいる学問背景を引きずった結果かも知れない．

作業療法は「作業」を目的と手段とする科学である．作業が健康の維持・増進・回復に資するという経験に基づく信念から始まって，少しずつ信念の正しさが解明されてきている．しかしこの科学的解明は端緒に過ぎない．「作業に基づく作業療法」が学問を通じて追究される必然が作業療法の発展に不可欠である．それゆえ，われわれ作業療法士が抱いている信念体系を明確に概念化して命題の真偽を検証する基礎を構築することが必然的に必要である．そのための科学的方法に仮説形成的研究と仮説検証的研究を科学的な方法で充実させる必然がある．命題の真偽を検証する研究方法は典型的な research である．つまり知識体系の系統的研究（study）で仮説をテスト（検証）することである．ここでいう仮説とは一種の真偽を確かめることができる命題のことである．この命題とは，2つ以上の概念の関係を言葉で表したもの．概念とは，多くの観念から抽出した共通の観念のことである．観念とは，事物に関して抱く意識内容つまりイメージのことである．このように仮説検証的な研究は，検証する前に複数の概念の関係性を言葉で表現した命題があり，真偽が実験的に確かめられるように計画的にデータを集め，仮説としての命題が正しいか否かを一義的に決定する方法である．多くの場合，仮説の真偽は数量化した事象を統計学的に偶然以上の関係が概念間にあることを確かめることをする．そのために，このような研究は実験的とか量的研究と称されることが多い．

一方その前段階では，概念やその関係を言葉で表現した概念を導くための研究群が必要である．これは仮説形成的研究と称することができる．これらの研究を論理学の命題の形式で単純化して表すと，「A という概念と B という概念は C という関係にある」という命題の A，B，C という概念あるいは関係のどれか一つの要素が未定義で，その未定義な要素を言語化するという形の研究である．たとえば，「B に C という関連があるものは何か？」，「A と何に C という関連性があるのか？」，「A は B とどのような関連性があるのか？」という命題の要素の一つが疑問形のままで形成されている研究命題である．この形の研究では研究疑問への答えを求めるために，ある事象を詳しく観察してそこにある共通の概念を発想する．研究成果として表現された要素間の関係は言語化されているが，命題の真偽は未検証状態の仮説である．このように形成された概念の関係を適切に操作定義して，検証可能な命題とすれば仮説検証的な命題となり，仮説検証的研究である実験的あるいは量的実験的研究ができることになる．このような仮説発想的研究のこの過程を実験科学に対して野外科学という言い方や，ある現象から発想して概念を見出す過程を質的研究という表現を用いて研究方法を区分する場合もある．

実践科学である作業療法の学問と実践技術の発達には，臨床を介した仮説発想的研究とその仮説の真偽を確かめる仮説検証を精力的にこなさなければならない．そのためには，現在の医学科研究と実践に見られるような研究組織としての大学や大学院と附属病院や研究所のような機能が必要である．しかし，現在の学問の発達段階と力関係では研究の途についたばかりの状態である．

臨床実践されている作業療法士には言葉になっていないが概念化されるべき大切な経験を日々蓄積している．今や高等教育を持つ専門職種の使命の一つは，正しい研究のしかたを駆使して臨床経験から得られた仮説を公表し，作業療法の知識母体を発展させることである．さらに公表された仮説の検証も科学的に臨床での実践を介して公表することで，根拠に基づく科学としての作業療法の知識母体の発展に寄与することは計り知れない．

2）再生医療と作業療法の未来

広島大学大学院医系科学研究科感覚運動神経科学研究室　桐本　光

　基礎運動学の初回講義で，「再生医療が進んだら私たち OT はいらなくなると思うか？」と学生に毎回尋ねる．運悪く指名された当人は，小首をかしげた後に少し哀しげな目をして「いらなくなると思います」と答える．「えっ，それでいいの？」と問い直すと，「リハビリをしなくても治る病気が増えるなら自分の仕事がなくなっても仕方がないと思います」と健気な答えが返ってくる．トホホである．

　私がいた高校は日本最大の歓楽街から走って 3 分の距離にあったせいか，青春の情熱のすべては麻雀に注がれてしまった．まさに「歌舞伎町のクズ」であった．高卒で社会に出る勇気がなかったので，1 浪の後に科目数が最も少ない私立文系の大学にもぐりこみ，ようやく「あっ俺は理系かな？」と気づいたものの時すでに遅かった．ため息ばかりの会社員生活のなかでひょんなことから作業療法士という職を知り，人生を修正すべく 28 歳の時に東京の清瀬市にあった専門学校に転がり込んだ．そんな私からすれば，高校生の時分でこの職につくという覚悟を決めた彼らの姿は，正視できないほどまぶしい（一方で，その決意の清廉さには少々気持ち悪さも感じるのだが）．それなのにである．なぜ彼らは再生医療の話を持ち出されると，あっさりと席を譲ってしまうのか．実は彼らは若くして医療人になる道を選択した割りに，最先端の医療に対する関心が希薄なのである．基本的に再生医療の内容とその効果に対する具体的なイメージが湧かないから，まるで魔法使い見習いのメガネ少年が杖を一閃すると，車椅子上のクララが急に歩き出すような光景を思い浮かべるのである．「感覚運動機能が低下した患者さんには，細胞移植後，神経や筋の再生にとって重要な時間が来ます．ここでのリハビリテーションのあり方が再生医療の成否の鍵を握るのかも知れないのです」と，柄にもなく少し自分を高ぶらせて私は説く．もちろん「ゴメンね．おじさん，君たちの年の時はクズだったんだけど」と言い添えることは忘れない．「だいたい，最初の講義で作業療法に未来はない！　なんて断言するほど酷いおじさんに見えますか？」「えっ，そう見えたから，そう答えたの？　それは申し訳ない．怖い思いをさせてゴメンね」

　クズが大学の教員になったりするとやたらと講義中に詫びを入れることが多い．

　さて，本稿を書いているのは 2019 年 7 月末である．京都大学の山中伸弥教授らが 2006 年にマウス，そして翌年にはヒトで人工多能性幹細胞（iPS 細胞）の作成に成功して以来，免疫反応や腫瘍化の壁を乗り越えるための開発が進んでいる．2017 年には加齢黄斑変性に対する自己 iPS 細胞由来網膜色素上皮シート移植の安全性が報告された[1]．同年には筋細胞のなかに骨細胞が生じる難病，進行性骨化性線維異形成症の iPS 治験開始が発表された[2]．現在はパーキンソン病患者に対して iPS 細胞由来ドパミン酸性神経細胞の移植を行う治験が進んでいる[2]．一方で，再生医療後に行うリハの重要性を示す研究も報告されはじめている．骨髄間葉系幹細胞を

移植した脳卒中ラット[3]，iPS 細胞を移植した脊髄損傷マウス[4]ともに，移植のみの群より移植と歩行訓練を併用した群において歩行機能が有意に改善することを示唆する結果が示されている．また札幌医科大学附属病院での自家骨髄間葉系幹細胞移植の治験では，脳梗塞および脊髄損傷後の後遺症が驚くほどのスピードで軽減する様子の映像が，関係学会で公開されている．立位保持もできなかった脊損患者が，笑顔で小走りに退院する光景を目にする前と後では，リハそのものに対する観念が大幅に変化する．グループを率いる本望　修教授は「もっと洗練されたリハビリで介入すれば，治り方もいいのかも知れない」と述べている．脊髄損傷に対する骨髄間葉系幹細胞製剤（ステラミック）は，2018 年 12 月 28 日に厚生労働省より条件・期限付き製造・販売が承認され，翌年 5 月には世界初の保険診療として脊髄再生医療が開始された．この動きに対して，幹細胞製剤承認後，翌月の 2019 年 1 月 30 日付で，Nature 誌は "Japan should put the breaks in stem-cell sales"（日本は幹細胞販売を中止すべき）というタイトルの Editorial を発表した[5]．世界の目はやや厳しいが，この治療法に対する世界の注目度の高さもうかがい知ることができる．

　以上のことからも，再生医療とともに作業療法の未来も明るいのかはともかく，私たちがバタバタと失職することは当面起きないのではなかろうか．再生医療後のリハ介入効果を定量的に比較検討する目的で，歩行やリーチ動作の機能回復を促通する支援はロボットの，評価は人工知能の手に一部あるいはかなり委ねられることぐらいは覚悟すべきであろう．気になるのはリハビリの量と質の問題である．神経再生の機序に合目的的な，いわゆるニューロリハビリテーションの精密な設計が求められるのだろうか．はたまた子どもの発達過程のように再動作獲得が進行するのなら，本人が楽しんで長時間没頭できるメニューが用いられるとして，そこに含有される動作の質は問われないのだろうか．後者の場合，患者がやりがいを感じるアクティビティをテーラーメイドで処方できる作業療法士が重用されるのだろうか．いや，そもそもそういう視点やセンスは気の利いた家族や友人にも標準実装されているものであり，作業療法士が声高にその道のマイスターを名乗るのは，いい加減やめましょうという気運が高まってくれたら私は嬉しいのだがなぁ．

■引用文献

1) Mandai M, Watanabe A, Kurimoto Y, et al：Autologous Induced Stem-Cell-Derived Retinal Cells for Macular Degeneration. N Engl J Med 376 (11)：1038-1046, 2017
2) 京都大学　iPS 細胞研究所 CIRA（サイラ）
   https://www.cira.kyoto-u.ac.jp
3) Sasaki Y, Sasaki M, Kataoka-Sasaki Y, et al：Synergic Effects of Rehabilitation and Intravenous Infusion of Mesenchymal Stem Cells after Stroke in Rats. Phys Ther 96 (11)：1791-1798, 2016
4) Tashiro S, Nishimura S, Iwai H, et al：Functional Recovery from Neural Stem/Progenitor Cell Transplantation Combined with Treadmill Training in Mice with Chronic Spinal Cord Injury. Sci Rep 6：30898, 2016
5) Editorial, Japan should put the breaks in stem-cell sales. Nature 565 (7741)：535-536, 2019

3）ロボティクス・リハビリテーションと作業療法

埼玉県立大学大学院保健医療福祉学研究科・教授　濱口豊太

ロボットと上肢運動障害の接点

　第4次産業革命の革新的技術に人工知能（artificial intelligence：AI）とロボットがある．AIにビッグデータを入力して，情報解析と複雑な判断とを伴う労働やサービスがロボットによって提供されることにもう驚くことはない．すでに医療用の下肢ロボットが日本で製造販売承認され，日本はリハにもこの道を開いた．

　上肢運動障害を改善させるために，作業療法士は患者の運動器に対し，機能的な能動または他動の運動を行わせる．しかし，上肢は下肢に比べて実用性の高い運動の再獲得が困難である．その理由は，上肢の運動を司る大脳の支配領域が下肢と比較して広く，同程度の脳損傷でも上肢は運動障害を呈しやすいことがある．また，麻痺側下肢は起立や歩行など両側下肢運動が必要で，動作時に使用されやすいが，上肢を用いる日常生活動作（ADL）は片手でほとんどが遂行可能である点で，相対的に麻痺側上肢・手指は使用頻度が減少しやすい．すなわち，上肢は運動麻痺により下肢よりも運動量が少ない状況に陥りやすい．

　Constraint-induced movement therapyや促通反復療法のように，運動量を計画的に増加させる練習によって，従来は上肢運動の再獲得が困難であると考えられていた麻痺側上肢の運動障害が改善できることが明らかになった．また，近年のリハ医学では，運動の種類と回数，強度，頻度を示して研究が進められ[1,2]，有効な介入条件として，①集中的であること，②反復的であること，③個別的であること，④実際的であること，⑤実施意欲をかきたてるものであることなどが，ロボットを用いて行われた研究によっても論じられてきた．脳卒中による上肢運動麻痺に対して行われたロボットによる運動療法（robot-assisted therapy：RT）は巧緻運動とともにADLを改善できる[3]．

ロボットから学んだ機能回復に必要な運動量

　RTがもたらした上肢機能の回復の知見には，過去のどんな優秀な作業療法士からも得ることのできなかった情報が含まれていた．それはロボットが運動したことの記録であり，そこから逆算して患者が行った上肢の運動回数と運動速度，ときに力と位置情報である．ロボットにロギングされた情報からは，上肢運動機能やADLの回復量を時間経過から後ろ向きに調査するとき，患者の上肢運動を積算してどの程度運動回数をこなしたかを照会できる．ひるがえすと，この情報は患者の上肢運動機能回復に必要な運動量を推定することに用いることができる．

　車椅子の車輪にレバーを取り付けて一日40分ほど前腕の屈伸運動を行わせた場合，3週間で顕著な運動機能改善が得られ，この時に上肢が振動した回数は2～5万回と推定できる[4]．このようなRTのビッグデータを用いて，回数だけでなく運動速度と頻度を解析すれば，最適な運

4）高次脳機能障害と作業療法士

新潟医療福祉大学　作業療法学科　教授　能登真一

　高次脳機能障害は作業療法が積極的に関わるべき対象として，プロフェッショナルの視点から見た魅力に満ち溢れている．

　高次脳機能障害は脳卒中をはじめ頭部外傷，認知症，多発性硬化症などさまざまな疾患に合併しうる．そのため，一人の作業療法士が最も多く出会う障害の一つと言っても過言ではない．また何より，作業療法が積極的に関与すべき理由は，高次脳機能が人間の生活のほぼすべてを司っており，それゆえ，その障害が対象者の生活を容易に奪いうるものだからである．仮に麻痺がなくても，半側空間無視があればトイレや入浴は自立できなくなるし，失行があれば食事すらままならないことだってある．また失語があれば，他者とのコミュニケーションにとことん困るであろう．運動や感覚の障害も対象者にとっては深刻な問題であるが，自立した生活，そして対象者にとって意味ある活動をおもんばかったとき，一番にその妨げとなるのが高次脳機能障害なのである．

　私が初めて高次脳機能障害に出会ったのは，作業療法士として働き始めて2日目のことであった．頭部外傷により脳出血を発症した大学1年生で，重度の左片麻痺とともに半側空間無視を合併していた．教科書，しかも当時は文字ばかりの教科書で学習した新米作業療法士には治療の根拠となる十分な評価ができず，そして当然ながら治療の手がかりすら思い浮かばなかった苦い思い出が蘇ってくる．その後も数多くの症例を担当させていただいた結果，半側空間無視をはじめとした高次脳機能障害は定量的な評価が可能で，症状を発症するメカニズムを知ることで治療が可能であることを知った．

　そう，高次脳機能障害は治療可能なのである．

　ではその治療に当たるのは誰が最もふさわしいか？　あるいは効率が良いか？　医療職で思い当たるのは，医師，看護師，そしてセラピストである．医師は高次脳機能障害の有無や重症度を診断することには長けているかもしれないが，日々の治療には参加できない．看護師は日々の生活場面をよく知っているし，その工夫にも対処してくれるかもしれないが，それはあくまでケアの度合いを減らすことが目的であって自立を促そうとするものではない．それでは，リハに関わるセラピストではどうか．その現場には作業療法士のほかに理学療法士，言語聴覚士などがいるが，はたしてどうであろうか．言語聴覚士は確かに理想的な環境で時間をかけて詳細な評価を実施できるかもしれない．理学療法士も身体機能や日常生活動作（ADL）に対してアプローチする際に，高次脳機能障害を考慮した治療を展開できるかもしれない．それでもなお，高次脳機能障害に最も強く関わるべき職種は作業療法士である．作業療法士はADLやIADLについての評価や治療に長けているし，何より対象者にとって重要な活動が何であるか，今後どのような人生を送るかといった対象者の将来を展望する力を持っているからである．

世の中は AI，つまり人工知能がビッグデータを学習し，確実な成果を効率的に生み出す時代となっている．リハの現場でも，TMS（transcranial magnetic stimulation）や BMI（brain machine interface）といった最先端のテクノロジーを積極的に活用する時代に入っている．高次脳機能障害に対しても，コンピューターを用いた治療デバイスを活用したり，virtual reality の技術を使った治療法が開発されたりしている．このような技術の活用は，これまでのアナログな成果よりも可視化されたわかりやすい成果を効率的にもたらしてくれるかもしれない．しかしわれわれが忘れてはならないことは，そのようなテクノロジーの発展や活用に人間の心を，高次脳機能障害を有する対象者の思いを置き去りにしないことである．対象者自身が「生きがい」というものを毎瞬，毎瞬感じることのできる生活を取り戻すことに手を差しのべることである．

　そして，ハンセン病に関わった神谷が述べるような，すべてを圧倒するような，強い，いきいきとしたよろこびが「腹の底から」，すなわち存在の根底から湧きあがるような生きがいを再発見できるように支援することこそが作業療法士の役割である．

　このような意味において，むしろ，進化するテクノロジーに人間の心を吹き込むことこそがこれからの作業療法士に求められていくのかもしれない．

５）作業療法における行動練習のこれから

東京家政大学健康科学部リハビリテーション学科　鈴木　誠

　多様な疾病を有した対象者の日常生活が自立に至る過程には，医学的治療による疾病の回復やトレーニングによる心身機能障害の改善などが影響するが，そのほかは行動練習による適応的な行動の学習過程として捉えることができる．行動に関する問題は，作業療法を必要としているすべての対象者に生じうるため，行動練習の適用範囲は疾病や障害を問わず幅広い．そのため，作業療法では，種々のトレーニングに加えて身辺処理・調理・外出・金銭管理などの日常生活に関する行動練習がこれまで広く実施されてきた．

　作業療法における行動練習は，対象者と作業療法士が１対１の試行を反復して行うことを特徴としており，近年では種々の実証研究によって練習に伴う行動障害の改善効果が示されてきている．しかし，行動練習が作業療法の中心であるにもかかわらず，どのようにして対象者に適切な行動を指導したらよいのかについては，いまだ十分には明らかになっていない．

　行動障害は原因となる疾病や病期によって多様な経過を示す．例えば，脳血管障害に起因する行動障害の場合，発症の急性期には脳浮腫の改善やサイレントシナプスの顕在化などの脳内変化に入院中の集中的な行動練習によるシナプス再構築の効果が付加され，行動障害が改善する．しかし，病院退院後の維持期に練習頻度が低下すると，廃用症候群や学習性不使用に加齢による影響が付加され，いったん改善した行動水準が再び低下する．そのため，脳血管障害を発症した対象者が行動を改善・維持するためには，発症の急性期から維持期に至る長い期間にわたって行動練習を継続しなければならない．一方，認知症に起因する行動障害の場合，加齢に伴う心身機能の低下に加えて，脳内ニューロンの変性に伴う認知機能の低下，大脳基底核および中脳の機能不全に起因するパーキンソニズム，多彩な心理症状などにより，行動障害が増加する．そのため，認知症を発症した高齢者に対する作業療法では，加齢や疾病の進行という全体の流れのなかでいかに適切な行動を再学習し，対象者の生活の質を保証するかが焦点になる．

　今後，行動障害を有した対象者に対するより効果的で長期的な支援システムを構築するためには，疾病の特徴や病期，日常生活に関する行動の種類，対象者の障害像を考慮した多様な練習方法を，個々の事例研究を積み重ねることによって考案していく必要がある．同時に，ランダム比較対照試験や縦断研究によって練習効果や予後予測に関する検討を行っていく必要がある．

　行動学習という作業療法の中心的問題にアプローチし，作業療法の意味や合理性を科学的に検証していくことによって，「どのような対象者に，どのような行動練習を，どのくらいの期間行ったら，どの程度行動が改善するのか，何故そうなるのか？」という問いに答え，作業療法における行動練習をより実効的な，そして再現可能なものにしていくことが，これからの作業療法に求められていると考えている．

6) 地域で生活する精神障害患者と作業療法士

桐木純子

「精神障害患者」という枠にとらわれるな. その言葉で括って思考を止めるな. 本来理解できる感情や心理的反応さえも「症状」や「障害」としてしか見えなくなり, 必要以上の, または不要な薬物や管理につながることがある. 今までの情報や教育すべてが完全なるものではない. 「いつの間にか刷り込まれている偏見や考え方が自分のなかにある」と疑うことも必要だ.

作業療法士は,「病名がついた人」に「作業療法」を提供する「医療職」だ. ここで決して間違ってはならないのは, あくまでも「病名がついた『人』」なのだ. つまり「病名」=「その人」ではない. 「病名」は一部, ときには便宜上の場合だってある.

全人的に理解することが大切だ. 何よりも,「一人の尊厳ある人間」として向き合うことだ. その人が一体どんな人なのか, どう生きてきて, どんなことが好きで, どういう生活をしたいと望んでいるのか, 何に困っているのか, 強みは何なのか, 作業療法士としてどうしたらその人の望む生活を実現できるのか……などを, ともに考え, ともにチャレンジし, ともに歩むことだ.

社会資源だって,「精神障害患者」だから「精神障害関連の社会資源に結び付ける」と決めつけてはならない. せっかく地域に暮らしているのだから. 生活のなかで工夫できることはたくさんある. 対人関係が苦手ならば,「近くのお店に出かけて行って店員さんに質問する」などということでも, 十分対人関係のトレーニングになる. よくよく頭を柔軟にして, 地域のありとあらゆるものや人を利用すればいい. 働きたい時にはその人のやりたいことや個性を考えて, 仕事をマッチングできたら最高だ. 人はやりたいことなら頑張りたくなるし, 長続きしやすい.

既存のシステムだけに頼らず, どんどん工夫してその人らしさを引き出し, いずれは精神科を卒業できるように支援するといい. 精神科に縛り付けてはならない. その人の人生はその人のものなのだから. その人の人生を取り戻す支援こそが, リハビリテーションだ.

この5年余りの間に私の考えは根底から覆された. 「精神障害患者」という枠のもとになっている「病名」が, ときに過剰診断されていることに気づいた[1]. 確かに「病名」は便利である. しかし「症状」が出てきた経緯には, 大きなストレスやその人の認知の歪みというような心理的な癖がきっかけになっていることがある. そこに向き合っていくことで回復し,「病名」など不要なケースも多々あるのだ.

私は30年間精神科医療で働き, 意味のある精神科作業療法を探り続けた. かつては医師らと「統合失調症の精神療法」を5年間研究した. 新海・宮坂が発見した「賦活再燃現象」[2]がどのように出現するか, どう正気づけて正気を保つか,「わかっていても病気を認めたくない否認の心理」にどうアプローチするのか, 自分の面接を逐一言葉や息遣いまでもテープ起こしして, 医師らと聞き合い検討した. サリヴァンのいう「関与しながらの観察」であることを認識し, 自分が無意識で対象者を悪化させるのでなく,「より害の少ない添い方」を探った. 洞察力のあ

る医師らに深層心理まで切り込まれ，自分自身と深く向き合う作業となり，そして日々精神科作業療法を追究した．先進的な病院ではいろいろチャレンジさせていただき，担当ケースと私の家族合同キャンプも行った．急性期では保護室から関わり，地域の保健師や児童相談所とも連携した．統合失調症，アルコール依存症，うつ病，PTSDなど，その診断名ごとのグループなども多職種で実践した．

　昔ながらの管理収容的で長期入院者が多数の病院では，仲間と「社会復帰のためのグループ」や外部の方の協力を得て「当事者講演会」「就労支援関係者との交流」「働く練習」「就労の場の見学」なども実施した[3]．

　その一方で，私のなかにずっと刷り込まれていた考えがあった．それは『精神障害患者に治癒はなく，たとえ寛解しても薬は予防として飲み続けるもの』だった．何の疑問も持たずに，「精神障害患者」全員に当てはまる当たり前のこととして信じていた．だから皆に飲み続けるように説明したし，ときには医師に掛け合い，新たに薬物を処方してもらったこともある．

　しかし地域に出てその考えに疑問が湧いた．下記の事実に気づいたからだ．

　① さまざまな一般科で向精神薬が安易に処方され，処方薬依存につながっている

　② 地域の精神科でもまだまだ多剤大量処方がなされている

　③ ①②により苦しんでいる人たちがいる

　④ 減薬や断薬して自分の人生を取り戻した人たちがいる

　それらは決して他人事ではなく身近な身内，友人知人，担当の人にも非常に影響を及ぼしていた．友人は向精神薬の急激な減薬中に「離脱症状（＊注意　もともとの精神症状ではない）」が激しく出現し，闘いの最中に残念ながら自死した．「地獄の苦しみ」と称されることもある離脱症状に翻弄され，喪失感，絶望感のなかでもがき続けていた．今では子どもへの投薬も増えている．将来どのように脳に影響しているかが心配である

　このような現状の背景には戦後の隔離収容政策が，いまだに大きく尾を引いていると思われる．歴史や背景を思うと気が遠くなり，自分の無力感に打ちのめされそうになることがある．しかし何も今までのものを打ち壊そうとしなくたっていい．単に新たなものを作り出していけばいいだけなのだ．

　私たち作業療法士には作業療法士だからこその強みがある．地域のなかではきちんと個人に向き合い，作業療法士の強みが発揮できるチャンスがたくさんある．

　作業療法士たちよ，地域に出て来い‼　みんな待っている．

　多種多様な人とつながり，地域支援を豊かにすればするほど，この社会はきっと変わる．チャレンジし続け，ともに道を切り開いていこう！　可能性は無限なのだ！

■ 参考文献
1）澤田千恵：精神医療における「過剰診断」と「被害の語り」．社会臨床雑誌 24（3）：22-49，2017
2）新海安彦：分裂症の精神療法としての「賦活再燃正気づけ療法」〜回顧と現況〜．精神科治療学 1（4）：595-604，1986
3）桐木純子，木村志義：就労支援〜長期入院者への取り組みと今後の展望．第110回日本精神神経学会学術総会，2014

7）国際協力の過去から未来

山形県立保健医療大学　藤井浩美

　国際協力を目的とした作業療法士による海外協力隊員の派遣実績は，1976年の2人から始まって，2016年には28人と14倍になり，総数で367人になった（表1）．うち，シニア派遣は2008～2016年に20人の作業療法士が派遣されている．派遣された国は47カ国に上り，最も多いマレーシアには延べ43人が派遣されている．なかには海外協力隊員が支援して，作業療法士協会設立に至った例もある．

　初めて海外協力隊員として派遣された1976年は，作業療法士が621人，協会員数が427人で，卒業生を輩出する作業療法士養成校が3校であった．それが2016年には，作業療法士が79,959人，会員が54,726人で，卒業生輩出校が192校となった．作業療法士数，会員数ともに約130倍，養成校数は64倍となった．作業療法士数と会員数の増加率に比べて，海外協力隊員の伸び率が少ない．現状は，海外協力隊員への作業療法士の応募が，募集を絶えず下回り続けている．

　協会は，2014年にアジア初の第16回世界作業療法士連盟（WFOT）大会を横浜市で開催した．この大会にあわせて，協会役員と韓国，台湾，香港，フィリピン，シンガポールの各作業療法士協会役員が会して，情報交換を開始した．2015年の第49回OT学会時には，各々の作

表1　海外協力隊の派遣実績（1976～2016年）

国名	人数	国名	人数	国名	人数
マレーシア	43	パナマ	8	ドミニカ	3
タイ	30	モンゴル	8	ガボン	2
ベトナム	23	マラウイ	7	ザンビア	2
コスタリカ	18	ジャマイカ	6	セントビンセント	2
チリ	18	エジプト	5	パラオ	2
ドミニカ共和国	18	ガーナ	5	メキシコ	2
ヨルダン	17	フィリピン	5	東ティモール	2
中華人民共和国	14	スリランカ	4	インドネシア	1
ネパール	13	セントルシア	4	ウルグアイ	1
パキスタン	12	ソロモン	4	グアテマラ	1
エクアドル	11	ボリビア	4	ケニア	1
タンザニア	11	ホンジュラス	4	ニジェール	1
ニカラグア	11	ミャンマー	4	パラグアイ	1
キルギス	10	コロンビア	3	ペルー	1
エルサルバドル	9	サモア	3	ルーマニア	1
チュニジア	9	シリア	3	合計	367

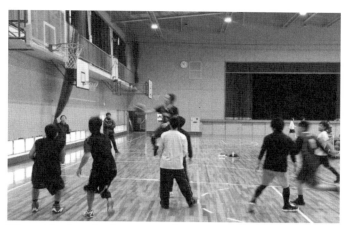

図2　バスケットボールクラブチームの練習風景

ことが示されている.

　また，障害者がスポーツに取り組むことで，①QOL の向上・維持，②肥満予防，③友人ができる，④生活満足を高める，⑤身体的・精神的・社会的・知的に価値を生む，などが挙げられている.

　しかし，日本において，障害者がスポーツをする機会は，一般成人に比べて少ないことが示されている.　その理由として，①経済的要因，②施設などの物理的環境要因，③指導者がいない，④活動を支援する組織が少ない，⑤情報源がない，などが挙げられている.

　障害者がスポーツに取り組み，社会に参加する仕組み作りが必要であると思われる.

2）特別支援学校の現状

　近年，多くの特別支援学校で，知的な遅れは比較的軽度であるものの，対人関係を円滑に結ぶことが難しい，社会的なルールやマナーの理解が十分でない，感情の自己コントロールが上手でない，などの様相を呈する生徒の入学割合が急増していると報告されている.

　これらの生徒が特別支援学校卒業後に，人間関係の構築・再構築が困難で就職先を退職してしまうことや反社会的組織に入ってしまうことが報告されている.

　このことから，特別支援学校などを卒業後，継続してさまざまな人々とのかかわりを持ち，社会人として行動できる場や社会人として学ぶ機会が求められている.

3）障害者スポーツクラブチームの設立

　特別支援学校卒業後，スポーツを通して社会に参加し，継続的にさまざまな人々とのかかわりを持ち，社会を学ぶ機会作りを目的に，障害者および健常者が参加できるバスケットボールクラブチームを NPO 法人と連携して設立した.

　大阪府内の特別支援学校の体育館を活動場所として，高等特別支援学校・特別支援学校卒業生，クラブチームの趣意に賛同した健常大学生を選手，高等特別支援学校在校生を選手予備軍，高等特別支援学校教諭を支援者・指導者として，また NPO 法人の作業療法士をコーディネーター・支援者・指導者として活動を開始した.

4) バスケットボールクラブチームの活動

　バスケットボールクラブチームは，障害者スポーツ大会，障害者と健常者がチームを組みスポーツに取り組むユニファイドスポーツ形式のバスケットボール大会に参加することを目的に，月に2回程度の頻度で練習を開始した（**図2**）．秋には，障害者スポーツ大会予選に高等特別支援学校在校生チームと一緒にクラブチームが参加した．

　それらの活動に加えて，年に3回プロスポーツチームのコーチを指導者に迎えて，近隣の中学校のバスケットボールクラブを招待し，バスケットボールスクールを開催した．

　今後は，ユニファイド形式の大会等の参加を検討している．将来的には，都道府県のバスケットボールリーグに参加することも可能であると思われる．

5) バスケットボールクラブチームへの参加の意向

①高等特別支援学校卒業生の意向

　チームに入ることで，友達とのつながりができる，楽しみができる，友達ができることを挙げていた．

②高等特別支援学校在校生の意向

　チームに入ることで，バスケットボールがもっと上手くなる気がする，友達に会える，外に出る機会が増える，コミュニケーションが取れる，趣味が増えることを挙げていた．

③高等特別支援学校教諭の意向

　同級生だけでなく，先輩や後輩その他の人間関係からさまざまな刺激を受けることが期待できることを挙げていた．さらに，仕事だけでなく余暇活動でも目標を持って生活を送ることができると思う，それぞれの年代に合わせたコミュニケーションの取り方が学べると思う，それぞれの仕事の話を聞くことで自分の意識向上につながって欲しいことを挙げていた．

6) 高等特別支援学校卒業生のQOLと練習時の変化

　バスケットボールクラブチーム設立当初より参加した高等特別支援学校卒業生のQOLを，クラブチーム設立当初と障害者スポーツ大会予選後で比較した．

　設立当初に比べ，障害者スポーツ大会予選後には体の痛みと仕事などでの心理的な負担は少し増えていた．しかし，身体的な理由による生活上の問題が少し減り，活力にあふれ，仲間との付き合いが非常に増え，かなり楽しく穏やかに過ごせていた．

　クラブチームの練習時には，選手と高等特別支援学校教諭・大学生が交流し，選手たちは職業生活や日常生活で発生した問題を解決するための相談が，練習を重ねるごとに見られるようになっていた．

7) まとめ

　高等特別支援学校卒業生を中心に，高等特別支援学校教諭とNPO法人の作業療法士が連携し，バスケットボールクラブチームを設立した．クラブチームに参加することで，選手は仲間との付き合いが広がり，穏やかに過ごせていることが明らかになった．選手は職業生活・日常生活でのできごとをクラブチームの支援者等に相談できる場として活用していた．これらが就労継続を支援する機会になっていた．

10) 今，作業療法士の原点を考える

夢のみずうみ村代表　藤原　茂

ある一人の女性が僕の人生を決めた

　そもそも僕は最初から作業療法士を目指したわけではありません．慶應義塾大学在学中に
やっていた養護施設の指導員の仕事が嵩じて，大学を中退してリハの道を選んだのですが，専
攻についてはＰとＯと書いたえんぴつを転がしてＯになったから，何も知らずに府中リハ学
院（正式には東京都立府中リハビリテーション学院）の作業療法学科を受験して入学しました．
入学して三日目，初めての授業で，理学療法士は四肢の計測をやっていましたが，作業療法士
は織物と書いてありました．何をやるのかわからなかったが，何かしらのリハの勉強をするだ
ろうと思い，授業に出てみると，本当に織物をしていました．当時は医学モデル全盛期の時代
だったので，その足で事務長のところに行って「僕は織物をやるために入学したんじゃない．
理学療法の授業を受けたいから，理学療法学科に行きます」と言ったのです．そうしたら事務
長に「作業療法学科はここに入っちゃいけません．来年また試験を受けてから入ってください」
と言われました．仕方なく作業療法士の授業をしている教室に入っていったら，先生がきれい
だったので授業を受けました．それが作業療法士の始まり．きっかけはそんなものでした．
　僕が本格的に作業療法士を志そうと決意したのは，初めての病院見学実習のときでした．入
学して１カ月半くらいで見学実習があり，調布市にある有名な精神科の山田病院を見学しまし
た．見学実習のときに，若い女性の患者が大騒ぎしておられました．洋服を脱ごうとされ，ス
タッフが集まってきて押さえ込む．押さえ込んだらさらに大暴れ．牢屋みたいな保護室に入れ
られました．扉を叩いて「出してくれ！　出してくれ！」と叫び，僕たちがほかの場所を見学
して戻ってきても，まだ叫んでいました．自由見学の時間になったとき，僕はその人のことが
気になって様子を見ていたら，「作業するから出してー！」と発言が変わってきたのです．する
と，すごく怖そうな男性の看護師が来て，「おとなしくしないと出しません」と言いました．女
性は「おとなしくするから作業やらせてください」と小さい声で30分くらい延々と言い続けま
した．ようやく「おとなしくするなら出します」と看護師に言われて，どこかに連れていかれ
ました．その後どうなるか気になってついて行くと，雑誌の付録づくりの作業をやっていまし
た．彼女はご飯も食べていなかったけれど，ニコニコしながら，楽しそうに作業に没頭．ほん
の少し前まで泣き叫んで暴れたり，囁くように同じ言葉を言い続けていた人が，楽しそうに作
業です．僕は作業療法士になりたいなんて思ってもいなかったのですが，その人を通して「作
業の力」を知ることができました．このことを思い出すと，いつも涙が出てきます．その人の
顔はもうはっきりとは思い出せないけれど，その光景は本当に忘れられません．たったこれだ
けで，彼女が人の輪のなかに入り，人の力になって，語り合い，力を得て生きる元気を取り戻
す．「作業の力」とはそういうもの．作業が持っている力を精神科の病院で目の当たりにして，
作業療法をやりたいと思うようになったのです．えんぴつを転がして決めただけの作業療法士

からの大転換でした．私の作業療法士人生は彼女から始まりました．

居場所づくりを目指し夢のみずうみ村を設立

　僕はもともと心身障害児のリハをやりたいと思い，府中リハ学院在学中に，「国分寺子どもクラブ」というサークルを作ったりしていました．これは，自閉症の子どもの親が自由に活動できるサークル．そのサークル作りの延長で，山口リハ病院時代にもボランティアで「山口子どもクラブ」を始めました．体育館を借り，感覚統合のサーキットトレーニングをやっていたら，多くの要望が出てきて，次々にいろいろな訓練の場を作ることになりました．

　その後，山口リハ病院で，「学習障害児親の会」を旗揚げし，発達障害児のリハに取り組みました．17時まで通常勤務をした後，発達障害の訓練をやって，22時頃に親が子どもを連れて帰ります．その当時は，発達障害児でいっぱいでした．それも全部ボランティアでやっていたので，ほかにはなにもできない状態でした．そんなときに，山口リハ病院が保険で摘発されました．当時の山口リハ病院には小児科がなく，今でこそアスペルガーなんて診断名がつきますが，あの頃はアスペルガーのアの字もない時代．診断名には微細脳損傷，MBDなどと書いてリハを行っていましたが，それでは保険適用にはできないということで摘発されたのです．そうなると，リハ病院では今後発達障害児の訓練ができなくなってしまいます．ところが，親が「自費でやります」と言って35，6年前の当時，8,000円出して僕が開催していた夜の感覚統合の訓練を受けにこられました．僕はやがて，「こんなにお金を払っていただくような訓練を自分はやっていない」と感じ，ある大きな講演会で「療育はもう辞めます．施設を作りたい」と宣言しました．僕は当時，「二十歳になったときに親子がどう過ごすかということを考えてくれ」とずっと言っていました．だから僕は，将来の就労を見据えた施設作りをやりたいと思い，療育はやめますと宣言したのです．

　その後作った共同作業所が，僕の施設運営の始まりです．作業所を始めると，脳性麻痺や自閉症など，あらゆる人たちが集まってきました．ある脳性麻痺の子どもが，「施設作ったらその施設に住める？」と聞いてきました．その頃にNPO法人の法律ができたので，脳性麻痺の子どもを持つ親が「自分たちの住処を作りたい．親亡き後の施設を作りたい．藤原さん，NPO法人を作るんだったら一緒にやろう」と言ってこられました．僕自身にもその構想があったので，施設を作って始めたのが，夢のみずうみ村でした．

作業療法士は意思を引き出す専門家

　府中リハ学院の初代学院長の五味重春先生が，毎回歴代の入学生に必ず言っておられたことがあります．リハ概論の授業で全体を見回し，「理学療法士諸君，体育指導員になるな」「作業療法士諸君，君達は神様です」とおっしゃるのです．理学療法士については，要するに数字とか目に見えるデータばかりに頼っちゃダメだよ，もっと心を考えろよって意味で言われたのだろうと思います．「作業療法士は神様です」の意味は随分とわからないままだったのですが，60歳を過ぎて「OT放棄宣言」（拙論）を作った頃から，少しわかり始めてきました．結局人間は困ったら最後は神様のところに拝みに行きます．同じように，障がい者や困った人が頼っていくところが，作業療法士のところだと思い至ったのです．作業療法士は，生きることを支援する方法を教え，「生きていてよかった」と感じてもらいます．それが障がい者や困った人にとっ

ての神様である作業療法士. そのことが60歳を過ぎてようやく見えてきました. 作業療法士は頭を使ってわかる存在ではなく, 心で見る. だから掴みどころがなく, 目には見えない. 見えない意志を引き出す専門家が作業療法士です.

今一度作業療法士の存在意義を問い直す

今の作業療法士には「ない（無）専門, がい（外）専門, 専門」の三種類があります. 専門は, 生きることを支援している人のこと. それがまさに「作業療法」のはずなのに, これのほかにがい専門とない専門が存在するのです. がい（外）専門は, 理学療法士もどきの身体機能訓練をやっている作業療法士. ない（無）専門は, 経験だけで専門がない作業療法士で, 経験だけで偉そうにしています. それが実に気に食わないのです. 作業療法士は, いわゆる専門, 生きる支援職人のことのはずなのに, それをやらない作業療法士が山ほどいます. 僕はそれが嫌で, 「OT放棄宣言」をしました. この状況をどうにかしたいと思っていますが, 今はまだそういう作業療法現場になっていないのです.

作業療法は心と体の両方を扱う学問です. 心を扱っているはずなのに, 理屈で考えてしまうところがあります. ある時期からアクティビティを捨てた作業療法士が多くなり, 作ることから離れてしまい, 理屈で考える作業療法になっています. 僕は「医療だろうが福祉だろうが, その人の生活が変わって元気になって幸せになって, 自分の生活する力が発展していけばそれでいいんですよ」と主張しているのですが, 医療システムがそれを許さないのです. だから僕は作業療法士を放棄しました. 実際には作業療法士放棄ではなく, 作業療法士をどうしたらいいか, 作業療法士の原点を考えるということなのですが, だれもそうは思ってくれません.

50年後の作業療法士は花形職業

いろいろな職業があるなかで, 作業療法士ほど生活に密着した職業はありません. しかも, 医療, 福祉, 生活など, 人間の生き様と直接に結び付く, 接点の所に存在しています. ただお世話をするだけではなく, どうしたらより楽に, よりスムーズにその動きができるか, といった支援まで可能です. また, どう手足を動かし生活していくといいのか, どんな道具を使ったらいいのか, どんな環境に整えてあげたらいいのか, なども考えることができます. そして, 実際に変化が目に見えると, 達成感が生まれ, 生きる自信や自立に繋がっていきます. この過程は全職業に共通しています. 今後, 人口が減り, 限られた資源のなかでどう生きるかが議論されるときに, 作業療法の必要性が増してきます. いろいろな会社が作業療法士の知恵を求めることになるでしょう. 建築会社で作業療法士が生活しやすい建物を提案したり, 食品会社で食べやすい形状, 硬さを提案するなど, ありとあらゆる産業のなかに作業療法が少しずつ必要になってきます. そうした時に, 作業療法士が花形産業にならざるをえないでしょう. 作業療法士が生活を支える, 生活を作る, 生き様を支える職業になっていくことが今後の作業療法の大発展です. まだ企業に就職する作業療法士は少ないですが, そういう形に発展していくと思います. 作業療法士が病院の狭い作業療法室の片隅で, チマチマと社会のシミュレーション的な作業をやっているのではなく, 生活に密着したことをやっていかないと, 作業療法は捨てられてしまうと思っています.

おわりに

　第二部の臨床分野における実績では，臨床分野を，身体障害，精神障害，発達障害，高齢期関係に分けました．それぞれの草創期の実践の姿を回顧して頂き，当時の現実をご執筆いただきました．

　平成12年（2000年）の介護保険施行から平成25年（2013年）の障害者総合支援の施行，2021年の現在において，福祉支援では障害の枠を超えた一元化の基に地域支援が行われています．

　作業療法の草創期においても，東京都清瀬市のカペナウム診療所（現，グランドホーム・カペナウム）で宮崎裕一氏（清瀬リハ学二期生PT）と矢谷令子氏が診療所で行っていた機能回復訓練と地域支援，茨城県北相馬郡守谷町（現，茨城県守谷市）と茨城県鹿島郡矢田部村（現，茨城県神栖市矢田部）で保健師諸氏と矢谷令子氏が在宅訪問を重ねて地域支援を行っていたことに端を発し，先駆的に地域支援を展開し，医療関係者が注目する効果を発揮していました．その後大谷藤郎氏（当時厚生省）の発案で，各市町村で機能訓練事業が行われるようになっています．作業療法士は障害の特性を考慮して地域で機能回復が実践され，対象児・者の具体的な生活能力を高めることを目標に，多職種連携でセラピーを応用して行われていました．対象児・者個々人の自立に向かって取り組むことは，障害の一元化と人を大切にする信念に共通し，リハビリテーション萌芽の根幹をなすことにも通じているのではないでしょうか．

　上記のような現実を踏まえて，本書のタイトルである「日本の作業療法発達史―萌芽期の軌跡を尋ねて―」から臨床分野を「高齢期関係」と分類し，障害の枠を超えた地域支援を含めた内容でまとめさせていただいた次第です．

　COVID-19禍における今，対象児・者が在宅生活を余儀なくされています．いつ，どこでも，自らの気持ちと力で，自分を奮い起こせるような対策や方法を練って対応していく参考にしていただけたら嬉しいです．

　当時を思い出して，パイオニアとしての意気込みを感じさせてくださるようなレジェンドの皆様のご執筆に，心から感謝申し上げます．

2021年1月　福田恵美子

〈編者略歴〉

矢谷　令子（やたにれいこ）
　テネシー州とカリフォルニア州にて看護師の資格を取得．ロマ・リンダ大学作業療法学科卒業．ウェスタン・ミシガン大学大学院作業療法修士課程修了．ランチョ・ロス・アミゴス病院，国立療養所東京病院附属リハビリテーション学院，札幌医科大学，国際医療福祉大学，新潟医療福祉大学などの教授を経て，（財）日本リハビリテーション振興会理事長を務めた．また，第二代日本作業療法士協会会長を務める．主な著書に「カード式在宅脳卒中のリハビリテーション」（医学書院），「作業療法概論（作業療法学全書　第1巻）」（協同医書出版社），「作業療法実践の仕組み」（協同医書出版社）などがある．

福田　恵美子（ふくだえみこ）
　国立療養所東京病院付属リハビリテーション学院卒（作業療法士の資格取得），放送大学教養学部にて学位取得．東北大学大学院医学系研究科障害科学専攻（障害科学博士取得）．栃木県身体障害医療福祉センター（現，とちぎリハビリテーションセンター），自治医科大学附属病院，国際医療福祉大学，山形県立保健医療大学，長野保健医療大学等で勤務．その後，NPO法人飛翔のもり，社会福祉法人共育会勤務（サービス管理者，相談支援専門員）．

藤井　浩美（ふじいひろみ）
　弘前大学医療技術短期大学部作業療法学科卒（作業療法の資格取得），学位授与機構にて学士取得．山形大学大学院医学系研究科（博士取得）．黎明郷リハビリテーション病院（現・弘前脳卒中リハビリテーションセンター），弘前大学医療技術短期大学部などで勤務．現在は山形県立保健医療大学勤務，広島大学大学院医歯薬保健学研究科・客員教授．

日本の作業療法発達史―萌芽期の軌跡を尋ねて―

2021年2月20日　第1版第1刷 ©

編　　　集	矢谷令子・福田恵美子・藤井浩美
発　行　人	小林俊二
発　行　所	株式会社シービーアール
	東京都文京区本郷 3-32-6　〒113-0033
	☎(03)5840-7561　(代)　Fax(03)3816-5630
	E-mail／sales-info@cbr-pub.com
	ISBN 978-4-908083-58-7　C3047
	定価は裏表紙に表示
装　　　丁	三報社印刷株式会社デザイン室
印 刷 製 本	三報社印刷株式会社

© Reiko Yatani／Emiko Fukuda／Hiromi Fujii 2021